Menschen mit Schlaganfall

Menschen mit Schlaganfall
Timothy J. Wolf, Dawn M. Nilsen

Programmbereich Gesundheitsberufe

Wissenschaftlicher Beirat Programmbereich Gesundheitsberufe
Andrea Haid, Rorschach; Heidi Höppner, Berlin, Christiane Mentrup, Zürich;
Sascha Sommer, Bochum; Jürgen Steiner, Zürich; Birgit Stubner, Coburg;
Markus Wirz, Zürich; Ursula Walkenhorst, Osnabrück

Timothy J. Wolf
Dawn M. Nilsen

Menschen mit Schlaganfall

Leitlinien der Ergotherapie Band 3

Deutschsprachige Ausgabe herausgegeben von Mieke le Granse
Unter Mitarbeit von Barbara Dehnhardt (Glossar)

Aus dem Amerikanischen von Claudia Meiling und Helga Ney-Wildenhahn

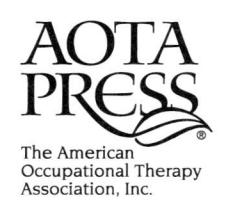

AOTA PRESS
The American Occupational Therapy Association, Inc.

Mit freundlicher Unterstützung von ergotherapie austria

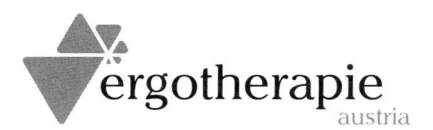

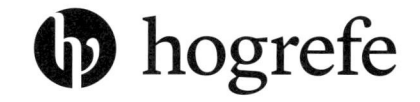

ergotherapie austria

hogrefe

Timothy J. Wolf, OTD, MSCI, OTR/L, FAOTA, Assistant Professor, Program in Occupational Therapy and Department of Neurology, School of Medicine, Washington University, St. Louis

Dawn M. Nilsen, EdD, OTL, Assistant Professor, Rehabilitation and Regenerative Medicine (Occupational Therapy), Columbia University, New York

The American Occupational Therapy Association, Inc.
4720 Montgomery Lane
Bethesda, MD 20814
301-652-AOTA (2682)
TDD: 800-377-8555
Fax: 301-652-7711
http://www.aota.org

Wichtiger Hinweis: Der Verlag hat gemeinsam mit den Autoren bzw. den Herausgebern große Mühe darauf verwandt, dass alle in diesem Buch enthaltenen Informationen (Programme, Verfahren, Mengen, Dosierungen, Applikationen, Internetlinks etc.) entsprechend dem Wissensstand bei Fertigstellung des Werkes abgedruckt oder in digitaler Form wiedergegeben wurden. Trotz sorgfältiger Manuskriptherstellung und Korrektur des Satzes und der digitalen Produkte können Fehler nicht ganz ausgeschlossen werden. Autoren bzw. Herausgeber und Verlag übernehmen infolgedessen keine Verantwortung und keine daraus folgende oder sonstige Haftung, die auf irgendeine Art aus der Benutzung der in dem Werk enthaltenen Informationen oder Teilen davon entsteht. Geschützte Warennamen (Warenzeichen) werden nicht besonders kenntlich gemacht. Aus dem Fehlen eines solchen Hinweises kann also nicht geschlossen werden, dass es sich um einen freien Warennamen handelt.

> **Bibliografische Information der Deutschen Nationalbibliothek**
> Die Deutsche Nationalbibliothek verzeichnet diese Publikation in der Deutschen Nationalbibliografie; detaillierte bibliografische Daten sind im Internet über http://www.dnb.de abrufbar.

Dieses Werk einschließlich aller seiner Teile ist urheberrechtlich geschützt. Jede Verwertung außerhalb der engen Grenzen des Urheberrechtes ist ohne Zustimmung des Verlages unzulässig und strafbar. Das gilt insbesondere für Kopien und Vervielfältigungen zu Lehr- und Unterrichtszwecken, Übersetzungen, Mikroverfilmungen sowie die Einspeicherung und Verarbeitung in elektronischen Systemen.

Anregungen und Zuschriften bitte an:
Hogrefe AG
Lektorat Gesundheitsberufe
z.Hd.: Barbara Müller
Länggass-Strasse 76
3000 Bern 9
Schweiz
Tel: +41 31 300 45 00
E-Mail: verlag@hogrefe.ch
Internet: http://www.hogrefe.ch

Lektorat: Barbara Müller
Bearbeitung: Mieke le Granse, Barbara Müller
Herstellung: Daniel Berger
Umschlagabbildung: © Katarzvna Bialesiewicz, iStockphoto
Umschlag: Claude Borer, Riehen
Satz: Claudia Wild, Konstanz
Druck und buchbinderische Verarbeitung: AZ Druck und Datentechnik GmbH, Kempten
Printed in Germany

Band 3: Dieses Buch ist eine Übersetzung aus dem Amerikanischen. Der Originaltitel lautet:
Occupational Therapy Practice Guidelines for Adults With Stroke

© 2015 by the American Occupational Therapy Association, Inc.
ISBN: 978-1-569003-671
Library of Congress Control Number: 2015933554

1. Auflage 2018
© 2017 Hogrefe Verlag, Bern
(E-Book-ISBN_PDF 978-3-456-95787-6)
ISBN 978-3-456-85787-9
http://doi.org/85787-000

Inhaltsverzeichnis

Danksagung		7
Geleitwort		9
1	**Einführung**	13
1.1	Zweck und Anwendung dieser Veröffentlichung	13
1.2	Gegenstandsbereich und Prozess der Ergotherapie	14
1.2.1	Gegenstandsbereich	14
1.2.2	Prozess	14
2	**Zusammenfassung**	17
2.1	Hintergrund	17
2.2	Ergotherapie bei erwachsenen Klienten mit Schlaganfall	17
2.3	Praxisleitlinien	18
2.4	Zusammenfassung der Hauptergebnisse	19
2.4.1	Interventionen nach dem Gebiet der Schädigung	19
2.4.2	Interventionen bei motorischen Schädigungen	20
2.4.3	Interventionen bei psychosozialen Beeinträchtigungen	21
2.4.4	Interventionen bei ADL- und IADL-Beeinträchtigungen	21
2.5	Empfehlungen und Schlussfolgerungen für die ergotherapeutische Praxis	22
2.6	Fazit	23
3.	**Überblick zu Schlaganfall**	25
4.	**Der ergotherapeutische Prozess bei Erwachsenen nach Schlaganfall**	27
4.1.	Phasen und Settings	27
4.1.1	Akutphase	27
4.1.2	Rehabilitationsphase	27
4.1.3	Ambulante Phase (Community Outpatient)	28
4.2	Überweisung	28
4.3	Evaluation	29
4.3.1	Betätigungsprofil	29
4.3.2	Analyse der Betätigungsperformanz	29
4.3.3	Betätigungsbereiche	32
4.3.4	Performanzfertigkeiten	32
4.3.5	Performanzmuster	32
4.3.6	Klientenfaktoren	33
4.3.7	Kontext und Umwelt	33
4.3.8	Überlegungen zu Assessments	34
4.4	Intervention	35
4.4.1	Interventionsplan	35

4.4.2	Implementierung der Intervention		35
4.4.3	Überprüfung der Intervention		36
4.5	Ergebnis und Ergebniskontrolle		36
4.6	Abschluss, Entlassungsplanung und Nachsorge		36

5 Best Practice und Zuammenfassung der Evidenz — 51

- 5.1 Interventionen bei kognitiven Beeinträchtigungen — 51
- 5.1.1 Interventionen für die allgemeine Kognition und Wahrnehmung — 52
- 5.1.2 Interventionen bei exekutiver Dysfunktion — 52
- 5.1.3 Interventionen bei Apraxie — 52
- 5.1.4 Interventionen bei Gedächtnisverlust — 52
- 5.1.5 Interventionen bei Aufmerksamkeitsdefiziten — 53
- 5.1.6 Interventionen bei Sehstörungen — 53
- 5.1.7 Interventionen bei unilateralem Neglect — 53
- 5.2 Interventionen bei motorischen Schädigungen — 54
- 5.2.1 Aufgabenorientierte Trainingsinterventionen — 55
- 5.2.2 Erweitertes aufgabenorientiertes Training mittels kognitiver Strategien — 57
- 5.2.3 Training mit Hilfsmitteln — 59
- 5.2.4 Kräftigung und Übungen — 60
- 5.2.5 Begleitende Interventionen — 62
- 5.2.6 Telerehabilitation — 64
- 5.3 Interventionen bei psychischen Beeinträchtigungen — 64
- 5.3.1 Übungsprogramme (einteilig) — 64
- 5.3.2 Übungsprogramme (mehrteilig) — 65
- 5.3.3 Verhaltenstherapie und Schlaganfall-Schulung (Edukation) — 65
- 5.3.4 Unterstützung und Koordination von Pflegeunterstützung — 66
- 5.3.5 Wohnortnahe Rehabilitation — 67
- 5.4 Interventionen bei Einschränkungen der ADL und IADL — 67
- 5.4.1 Aktivitäten des täglichen Lebens — 68
- 5.4.2 Instrumentelle Aktivitäten des täglichen Lebens — 69
- 5.4.3 Freizeit — 70
- 5.4.4 Soziale Partizipation — 71
- 5.5 Nutzen und Schaden — 71

6 Schlussfolgerung für Praxis, Ausbildung und Forschung — 73

- 6.1 Schlussfolgerung für die Praxis — 73
- 6.2 Schlussfolgerung für die Ausbildung — 74
- 6.3 Schlussfolgerung für die Forschung — 75

7 Anhänge — 79

- A Vorbereitung und Qualifikationen von Ergotherapeuten und Ergotherapie-Assistenten — 79
- B Selected *ICD-9* Codes — 81
- C Selected CPT™ Codes for Occupational Therapy Evaluations and Interventions for Adults with Stroke — 82
- D Evidenzbasierte Praxis — 86
- E Übersicht zur Evidenz — 91

Literatur — 233
Sachwortregister — 251
Glossar — 255
Personenindex — 263

Danksagung

The series editor for this Practice Guideline is

Deborah Lieberman, MHSA, OTR/L, FAOTA
Director, Evidence-Based Practice
Staff Liaison to the Commission on Practice
American Occupational Therapy Association
Bethesda, MD

The issue editor for this Practice Guideline is

Marian Arbesman, PhD, OTR/L
President, ArbesIdeas, Inc.
Consultant, AOTA Evidence-Based Practice Project
Clinical Assistant Professor, Department of Rehabilitation Science
State University of New York at Buffalo

The authors acknowledge the following individuals for their contributions to the evidence-based literature review:

Jessica Attridge, MS, OTR
Erasmia Banakos, MS, OTR
Debra R. Berlanstein, MLS, AHIP
Adrianna Chuh, OTR/L
Daniel Geller, MS, MPH, OTR/L
Glen Gillen, EdD, OTR/L, FAOTA
Mary Hildebrand, OTD, OTR/L
Kimberly Hreha, OTR/L
Karen McInnis, OTR/L
Marie Morgan, MS, OTR
Ellen Osei, MS, OTR/L

Ghazala Saleem, MS, OTR/L
Sarah Timmons, OTR/L
Elizabeth Williams, OTR/L
Lauren Winterbottom, MS, OTR
Wesley York, MS, OTR

The authors acknowledge and thank the following individuals for their participation in the content review and development of this publication:

Laura S. Beving
Jutta Brettschneider, MS, OTR/L
Glen Gillen, EdD, OTR, FAOTA
Mary Hildebrand, OTD, OTR/L
Lauro A. Munoz, OTR, MOT, CHC
Joyce Sabari, PhD, OTR, FAOTA
Michelle L. Woodbury, PhD, OTR/L
V. Judith Thomas, MGA
Jeremy R. Furniss, MS, OTR/L
Madalene Palmer

The authors thank the following individuals for their contribution:
Shan-Shan Hung, MS, OTR/L, CHT
Leslie A. Kane, MA, OTR/L
Joe Murawski, MA, CTRS
Jacqueline S. Pfeffer, PT, MPH

Note. The authors of this Practice Guideline have signed a Conflict of Interest statement indicating that they have no conflicts that would bear on this work.

Geleitwort

Mieke le Granse

Vor Ihnen liegt eine der Praxisleitlinien aus der Reihe *The AOTA Practice Guidelines Series* des amerikanischen Berufsverbandes der Ergotherapie, der AOTA. Diese Reihe von Praxisleitlinien wurde entwickelt als eine Antwort auf die Veränderungen der Gesellschaft, des Gesundheitswesens und damit natürlich auch der Ergotherapie.

Durch diese Entwicklung von Praxisleitlinien erhofft man sich, die Qualität der ergotherapeutischen evidenzbasierten Angebote zu verbessern, die Zufriedenheit der Klienten zu erweitern, den Gewinn und Nutzen der Inhalte der Praxisleitlinien zu unterstützen und durch effektive und effiziente ergotherapeutische Angebote die Kosten im Gesundheitswesen zu reduzieren.

Viele amerikanische Experten aus der ergotherapeutischen Praxis, Lehre und Forschung haben diese AOTA-Praxisleitlinien entwickelt, um so eine hohe Qualität zu gewährleisten und fortlaufend die Praxisleitlinien zu aktualisieren oder neue zu entwickeln und herauszugeben. Sie bieten einen Überblick über den ergotherapeutischen Prozess und die dazugehörenden möglichen Interventionen bei einer Anzahl von Krankheitsbildern und beruhen alle auf der Perspektive von Evidence based Practice.

Ziel der AOTA ist, durch das Entwickeln von Praxisleitlinien, die Ergotherapeutinnen zu unterstützen, ihre Angebote zu verbessern und Entscheidungen zu erleichtern, sodass die ergotherapeutischen Angebote sich optimal dem Bedarf der Klienten und der Angehörigen der Berufsgruppe anpassen und für sie zugänglich sind. Daneben entspricht es der Intention der AOTA, nicht nur den Ergotherapeutinnen, sondern auch den Klienten, Studenten, Dozenten, Forschern, anderen professionelle Berufsgruppen und Dienstleistern wie Krankenkassen optimal begreifbar und verstehbar zu machen, was Ergotherapie zu bieten hat.

Und Ergotherapie hat viel zu bieten, sie ist die Expertin für das tägliche Handeln! Und damit wird sie immer mehr ein wichtiger Team Player im Gesundheitswesen. Ergotherapeutinnen sind überall präsent, zeigen ihre Bedeutung und ihren Einfluss in interprofessionellen Teams als Generalisten und Spezialisten. Die Ergotherapeutinnen, die wissenschaftlich arbeiten, werden immer mehr herausgefordert, Nachweise zu liefern für eine betätigungsorientierte Ergotherapie. Mit Hilfe der vielen wissenschaftlichen Nachweise sind Ergotherapeutinnen in der Lage, den Wert der von ihnen angebotenen Dienstleistungen zu rechtfertigen und ihre Qualität zu zeigen.

Für die Praxis bedeutet die Entwicklung und die Verwendung der Praxisleitlinien, dass es immer mehr signifikante Evidenz gibt für die zahlreichen Interventionen innerhalb des ergotherapeutischen Prozesses, welche die Betätigungsperformanz des Klienten effektiv verbessern. Dies bedeutet auch, dass Ergotherapeutinnen sach- und fachkundig sein müssen auf dem Gebiet der evidenzbasierten Forschungsergebnisse: Sie müssen sie verstehen und ethisch und angemessen anwenden können, um die Ergotherapie mit den besten Praxisansätzen durchführen zu können.

Diese Entwicklungen haben Auswirkungen auf die ergotherapeutische Ausbildung: die Dozenten sollten ihre Auszubildenden und Studierenden die aktuellsten evidenzbasierten Praktiken lehren, damit sichergestellt wird, dass sie gut vorbereitet werden auf eine evidenzbasierte Praxis. Durch den Einsatz von wissenschaftlicher Literatur im Unterricht kann man nicht nur den Wert der ergotherapeutischen Angebote legitimieren und argumentieren, sondern die Auszubildenden und Studierenden lernen, wie sie die Ergebnisse aus der wissenschaftlichen Literatur in der Praxis anwenden können.

Da diese Praxisleitlinien so wichtig sind für die Weiterentwicklung der Ergotherapie hat sich der Hogrefe Verlag entschieden, diese Praxisleitlinien übersetzen zu lassen durch Ergotherapie-Experten aus der Praxis, Lehre und Forschung aus Deutschland, Österreich und der Schweiz, und sie zu publizieren, damit auch die deutschsprachigen Ergotherapeutinnen profitieren können von dem schon erforschten Wissen der amerikanischen Kolleginnen.

So publiziert der Hogrefe Verlag im Herbst 2017 für die deutschsprachigen Länder die ersten vier Praxisleitlinien: Menschen mit Schlaganfall, Wohnraumanpassung, Menschen mit einer Autismus-Spektrum-Störung und Menschen mit schweren psychischen Erkrankungen.

Fast zeitgleich erscheint die erste deutsche Übersetzung des OTPF (Occupational Therapy Practice Framework: Domain and Process, 3rd Edition) inklusive vieler Praxisbeispiele aus den Settings und Bereichen der Ergotherapie.

Das *Framework der AOTA* (OTPF) dient als wichtige Basis für alle Praxisleitlinien. Es beschreibt das zentrale Konzept der Ergotherapie-Praxis (die Betätigungsperformanz) und die positive Beziehung zwischen Handeln, Gesundheit und Wohlbefinden. Das OTPF gibt einen Einblick über den Anteil der Ergotherapeutinnen, um gemeinsam mit ihren Klienten die Gesundheit zu verbessern, die Partizipation und soziale Teilhabe von Menschen zu erhöhen und Organisationen und Populationen durch Engagement im täglichen Handeln zu ermutigen. Diese dritte Ausgabe des OTPFs baut auf der ersten und zweiten Ausgabe auf und begründet sich auf den Uniform Terminology for Occupational Therapists (AOTA, 1994) und der International Classification of Functioning, Disability and Health (ICF; WHO, 2001).

Es folgen noch eine große Reihe von übersetzten Praxisleitlinien, folgende sind geplant:
- Neurodegenerative Krankheiten
- Erwachsene mit Sehschwäche
- Menschen mit Alzheimer-Krankheit und assoziierte neurokognitive Beeinträchtigungen
- Erwachsene mit Schädel-Hirn-Trauma
- Der ältere Mensch in der Gemeinde
- Autofahren und Mobilität für den älteren Menschen
- Arbeitsbedingte Erkrankungen
- Die frühe Kindheit: von Geburt bis 5 Jahre
- Kinder und Erwachsene mit Herausforderungen in Bezug zu sensorischer Verarbeitung und sensorischer Integration
- Psychische Gesundheitsförderung – Prävention und Intervention für Kinder und Jugendliche
- Rehabilitation bei Krebserkrankungen
- Musculoskeletale Krankheiten und Arthritis

Die Praxisleitlinien sind so aufgebaut, dass sie mit einer Einführung beginnen, in der Ziel und Zweck der Praxisleitlinien beschrieben wird und einer Kurzversion vom Gegenstandsbereich und Prozess der Ergotherapie. Danach folgt eine Darstellung des/der spezifischen Krankheitsbildes(er), gefolgt durch die Darstellung und Auseinandersetzung des ergotherapeutischen Prozesses (von Überweisung bis zu Evaluation, Intervention und Ergebnis). Ein weiterer Textteil umfasst die Best Practices und Zusammenfassungen der Evidenz und die Implikationen der Evidenz für die ergotherapeutische Praxis, Ausbildung und Forschung. Jede Praxisleitlinie hat verschiedene Anhänge, unter anderen eine sehr ausführliche Evidenztabelle, mit vielen Beispielen von überwiegend Forschungsartikeln (meist mit einem Evidenzlevel von I, II oder III), welche die auf Handeln und Partizipation basierte ergotherapeutische Interventionen in Bezug zu dem betreffenden Krankheitsbild darstellen.

Da die Praxisleitlinien übersetzt werden aus den Situationen der amerikanischen Ergotherapie, bedeutet dies, dass der Leser auch Inhalten begegnen wird, die vielleicht anders sind als man im eigenen Umgang gewohnt ist. Einerseits bereichert dies natürlich das eigene Vorgehen um neue Perspektiven, aber erfordert auch vom Leser den Transfer von den Praxisleitlinien zur eigenen Tätigkeit. Wo es notwendig erscheint, unterstützen Fußnoten der Übersetzerinnen, der Herausgeberin und des Lektorats diesen Transferprozess, um den Unterschied aufzuzeigen zwischen der amerikanischen Praxis und der ergotherapeutischen Praxis in den deutschsprachigen Ländern. Beispielsweise wird in den USA unterschieden zwischen den ausführenden Aktivitäten von Ergotherapeutinnen und Ergotherapie-Assistentinnen. Auch gibt es viele Unterschiede in den gesetzlichen Vorgaben und den Institutionen. Auch die verwendete Terminologie ist in der Übersetzung verschieden. So ist jeder Praxisleitlinie ein Glossar angehängt mit den wichtigsten Begriffen aus der Terminologie des OTPF.

Die Praxisleitlinien sind in der weiblichen Form geschrieben, wenn sie die Person im Singular ansprechen, da die Mehrheit der Ergotherapeutinnen Frauen sind, bei der Beschreibung der Klienten wechselt die Anrede. Selbstverständlich ist in jedem Fall das jeweilig andere Geschlecht miteinbezogen und gleichermaßen benannt.

Ein ganz großes Dankeschön geht an die Kolleginnen der Ergotherapie, die die unterschiedlichen Praxisleitlinien übersetzt haben und ihre Zeit, Engagement und Expertise eingebracht und geschenkt haben, um den Beruf weiterzuentwickeln und ihren Kollegen das umfassende Material und Wissen der Praxisleitlinien in ihrer eigenen Sprache zur Verfügung zu stellen. Ein weiteres großes Dankeschön gilt den Kolleginnen vom Hogrefe Verlag, Barbara Müller und Diana Goldschmid, die mit großem Einsatz unermüdlich dafür gesorgt haben, dass diese wichtige und höchst interessante Reihe an Praxisleitlinien publiziert werden.

Wir wünschen allen Lesern viel Inspiration beim Lesen der Praxisleitlinien und sind offen für Feedback, Verbesserungsvorschläge und Tipps.

„Wissen schafft Nutzen – wenn es erschlossen, in eine anwendbare Form gebracht und verbreitet wird. Erst dann ermöglicht es einen konstruktiven Austausch, der wiederum neues Wissen hervorbringt.", Vision Hogrefe Verlag.

Ihre Herausgeberin
Mieke le Granse

1 Einführung

1.1 Zweck und Anwendung dieser Veröffentlichung

Praxisleitlinien sind vielfach als Antwort auf die Gesundheitsreformbewegung in den Vereinigen Staaten entwickelt worden. Solche Leitlinien können ein nützliches Instrument sein, um die Qualität der Gesundheitsversorgung zu verbessern, die Zufriedenheit der Verbraucher zu steigern, den angemessenen Einsatz der Dienstleistungen zu fördern und die Kosten zu reduzieren. Der Amerikanische Ergotherapieverband (American Occupational Therapy Association, AOTA) der nahezu 150 000 Ergotherapeuten, Ergotherapie-Assistenten (siehe Anhang A) und Ergotherapie-Studenten vertritt, möchte Informationen bereitstellen, um Entscheidungen zu unterstützen, die ein hochqualifiziertes System der Gesundheitsversorgung fördern, das für alle erschwinglich und zugänglich ist.

Aus evidenzbasierter Perspektive unter Einbeziehung der Schlüsselkonzepte aus der dritten Auflage des *Occupational Therapy Practice Framework: Domain und Process* (OTPF: AOTA, 2014) bietet eine solche Leitlinie einen Überblick über den ergotherapeutischen Prozess zur Intervention bei Schlaganfall. Sie definiert den ergotherapeutischen Gegenstandsbereich und Prozess und die Interventionen, die innerhalb der Grenzen akzeptabler Praxis vorgenommen werden. Diese Leitlinie behandelt nicht alle Methoden der Versorgung, die möglich sind; sie empfiehlt zwar einige spezifische Methoden der Versorgung, aber welche der möglichen Interventionen angemessen ist für die Gegebenheiten einer bestimmten Person oder Gruppe, für ihre Bedürfnisse und die verfügbare Evidenz, beurteilt letztendlich die Ergotherapeutin[1].

Mit dieser Publikation möchte der AOTA Ergotherapeuten und Ergotherapie-Assistenten und auch denjenigen, die die Kosten tragen oder die ergotherapeutischen Dienstleistungen regeln, helfen, den Beitrag der Ergotherapie zur Intervention bei Schlaganfall zu verstehen. Diese Leitlinie kann ebenfalls als Empfehlung für Leistungserbringer und Heimleiter aus dem Gesundheitsbereich, Gesetzgeber für Gesundheit und Ausbildung, Kostenträger und Pflegeorganisationen dienen. Informationen zu ausgewählten Diagnosen und Abrechnungsmodalitäten für Evaluation und Intervention finden sich in Anhang B.

Diese Publikation kann angewandt werden, um:
- Ergotherapeuten und Ergotherapie-Assistenten zu helfen, sich mit externen Institutionen über ihre Intervention auszutauschen;
- Praktikern in anderen Gesundheitsberufen, Fallmanagern, Klienten, Familien und Angehörigen und Heimleitern aus dem Gesundheitsbereich bei der Entscheidung zu helfen, ob eine Überweisung zur Ergotherapie angemessen ist;
- Kostenträger bei der Entscheidung zu unterstützen, ob medizinische Notwendigkeit für Ergotherapie gegeben ist;
- Gesetzgebern, Kostenträgern, Bundes-, Landes- und lokalen Agenturen zu helfen, die Ausbildung und die Fertigkeiten von Ergotherapeuten und Ergotherapie-Assistenten zu verstehen;
- Planungsteams in Sozial- und Gesundheitsdiensten zu helfen, die Notwendigkeit von Ergotherapie festzustellen;
- Entwicklern von Gesundheitsprogrammen, Verwaltungen, Gesetzgebern, Landes- und kommunalen Agenturen und Kostenträgern zu helfen, das Spektrum ergotherapeutischer Dienstleistungen zu verstehen;
- Forschern, Ergotherapeuten, Ergotherapie-Assistenten, Programmauswertern und -analysten in diesem Praxisbereich zu helfen, Ergebnismess-

---
[1] Personenbezeichnungen der Ergotherapie im Singular stehen in diesem Dokument in weiblicher Form, im Plural in der allgemeinen männlichen Form. Sie gelten selbstverständlich auch für das jeweilige andere Geschlecht.

instrumente festzulegen, die die Effektivität von ergotherapeutischer Intervention analysieren;
- Bewerten von Planung, Ausbildung und Gesundheitsfinanzierung zu helfen, die Angemessenheit von ergotherapeutischer Intervention für Erwachsene mit Schlaganfall zu verstehen;
- Politikern, Gesetzgebern und Organisationen zu helfen, den Beitrag zu verstehen, den Ergotherapie zu Gesundheitsförderung, Programmentwicklung und Gesundheitsreform für Erwachsene mit Schlaganfall leisten kann und
- ergotherapeutischem Lehrpersonal zu helfen, angemessene Curricula zu entwerfen, die die Rolle der Ergotherapie für Erwachsene mit Schlaganfall einbeziehen.
- den Klienten der Ergotherapie zu helfen, die Tiefe und Breite des Wissens und der Dienstleistungen zu verstehen, die im Rahmen der Ergotherapie bei Schlaganfall zu erhalten sind.

Die Einführung dieser Leitlinien erläutert im Folgenden kurz den Gegenstandsbereich und den Prozess der Ergotherapie. Dann folgt eine detaillierte Beschreibung des ergotherapeutischen Prozesses. Darin finden sich auch Zusammenfassungen von Ergebnissen systematischer Evidenzreviews aus wissenschaftlicher Literatur zu Interventionen nach der besten ergotherapeutischen Praxis. Die Anhänge schließlich enthalten Tabellen zu Methoden (Anhang E) und Evidenz (Anhang F) für das Review.

1.2 Gegenstandsbereich und Prozess der Ergotherapie

Die Fachkompetenz von Ergotherapeuten[2] liegt in ihrem Wissen über Betätigung und wie das Betätigen genutzt werden kann, um zu Gesundheit und Teilhabe zuhause, in der Schule, am Arbeitsplatz und in der Gemeinde beizutragen.

Die Delegiertenversammlung des AOTA nahm 2013 das *Occupational Therapy Practice Framework: Domain und Process (3rd ed.;* AOTA, 2014*)* an. Auf der Grundlage der ersten und zweiten Ausgabe des *Occupational Therapy Practice Framework: Domain und Process* (AOTA, 2002, 2008), der früheren *Uniform Terminology for Occupational Therapy* (AOTA, 1989, 1994) und der *International Classification of Functioning, Disability and Health* (ICF; WHO, 2001) der WHO legt das *Framework* den Gegenstandsbereich des Berufes und den darin enthaltenen Therapieprozess dar.

1.2.1 Gegenstandsbereich

Der *Gegenstandsbereich* eines Berufes gliedert dessen Wissensbereich, seinen gesellschaftlichen Beitrag und seine intellektuellen oder wissenschaftlichen Aktivitäten. Der Gegenstandsbereich der Ergotherapie richtet sich darauf, anderen zur Teilhabe an alltäglichen Aktivitäten zu verhelfen. Der übergeordnete Begriff, den der Beruf zur Beschreibung von alltäglichen Aktivitäten nutzt, ist *Betätigung*. Wie im *Framework* dargelegt, arbeiten Ergotherapeuten und Ergotherapie-Assistenten zusammen mit Personen, Organisationen und Populationen (Klienten), damit diese sich an Aktivitäten oder Betätigungen, die sie tun möchten oder tun müssen, so beteiligen können, dass Gesundheit und Partizipation unterstützt werden (**siehe Abb. 1-1**). Ergotherapeuten benutzen Betätigung sowohl als erwünschtes Ergebnis der Intervention als auch als Methode für die Intervention selbst; Ergotherapeuten[3] sind erfahren darin, die subjektiven und die objektiven Aspekte von Performanz zu erfassen, und sie verstehen Betätigung aus dieser zweifachen, aber dennoch ganzheitlichen Sicht. Die übergeordnete Aufgabe, Gesundheit, Wohlbefinden und Teilhabe am Leben durch Beteiligung an Betätigung zu unterstützen, umreißt den Gegenstandsbereich des Berufes, und sie betont, wie wichtig der Einfluss von Umwelt- und Lebensbedingungen darauf ist, wie Menschen ihre Betätigungen ausführen. Schlüsselaspekte des ergotherapeutischen Gegenstandsbereiches werden in **Tabelle 1-1** definiert.

1.2.2 Prozess

Viele Berufe nutzen den Prozess der Evaluation, Intervention und Outcome, der im *Framework* dargestellt wird. Die Anwendung dieses Prozesses durch

---

2 *Ergotherapeuten* sind für alle Aspekte der ergotherapeutischen Intervention verantwortlich und zuständig für die Sicherheit und Effektivität des ergotherapeutischen Interventionsprozesses. *Ergotherapie-Assistenten* behandeln ergotherapeutisch unter der Supervision von und in Partnerschaft mit einem Ergotherapeuten (AOTA, 2009).

3 Wenn hier der Begriff *Ergotherapeutin* gebraucht wird, sind sowohl Ergotherapeuten als auch Ergotherapie-Assistenten gemeint.

1.2 Gegenstandsbereich und Prozess der Ergotherapie

Kontext und Umwelt

Kontext und Umwelt

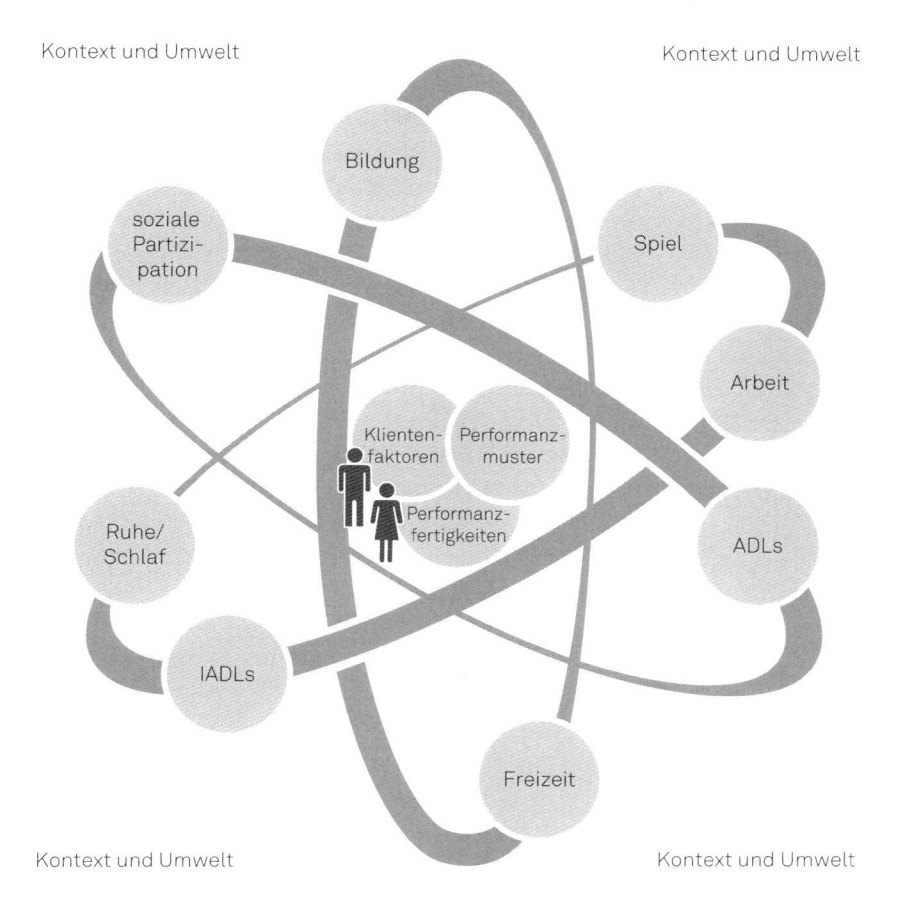

Abbildung 1-1: Ergotherapeutischer Gegenstandsbereich
Zur Beachtung. ADLs = Aktivitäten des täglichen Lebens. IADLs = Instrumentelle Aktivitäten des täglichen Lebens. Quelle: Occupational Therapy Practice Framework: Domain und Process (3rd ed. S. 55) des Amerikanischen Ergotherapieverbandes, 2014, American Journal of Occupational Therapy, 68 (Suppl. 1) S1-S48. Abdruck mit freundlicher Genehmigung.

Kontext und Umwelt

Kontext und Umwelt

Tabelle 1-1: Aspekte des ergotherapeutischen Gegenstandsbereichs

Betätigung	Klientenfaktoren	Performanz-fertigkeiten	Performanz-muster	Kontext und Umwelt
Aktivitäten des täglichen Lebens (ADLs)*	Werte, Überzeugungen und Spiritualität	Motorische Fertigkeiten	Gewohnheiten	Kulturell
Instrumentelle Aktivitäten des täglichen Lebens (IADLs)	Körperfunktionen	Prozessbezogene Fertigkeiten	Routinen	Personbezogen
Ruhe und Schlaf	Körperstrukturen	Soziale Interaktionsfertigkeiten	Rituale	Physisch
Bildung			Rollen	Sozial
Arbeit				Zeitlich
Spiel				Virtuell
Freizeit				
Soziale Teilhabe				

*auch als Basisaktivitäten des täglichen Lebens (BADLs) oder personbezogene Aktivitäten des täglichen Lebens (PADLs) bezeichnet.
Quelle. Occupational Therapy Practice Framework : Domain und Process (3rd ed. S. S4) des Amerikanischen Ergotherapieverbandes, 2014, American Journal of Occupational Therapy, 68 (Suppl. 1) S1-S48. Abdruck mit freundlicher Genehmigung.

die Ergotherapie ist jedoch durch seine Fokussierung auf Betätigung einzigartig (**siehe Abb. 1-2**). Der Prozess klientenzentrierter ergotherapeutischer Intervention beginnt üblicherweise mit dem Betätigungsprofil, einer Erhebung der Betätigungsbedürfnisse, -probleme und –anliegen des Klienten und der Analyse der Betätigungsperformanz. Zu letzterer gehören Fertigkeiten, Muster, Kontext und Umwelt, Aktivitätsanforderungen und Klientenfaktoren, die zur Zufriedenheit des Klienten mit seiner Fähigkeit, an wertgeschätzten Alltagsaktivitäten teilzunehmen, beitragen oder sie behindern. Die Analyse von Betätigungsperformanz erfordert nicht nur, die komplexe und dynamische Interaktion zwischen Klientenfaktoren, Performanzfertigkeiten, Performanzmustern und Kontext und Umwelt zu durchschauen, sondern auch die Aktivitätsanforderungen der ausgeführten Betätigung. Therapeuten planen die Intervention und setzen sie mit vielerlei Ansätzen und Methoden um, bei denen Betätigung sowohl das Mittel als auch der Zweck ist (Trombly, 1995).

Ergotherapeuten überprüfen ständig die Effektivität der Intervention und die Fortschritte auf die vom Klienten erwünschten Ergebnisse. Von der Gesamtsicht auf die Intervention hängt die Entscheidung ab, ob letztere fortgeführt oder beendet und eine Überweisung an andere Gesundheitsdienstleister oder -berufe empfohlen wird.

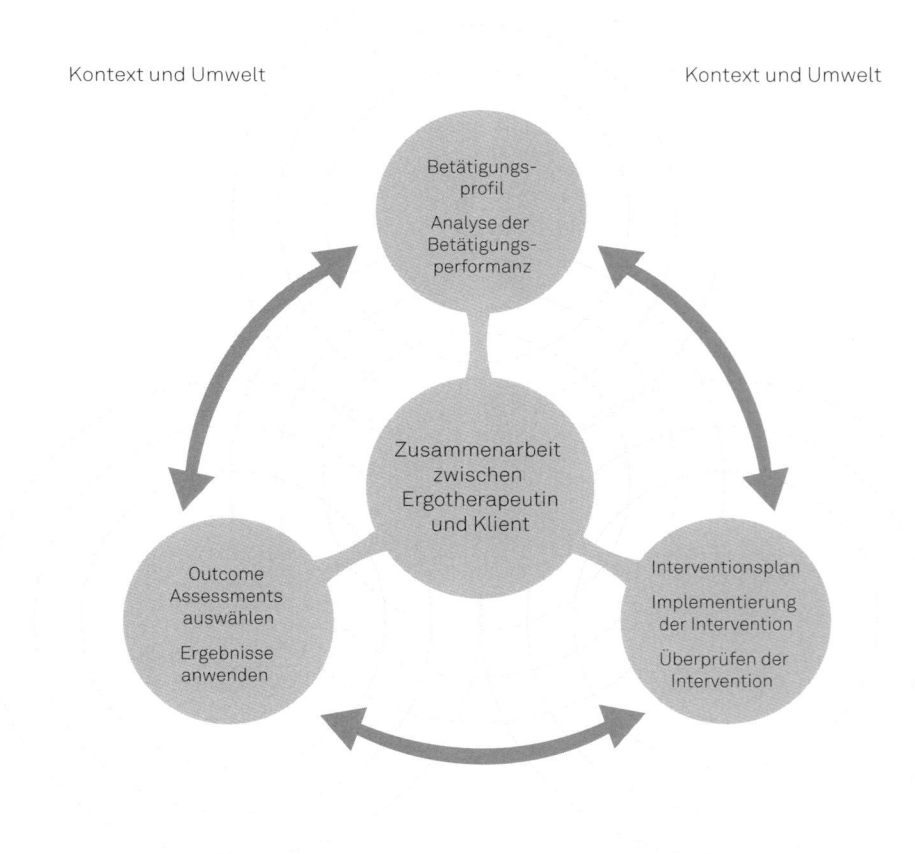

Abbildung 1-2:
Ergotherapeutischer Prozess
Quelle. Occupational Therapy Practice Framework: Domain und Process (3rd ed. S. 55) des Amerikanischen Ergotherapieverbandes, 2014, American Journal of Occupational Therapy, 68 (Suppl. 1) S1-S48. Abdruck mit freundlicher Genehmigung.

2 Zusammenfassung

2.1 Hintergrund

In den USA erleiden jährlich 795 000 Menschen einen Schlaganfall, davon 610 000 erstmalig. Obwohl medizinische Fortschritte die Todesrate durch Schlaganfall seit 2010 um 35,8 % gesenkt haben, bleibt der Schlaganfall die vierthäufigste Todesursache, mit einem Todesfall alle vier Minuten.

Schlaganfälle geschehen zum einen durch einen Arterienverschluss (Ischämie) oder eine Gehirnblutung infolge einer geschädigten Arterie (hämorrhagischer Schlaganfall), wodurch der Blutfluss zum oder im Gehirn unterbrochen wird. Die mangelnde Durchblutung führt zum Absterben des Gewebes rund um die Gehirnzellen (Infarkt).

Schlaganfälle können bei Menschen aller Altersstufen auftreten, sind jedoch häufiger bei älteren Erwachsenen, bei Männern, bei Menschen mit Schlaganfällen in der Familie und bei Afroamerikanern. Häufige Risikofaktoren sind Bluthochdruck, Diabetes, Bewegungsmangel, Rauchen, Adipositas, Alkoholmissbrauch, Vorhofflimmern, Hyperlipidämie, Arteriosklerose und Drogenmissbrauch.

Weil ein Schlaganfall das zentrale Nervensystem betrifft, können daraus zahlreiche negative und potenziell langanhaltende Symptome resultieren, die auch die Betätigungsperformanz und die Partizipation betreffen. Menschen mit Schlaganfall sehen sich typischerweise mit chronischen Symptomen und Schädigungen konfrontiert, die die Hauptursachen der Behinderung darstellen. Diesen Einschränkungen in der Performanz und der Partizipation kann unterstützt durch Ergotherapeuten begegnet werden.

2.2 Ergotherapie bei erwachsenen Klienten mit Schlaganfall

Schlaganfall-Betroffene benötigen aufgrund noch vorhandener neurologischer Schädigungen, die die Partizipation an Aktivitäten beeinträchtigen, die sie vorher ausgeführt haben, häufig Ergotherapie. Ergotherapeuten können in alle drei Phasen des Genesungsprozesses nach Schlaganfall involviert sein:

1. Akutphase
2. Rehabilitationsphase
3. ambulante Phase

In der *Akutphase* liegt der Fokus für den Klienten typischerweise auf der medizinischen Versorgung, der Stabilisierung und der Vorbeugung eines zweiten Schlaganfalls. Sobald der Klient stabil genug für die Rehabilitation ist, wird Ergotherapie empfohlen, um sekundären Komplikationen vorzubeugen. Während der Rehabilitationsphase sollten Ergotherapeuten, in Vorbereitung auf die Entlassung des Klienten ins häusliche Umfeld, darauf fokussieren, die Performanz bei ADLs[4] und IADLs[5] zu maximieren. Zuletzt, in der ambulanten Phase, beim Klienten zu Hause oder in einem ambulanten Therapiezentrum, sollten Praktiker mit dem Klienten an der Maximierung der IADLs weiterarbeiten, aber auch die Themen Arbeit, Autofahren und das Eingebundensein in gewünschte Freizeitaktivitäten und die soziale Interaktion berücksichtigen, soweit dies die Gegebenheiten erlauben.

Die ergotherapeutische Diagnostik erlaubt es der Ergotherapeutin, ein Betätigungsprofil zu erstellen, das bestimmt, warum ein Klient eine Intervention

---

4 Activities of Daily Living
5 Instrumental Activities of Daily Living

aufsucht, die Betätigungsbereiche identifiziert, die nicht erfolgreich durchgeführt werden, Umweltbedingungen identifiziert, die ein Eingebundensein ermöglichen, die Geschichte des Klienten in Bezug auf Betätigungen und Rollen des täglichen Lebens festhält und die gewünschten Outcomes des Klienten für den ergotherapeutischen Prozess ermittelt. Während der Arbeit mit dem Klienten sollte der Therapeut die anvisierten Outcomes erarbeiten, die eine Evaluation des Therapieprozesses ermöglichen. Wenn gewünscht oder notwendig, sollten Familienmitglieder in die ergotherapeutische Diagnostik mit einbezogen werden.

In der ergotherapeutischen Intervention von Menschen mit Schlaganfall zielen Interventionen oftmals auf die Prävention von Stürzen und von Aspiration und der daraus resultierenden sekundären Schädigungen ab. Zusätzlich fokussiert der ergotherapeutische Prozess auf die Wiederherstellung von Klientenfaktoren und der Performanzfertigkeiten, die die Betätigungsperformanz beeinträchtigen. Die Ergotherapeutin beobachtet die ausgewählten Interventionen und modifiziert sie, wo nötig.

Richtig angewendet erlauben es standardisierte Assessment-Verfahren der Ergotherapeutin, die Performanz des Klienten und seinen Fortschritt im weiteren Therapieverlauf zu evaluieren. Um geeignete Assessment-Instrumente auswählen zu können, sollten die Phase der Genesung des Klienten und das Praxissetting berücksichtigt werden. Wenn Klienten aus der Ergotherapie entlassen werden, sollte die Dokumentation Informationen zu den erreichten Outcomes, zum Bedürfnis des Klienten, weitere Ziele (Outcomes) zu erreichen und Empfehlungen zu dem Setting, in das er entlassen werden sollte, enthalten.

2.3 Praxisleitlinien

In vielen Bereichen wurden Praxisleitlinien entwickelt, um die Qualität der Gesundheitsversorgung zu verbessern, die Klientenzufriedenheit zu erhöhen, passende Gesundheitsleistungen sowie die (diesbezügliche) Entscheidungsfindung zu fördern und die Kosten für die Gesundheitsversorgung zu reduzieren. Zu diesem Zweck und auf Basis der vorhandenen Evidenz versucht diese Leitlinie einen Überblick über ergotherapeutische Interventionen und ihre Effekte bei Erwachsenen, die einen Schlaganfall hatten, zu schaffen. Zudem soll diese Leitlinie dabei helfen, Entscheidungen über zukünftige Forschungsbereiche zu treffen, indem sie Bereiche hervorhebt, in denen noch ein Mangel an Evidenz für einen klaren Nutzen bestimmter Interventionen besteht oder in denen verfügbare Interventionen die Bedürfnisse Erwachsener mit Schlaganfall nicht erfüllen. Die Leitlinie sollte vielen nützlich sein, die in den Prozess der Bereitstellung von Ergotherapie für Erwachsene mit einem Schlaganfall involviert sind, zum Beispiel den praktisch tätigen Ergotherapeuten; Lehrtherapeuten; Klienten, Familien und Pflegenden; Kostenträgern und politischen Entscheidungsträgern.

Erkenntnisse aus systematischen Reviews zu Ergotherapie für Klienten mit Schlaganfall sind Grundlage dieser Leitlinie. Der Überblick wurde geschaffen, um die Wirksamkeit von Interventionen für Erwachsene zur Verbesserung:
1. der Betätigungsperformanz bei kognitiven Schädigungen nach Schlaganfall
2. der Betätigungsperformanz bei motorischen Schädigungen nach Schlaganfall
3. der Betätigungsperformanz bei psychosozialen und/oder emotionalen Schädigungen nach Schlaganfall und
4. der Bereiche von Betätigung und sozialer Teilhabe nach Schlaganfall

darzustellen.

Es wurde in zahlreichen medizinischen Datenbanken mit Hilfe von Schlüsselwörtern zu möglichen Interventionen gesucht. Die Review-Autoren analysierten anschließend das Evidenzlevel jeder Studie anhand des jeweiligen Studiendesigns. Nur peer-reviewte Texte des Levels I (randomisierte kontrollierte Studien, systematische Reviews und Metaanalysen), des Levels II (nicht randomisierte kontrollierte Studien) oder des Levels III (Vorher-Nachher-Studien) wurden in die endgültigen Ergebnisse einbezogen. Forschungsliteratur niedrigerer Evidenzlevel (Level IV-Einzelfallanalysen und Level V-Fallberichte und Expertenmeinungen) wurde nicht berücksichtigt, wenn Evidenz von höherer Qualität zur gleichen Intervention verfügbar war. Interventionen, die nicht in den Bereich der Ergotherapie gehören, wurden ebenfalls ausgeschlossen. Die Studien, die in die Reviews einflossen, berichteten nicht explizit von unerwünschten Ereignissen oder dem erwarteten Nutzen im Zusammenhang mit den untersuchten Interventionen. Ergotherapeuten sollten sich des potenziellen Nutzens und möglicher Schäden einer Intervention bewusst sein und die Stärken und Einschränkungen der Klienten evaluiert haben, um den potenziellen Nutzen oder Schaden einer spezifischen Intervention bestimmen zu können.

2.4 Zusammenfassung der Hauptergebnisse

2.4.1 Interventionen nach dem Gebiet der Schädigung

Die Interventionen wurden nach dem jeweiligen Gebiet der Schädigung eingeteilt und umfassten:
1. kognitive und die Wahrnehmung betreffende Dysfunktionen
2. exekutive Dysfunktionen
3. Apraxie
4. Gedächtnisverlust
5. Aufmerksamkeitsdefizite
6. visuelle Dysfunktionen und
7. unilateraler Neglect.

1. Kognitive und die Wahrnehmung betreffende Dysfunktionen
Moderate Evidenz unterstützt den Einsatz allgemeiner kognitiver Rehabilitation und von visuell-räumlichem Training, um die allgemeine kognitive Funktion zu verbessern. Aufkommende, aber immer noch unzureichende Evidenz unterstützt den Einsatz einer individualisierten Rehabilitation im häuslichen Umfeld für Klienten mit kognitiven und die Wahrnehmung betreffende Einschränkungen.

2. Exekutive Dysfunktionen
Moderate Evidenz belegt den Nutzen von Time Pressure Management (TPM), bei dem die Teilnehmer kognitive Strategien erlernen, um mit Situationen mit Zeitdruck besser umgehen zu können oder auch, um solchen Situationen vorzubeugen. Es wurde herausgefunden, dass Menschen mit mentaler Verlangsamung die Geschwindigkeit ihrer täglichen Aufgabendurchführung erhöhen konnten. Diese Veränderung war auch noch beim Follow-up nach drei Monaten nachzuweisen.

Begrenzte Evidenz gibt es für den Einsatz von VMall, einem virtuellen Supermarkt, der Anforderungen ans Multitasking stellt und für den Nutzen eines Übungs- und Freizeitprogramms zur Verbesserung der exekutiven Funktionen.

3. Apraxie
Moderate Evidenz unterstützt kognitives Strategietraining zur Verbesserung der Performanz trainierter und untrainierter Aufgaben. Moderate Evidenz unterstützt auch den Einsatz von Gestentraining zur Verbesserung des ideatorischen, des ideomotorischen und des Gestenverständnis, korrelierend damit finden sich Verbesserungen bei der Unabhängigkeit in den ADLs.

4. Gedächtnisverlust
Begrenzte Evidenz unterstützt den Einsatz computergestützter Erinnerungsprogramme, so zum Beispiel die Intervention „Ecologically Oriented Neurorehabilitation of Memory" (EON-MEM) und ein Übungs- und Freizeitprogramm zur Verbesserung des Gedächtnisses.

5. Aufmerksamkeitsdefizite
Unzureichende Evidenz besteht für jede Art von Intervention zur Verbesserung der Betätigungsperformanz bei Aufmerksamkeitsdefiziten.

6. Sehstörungen
Begrenzte Evidenz gibt es für kompensatorisches Training bei Gesichtsfeldausfällen. Obwohl es nicht notwendigerweise das Sichtfeld des Klienten verbessert, haben sich dadurch Verbesserungen in einigen Bereichen der Betätigungsperformanz gezeigt. Die Ergebnisse verschiedener Studien variieren in Abhängigkeit vom gemessenen Outcome. Es gibt starke Evidenz für das Training des Visuellen Scannens.

7. Unilateraler Neglect
Studien zur Prismenadaptation haben gemischte Ergebnisse erbracht, die den Nutzen von funktionalen Messungen eines unilateralen räumlichen Neglects, wie zum Beispiel die Mobilität mit dem Rollstuhl in Teilen unterstützen, aber alles in allem miteinander im Konflikt stehen. Dies zeigt an, dass die Prismenadaptation möglicherweise nicht besser wirkt als konventionelle Therapien. Unzureichende Evidenz gibt es für den Einsatz der Spiegeltherapie zur Verbesserung der Betätigungsperformanz bei Menschen mit unilateralem räumlichen Neglect. Der in Studien gefundene positive Effekt auf die ADLs war nicht ausreichend stärker als in den Kontrollgruppen. Für den rechtsseitigen Einsatz von Augenklappen zur Verbesserung der Betätigungsperformanz bei Menschen mit räumlichem unilateralem Neglect gibt es keine eindeutige und sich widersprechende Evidenz. Es gibt nur unzureichende Evidenz für den Einsatz von Nackenmuskelvibration und das Einbeziehen der Familie als Interventionen zur Verbesserung der ADL-Performanz sowie für räumliche Hinweisreize (Cueing), um die Rollstuhlmobilität zu verbessern.

2.4.2 Interventionen bei motorischen Schädigungen

Interventionen, die sich auf motorische Schädigungen beziehen, wurden unterteilt in
1. aufgabenorientiertes Training
2. erweitertes aufgabenorientiertes Training durch kognitive Strategien
3. Training mit Hilfsmitteln
4. Kräftigung und Übung
5. begleitende Interventionen
6. Telerehabilitation.

1. Aufgabenorientiertes Training
Aufgabenspezifisches repetitives Training bezeichnet Trainingsansätze, welche die Durchführung zielgerichteter, individualisierter Aufgaben mit intensiven Wiederholungen aufgabenbezogener oder -spezifischer Bewegungen beinhalten. Für den Einsatz von aufgabenspezifischem repetitivem Training zur Verbesserung der Funktionen der oberen Extremität (OE), des Gleichgewichts, der Mobilität und der Aktivitäten/Partizipation gibt es für Klienten mit motorischen Beeinträchtigungen starke Evidenz.

Die Constraint-Induced Movement Therapy (CIMT) und die modifizierte CIMT (mCIMT) beinhalten, die nicht betroffene Extremität die meiste Zeit des Tages zu hemmen, um den Einsatz der betroffenen Extremität zu erzwingen. Beim mCIMT werden Zeitpunkt und Dauer der Restriktion der nicht betroffenen Extremität ebenso angepasst wie auch die Trainingshäufigkeit und -dauer der betroffenen Gliedmaßen.

Es gibt starke Evidenz für den Einsatz von CIMT oder mCIMT, um die OE-Funktion und die Teilhabe an Aktivitäten zu verbessern.

Es gibt moderate Evidenz für den Nutzen von bilateralem Training (BT), bei dem betroffene und nicht betroffene Extremität gleichzeitig eingesetzt werden, um mithilfe eines speziellen Geräts (zum Beispiel bilaterales Armtraining mit rhythmischen auditiven Reizen [BATRAC] oder EMG-getriggerter neuromuskulärer Aktivierung) identische Aufgaben zur Verbesserung der OE-Funktion auszuführen. Ohne das Gerät war die Evidenz für die Wirksamkeit von bilateralem Training nur begrenzt. Eine Studie, die BT mit CIMT verglich, fand Verbesserungen der Funktionen der OE durch beide Interventionen. Eine andere Studie, die BT mit mCIMT verglich, stellte dagegen nur in der mCIMT-Gruppe Funktionsverbesserungen fest.

Moderate Evidenz belegt, dass beim Vergleich von neurophysiologischer Therapie (NDT) mit aufgabenorientiertem Training, aufgabenorientiertes Training zu besseren Ergebnissen bei den Klienten führt. Dieses Resultat stimmt mit den Ergebnissen eines systematischen Reviews überein, der motorische Outcomes untersucht hatte.

2. Erweitertes aufgabenorientiertes Trainining durch kognitive Strategien
Aufgabenorientiertes Training kombiniert mit mentalen Techniken spricht mehrere Hirnregionen gleichzeitig an. Zu den mentalen Techniken gehören zum Beispiel mentales Training, virtuelle Realität, Spiegeltherapie und Handlungsbeobachtung. Moderate Evidenz unterstützt den Einsatz all dieser Techniken zur Verbesserung der OE-Funktionen. Mentales Üben, virtuelle Realität und Spiegeltherapie beförderten auch die Teilhabe an Aktivitäten. Mentales Üben war zudem förderlich für Gleichgewicht und Mobilität.

3. Training mit Hilfsmitteln
Moderate Evidenz belegt, dass elektrische Stimulation (ES) die Funktion der OE verbessert. Allerdings gibt es nur begrenzte Evidenz dafür, dass sie die Teilhabe an Aktivitäten verbessert.

Für die Verbesserung der OE-Funktion durch sensible periphere Nervenstimulation und wiederholte Muskelvibration gibt es nur begrenzte Hinweise.

Auch für visuelles Feedback zur Verbesserung von Gleichgewicht und Mobilität sprechen nur begrenzte Hinweise. Die Evidenz für den Nutzen von Robotik zur Verbesserung der OE-Funktion oder der Teilhabe an Aktivitäten ist ebenfalls begrenzt.

4. Kräftigung und Übung
Starke Evidenz findet sich insgesamt für den Nutzen von Kräftigungs- und Übungsprogrammen im Hinblick auf die OE-Funktionen, die Teilhabe an Aktivitäten, das Gleichgewicht und die Mobilität. Diese Kategorie beinhaltet sowohl Krafttraining als auch Yoga und Tai-Chi-Programme.

5. Begleitende Interventionen
Zu begleitenden Interventionen und ihrem Nutzen für die OE-Funktionen und die Teilhabe an Aktivitäten gibt es begrenzte Evidenz. Hierzu werden Interventionen gezählt, die den Klienten nicht aktiv einbeziehen, wie zum Beispiel der Einsatz von Dehnungsvorrichtungen, Orthesen oder Positionierungsmaterial.

Auch für den kombinierten Einsatz von Botulinumtoxin-A und Therapie zur Verbesserung der OE-Funktionen und der Teilhabe an Aktivitäten finden sich nur begrenzte Anhaltspunkte.

Die Evidenz zum Nutzen der Kombination von Gehirnstimulation und Therapie zur Verbesserung der OE-Funktionen und der Teilhabe an Aktivitäten ist gemischt.

6. Telerehabilitation
Studien liefern moderate Evidenz zum Nutzen von Telerehabilitation, um die Wirkung von Trainingsprogrammen nach einem Schlaganfall zu verbessern.

2.4.3 Interventionen bei psychosozialen Beeinträchtigungen

Interventionen, die psychosoziale Beeinträchtigungen adressieren, umfassten:
1. Übungen
2. Verhaltenstherapie und Edukation zum Schlaganfall
3. Unterstützung und Koordination von Pflege/Betreuung und
4. gemeindenahe Rehabilitation.

1. Übungen
Studien, die Übungsprogramme mit nur einem Bestandteil untersuchten, liefern begrenzte, z.T. auch widersprüchliche Evidenz für deren Nutzen.

Moderate Unterstützung fand sich für den Einsatz von Übungsprogrammen mit mehreren Bestandteilen (zum Beispiel Gewichts- und Gleichgewichtstraining), um die Betätigungsperformanz zu verbessern und psychosoziale Beeinträchtigungen zu mindern.

2. Verhaltenstherapie und Edukation bei Schlaganfall
Obwohl eine Studie belegt, dass Verhaltenstherapie in Kombination mit Edukation zum Schlaganfall die psychosozialen Outcomes von Schlaganfall-Betroffenen verbesserte, liefert diese Forschungsarbeit im Hinblick auf psychosoziale Ziele begrenzte bis keine Evidenz für diese Intervention.

Verhaltenstherapie kann die Wahrscheinlichkeit für eine Depression nach Schlaganfall verringern. Zudem gibt es moderate Anhaltspunkte für ihren Nutzen zur Verbesserung psychosozialer Outcomes.

Für die Verbesserung psychosozialer Outcomes durch Edukation zum Schlaganfall gibt es nur unzureichende Evidenz.

3. Unterstützung und Koordination von Pflege/Betreuung
Es gibt begrenzte bis moderate Evidenz dafür, dass Unterstützung und Koordination der Pflege/Betreuung von Klienten mit Schlaganfall nach der Entlassung aus dem Krankenhaus die psychosozialen Outcomes verbessern.

4. Wohnortnahe Rehabilitation
Moderate Evidenz bekräftigt den Nutzen wohnortnaher Rehabilitation zur Verbesserung der Betätigungsperformanz und psychosozialer Beeinträchtigungen nach Entlassung aus dem Krankenhaus. Allerdings waren diese Verbesserungen bei jüngeren Erwachsenen mit einem Schlaganfall nicht statistisch signifikant.

2.4.4 Interventionen bei ADL- und IADL-Beeinträchtigungen

Studien zu Interventionen bei Einschränkungen im Bereich der ADL oder IADL bezogen sich auf die
1. ADL-Performanz
2. IADL-Performanz
3. Freizeit
4. Partizipation sowie
5. Erholung und Schlaf.

1. ADL-Performanz
Moderate Evidenz aus mehreren Studien zu unterschiedlichen Interventionen unterstützt den Einsatz betätigungsbasierter Interventionen, um die Ausführung von ADL im stationären Setting zu verbessern. Dagegen ist die Evidenz, die den Einsatz betätigungsbasierter Interventionen zur Verbesserung der ADL-Performanz im ambulanten Setting unterstützt, begrenzt. Mehrere Studien liefern starke Evidenz für den Einsatz von Interventionen im häuslichen Umfeld, um die ADL-Performanz zu verbessern. Starke Evidenz unterstützt auch den Einsatz von wohnortnahen ergotherapeutischen Interventionen, um die ADL-Performanz zu verbessern.

2. IADL-Performanz
Der Einsatz von Systemen virtueller Realität, wie zum Beispiel der Wii™ oder einem Fahrsimulator, erwies sich als wirksam im Hinblick auf die IADL-Performanz, auch wenn sich nicht alle erhobenen Parameter verbesserten. Klienten, die im Rahmen der Reha an einem Programm zur Sexualität teilnahmen, berichteten Verbesserungen bezüglich der Häufigkeit, der Beteiligung und Zufriedenheit mit ihrer sexuellen Ak-

tivität im Vergleich mit Klienten, die auf der Warteliste für das Programm standen. Begrenzte bis moderate Evidenz untermauert den Einsatz von gemeindebasierten Interventionen, wie etwa Reha-Gruppen in einem Krankenhaus oder einer Tagesklinik, um die Betätigungsperformanz zu verbessern.

3. Freizeit
Moderate bis starke Evidenz unterstützt aktivitäts- oder betätigungsbasierte Interventionen, um die Patizipation an Freizeitaktivitäten zu steigern.

4. Soziale Partizipation
Obwohl sich durch aktivitäts- und betätigungsbasierte Programme keine signifikante Steigerung der sozialen Einbindung zeigte, berichteten Teilnehmer mancher Interventionen, wie zum Beispiel dem Cognitive Orientation to daily Occupational Performance (CO-OP), eine verbesserte Betätigungsperformanz in vorher festgelegten Zielbereichen.

5. Erholung und Schlaf
Die Teilnahme an einem Tai-Chi-Programm besserte Erholung und Schlaf nicht mehr als das einfache Bereitstellen von Informationen zu wohnortnahen Sportmöglichkeiten.

2.5 Empfehlungen und Schlussfolgerungen für die ergotherapeutische Praxis

Die folgenden Interventionen sollten (sofern sie sich im individuellen Fall eignen würden) Klienten routinemäßig angeboten werden, da ihr Nutzen relativ groß und ihr Schadensrisiko relativ gering ist.

Interventionen bei kognitiven Schädigungen
- Die kognitive Leistungsfähigkeit kann mit visuellem Explorationstraining verbessert werden.
- Eine kognitive Rehabilitation kann die globale kognitive Funktion verbessern.
- Visuell-räumliches Training kann die kognitive Funktion verbessern.
- Das Training kognitiver Strategien kann die Ausführung geübter und nicht geübter Aufgaben verbessern.
- Gestentraining kann bei Klienten mit Apraxie das ideatorische, das ideomotorische und das Gestenverständnis verbessern. Gleichzeitig zeigen sich durch Gestentraining auch Verbesserungen in den ADLs.

Interventionen bei motorischen Schädigungen
- Einige Interventionen verbessern die Funktionen der OE, die Aktivitäten und die Teilhabe, darunter aufgabenspezifisches repetitives Üben, CIMT oder mCIMT, Kräftigung und Bewegung, gerätegestütztes bilaterales Training, virtuelle Realität, mentales Üben und Spiegeltherapie.
- Handlungsbeobachtung und elektrische Stimulation verbessern die Funktionen der oberen Extremität.
- Aufgabenspezifisches repetitives Üben, Kräftigung und Übungen sowie mentales Üben verbessern auch Gleichgewicht und Mobilität.
- Telerehabilitation kann bei der Bereitstellung funktionsorientierter Trainingsprogramme helfen.
- Neurophysiologisches Training (NDT) wird zur Verbesserung der OE-Funktion oder der Teilhabe an Aktivitäten *nicht* empfohlen.

Interventionen bei psychosozialen oder emotionalen Beeinträchtigungen
- Verhaltenstherapie kann eine Depression mindern und andere psychosoziale Outcomes verbessern.
- Ein Übungsprogramm aus mehreren Komponenten, wie etwa Kraft-und Gleichgewichtstraining, kann psychosoziale Outcomes verbessern.
- Gemeindenahe Rehabilitationsdienste und Programme zur Unterstützung und Koordination von Pflege/Betreuung können psychosoziale Outcomes verbessern.

Interventionen für die ADLs und IADLs
- Klienten können, um ihre ADL-Performanz zu verbessern, von betätigungsbasierten Interventionen im häuslichen Umfeld profitieren. Erwachsene über 65 Jahre können ihre ADL-Performanz mit wohnortnaher Ergotherapie ähnlich gut verbessern.
- Aktivitäts- und betätigungsbasierte Interventionen steigern die Partizipation an Freizeitaktivitäten.
- Im stationären Setting können betätigungsbasierte Interventionen die ADL-Performanz verbessern.
- Aufgabensimulation in der virtuellen Realität kann die OE-Funktion verbessern.
- Rehabilitationsprogramme, die auf die Sexualität abzielen, können die Häufigkeit, Beteiligung und

Zufriedenheit mit der sexuellen Aktivität verbessern.
- Mobilitätsprogramme vor Ort tragen zur häufigeren Teilnahme an Ausflügen bei.
- Trainingsprogramme zur Fahrsimulation können die visuell-sensorischen integrativen Fertigkeiten von Fahrern verbessern.

2.6 Fazit

Der medizinische Fortschritt hat das Überleben Schlaganfall-Betroffener verbessert. Aber erwachsene Betroffene können zahlreiche Schädigungen und funktionelle Einschränkungen haben, die sowohl die Lebensqualität als auch die Teilhabe an Alltagsaktivitäten und Betätigungen beeinträchtigen können.

Ergotherapeuten können für die Klienten bei der Wiedererlangung von Funktionen eine wichtige Rolle einnehmen und ihnen in der Akut-, Rehabilitations- und ambulanten Phase der Genesung Performanz ermöglichen.

Die ergotherapeutische Praxisleitlinie für Erwachsene mit Schlaganfall stellt Praktikern eine Ressource zur Verfügung, evidenzbasierte Interventionen für erwachsene Schlaganfall-Betroffene zu verstehen, auszuwählen und zu implementieren. Sie soll außerdem dabei helfen, sich bei externen Zielgruppen für diese Menschen einzusetzen.

3. Überblick zu Schlaganfall

Jedes Jahr erleiden in den USA etwa 795 000 Menschen einen Schlaganfall, in etwa 610 000 Fällen erstmalig (American Heart Association/AHA, 2013). Schlaganfall ist die vierthäufigste Todesursache in den USA, mit einem Todesfall alle 4 Minuten (AHA, 2013).

Jedoch hat der Fortschritt die medizinische Versorgung des Schlaganfalls in den letzten Jahren stark verbessert. Die jährliche Todesrate durch Schlaganfall ist seit 2010 um 35,8 % gesunken (AHA, 2013). Dieser Rückgang hat wiederum zu einer dramatischen Zunahme der Anzahl an Menschen geführt, die mit chronischen Symptomen nach Schlaganfall leben. So ist der Schlaganfall in den USA aktuell eine der Hauptursachen für Behinderung und eine der am meisten von Ergotherapeuten behandelte Erkrankung (Go et al., 2013).

Ein Schlaganfall wird durch eine Unterbrechung der Blutzufuhr zum Gehirn verursacht. Die zwei vorrangigen Mechanismen, durch die eine Unterbrechung passiert, sind (1) eine Verstopfung in einer Arterie (Ischämie) oder (2) eine Ruptur in einer Arterie im Gehirn (Hirnblutung/hämorrhagischer Infarkt). In jedem Fall verursacht die Unterbrechung der Blutzufuhr zu den Gehirnzellen ein Absterben des umliegenden Gewebes, einen Infarkt. Ein Schlaganfall kann Menschen aller Altersstufen treffen, jedoch ist die Prävalenz bei älteren Erwachsenen höher, bei Männern häufiger als bei Frauen. Die Wahrscheinlichkeit eines Schlaganfalls ist außerdem höher, wenn in der eigenen Vorgeschichte oder in der Familie bereits Schlaganfälle vorkamen, ebenso bei Afroamerikanern.

Obwohl ein Schlaganfall viele bekannte und unbekannte Ursachen hat, sind einige der bekannteren Risikofaktoren Bluthochdruck, Diabetes, Bewegungsmangel, Rauchen, Übergewicht, Alkoholmissbrauch, Vorhofflimmern, Hyperlipidämie, Arteriosklerose und Drogenmissbrauch.

Weil ein Schlaganfall das zentrale Nervensystem beeinträchtigt, kann eine ganze Reihe von Klientenfaktoren betroffen sein und dies kann wiederum negative Auswirkungen auf die Betätigungsperformanz und die Partizipation haben. In **Tabelle 3-1** sind einige der häufigsten Schädigungen und chronischen Symptome nach Schlaganfall aufgeführt, die die Betätigungsperformanz während und nach der subakuten Rehabilitation beeinträchtigen. Diese Tabelle deckt nicht die akuten Schädigungen nach Schlaganfall ab, die noch schwerer und zahlreicher sein können. Ferner ist diese Liste nicht vollständig; sie ist vielmehr eine Einführung in einige der häufigeren Schädigungen nach Schlaganfall, die nachgewiesenermaßen die Betätigungsperformanz beeinträchtigen.

Tabelle 3-1: Häufige Schädigungen bei Schlaganfall

	Körperfunktion	Beispiele
Neuromuskuloskelettale und bewegungsbezogene Funktionen	• Kontrolle der willkürlichen Bewegung • Funktionen der unwillkürlichen Bewegungsreaktionen • Gangbild • motorische Reflexe • Gelenkmobilität und -stabilität	• Hemiparese, Dysphagie, Gleichgewichtsstörungen • Ataxie • hemiparetischer Gang • veränderte Reflexreaktionen, Spastizität • Schultersubluxation, vermindertes Bewegungsausmaß
Sinnesfunktionen	• Funktionen des Sehens • die Propriozeption betreffende Funktionen • Funktionen des Tastens • Schmerz	• Gesichtsfeldausfall oder Hemianopsie, Diplopie • propriozeptive Veränderungen in den Beinen • Gesichtstaubheit, somatosensorische Veränderungen • Schulterschmerz, zentrale Schmerzsyndrome
Mentale Funktionen	• höhere kognitive Funktionen, Aufmerksamkeit, Gedächtnis • Funktionen der Wahrnehmung • mentale Funktionen, die die Durchführung komplexer Bewegungshandlungen betreffen • emotionale Funktionen	• räumlicher Neglect und Unaufmerksamkeit, exekutive Dysfunktion, Gedächtnisverlust, Aufmerksamkeitsdefizite • Agnosie • Apraxie • Depression, Angst, Gefühlsverflachung, Pseudobulbäraffekt
Andere Körperfunktionen	• Stimm- und Sprechfunktionen • Funktionen des Urogenitalsystems • Funktionen des Schlafes	• Aphasie, Dysarthrie • Inkontinenz • Fatigue nach Schlaganfall

4. Der ergotherapeutische Prozess bei Erwachsenen nach Schlaganfall

Wie bereits erwähnt, haben Erwachsene nach Schlaganfall häufig verbleibende neurologische Schädigungen, die die Klientenfaktoren, die Performanzfertigkeiten und die Performanzmuster betreffen. Diese führen zu einer reduzierten Fähigkeit, sich zu betätigen. Somit benötigen Menschen nach Schlaganfall häufig Ergotherapie, um Gesundheit und Wohlbefinden und die Partizipation am Leben zu erlangen. Dieser Abschnitt beschreibt den Prozess, nach der Ergotherapeuten Menschen mit Schlaganfall Ergotherapie anbieten.

Ergotherapeuten führen die ergotherapeutische Diagnostik durch und bieten Interventionen in verschiedenen Praxissettings (zum Beispiel Krankenhäuser, Stationäre Rehabilitationszentren, Pflegeeinrichtungen, ambulante Reheinrichtungen) und Rehabilitationsphasen (Roberts & Evenson, 2014; Sabari, 2008; Wolf & Baum, 2015). Diese Praxisleitlinie bezieht sich auf die drei primären Phasen im Genesungsprozess nach einem Schlaganfall:

1. Akutphase

2. Rehabilitationsphase

3. Phase nach der Entlassung aus Rehabilitation/ ambulante Rehabilitation

Der ergotherapeutische Prozess variiert, abhängig von der persönlichen Perspektive der Klienten, ihren noch bestehenden neurologischen Schädigungen, der Phase der Genesung, der Umgebung, in die sie voraussichtlich entlassen werden, der verfügbaren sozialen Unterstützung und dem Praxis-Setting, in dem die Therapie erbracht wird (Robert & Evenson, 2014; Sabari, 2008).

4.1. Phasen und Settings

4.1.1 Akutphase

In dieser Praxisleitlinie beginnt die akute Phase unmittelbar nach dem Schlaganfall. Üblicherweise erhalten Betroffene in diesem Stadium des Genesungsprozesses medizinische Versorgung auf einer spezialisierten Stroke Unit oder auf der neurologischen Intensivstation eines Krankenhauses. Obwohl die medizinische Versorgung, die Stabilisierung und die Vorbeugung eines erneuten Schlaganfalls in dieser Phase von vorrangiger Bedeutung sind, werden frühe Mobilisation und beginnende Bemühungen um die Wiederherstellung der Funktionen empfohlen, sobald der Klient als medizinisch stabil genug für die Rehabilitation gilt (Management of Stroke Rehabilitation Working Group, 2010).

Der Fokus der Ergotherapie umfasst in dieser Phase der Genesung eine angemessene Positionierung, um sekundären Komplikationen vorzubeugen; Dysphagie-Management; frühe Mobilisation und Training von Selbstversorgungsaktivitäten; und die beginnende Wiederherstellung von sensomotorischen, kognitiven und perzeptuellen Schädigungen, die die Betätigungsperformanz beeinträchtigen (Bartels, Duffy, & Beland, in press; Sabari, 2008).

4.1.2 Rehabilitationsphase

Nach der Akutphase beginnt für die Betroffenen, die noch Bedarf an Rehabilitation haben und die noch nicht stabil genug für die ambulante Rehabilitaton sind, üblicherweise die Phase der stationären Rehabilitation (Management of Stroke Rehabilitation Working Group, 2010). Klienten, die medizinisch stabil sind und die Fähigkeit besitzen, mindestens drei Stunden Therapie täglich (5-7 Tage/Woche) zu tolerieren und zudem ein multidisziplinäres Rehabilitationsprogramm benötigen, erhalten Rehabilitationsleistungen üblicherweise in einer stationären Einrichtung (Roberts & Evenson, 2014). Diejenigen, die eine 24-Stunden-Pflege oder eine besondere medizinische Betreuung benötigen, oder die noch kein intensives Rehabilitationsprogramm tolerieren, sind meistens in einer subakuten Reha-Einrichtung untergebracht (Roberts & Evenson, 2014). In der Rehabilitationsphase fokussiert die Ergotherapie die Wiederherstellung und Kompensation von Defiziten in den Performanzfertigkeiten, die die Betätigungsperformanz weiterhin beeinträchtigen. Weiterhin liegt der Fokus auf der Maximierung der Unabhängigkeit in den basalen und instrumentellen Aktivitäten des täglichen Lebens (ADLs und IADLs), in Vorbereitung der Entlassung. Daneben findet weiterhin die Wiederherstellung sensomotorischer, kognitiver und perzeptueller Schädigungen statt, um die generelle Erholung zu fördern.

4.1.3 Ambulante Phase (Community Outpatient)

Die ambulante Phase nach Schlaganfall beginnt entweder, wenn der Betroffene nach der Akutphase entlassen wird und die ambulante Reha angebracht ist, oder nach der Entlassung aus der stationären (subacute) Reha (Management of Stroke Rehabilitation Working Group, 2010). Betroffene, die mit oder ohne Pflegeperson in ihrem Zuhause sicher zurechtkommen, brauchen möglicherweise noch professionelle Unterstützung bei der Adaption ihrer häuslichen Umgebung und dabei, diese entsprechend ihrer veränderten Fähigkeiten bei bedeutungsvollen Betätigungen weiter anzupassen. Die ergotherapeutische Intervention für Menschen nach Schlaganfall fokussiert in dieser Phase typischerweise die Maximierung der Unabhängigkeit in IADLs, die Rückkehr zur Arbeit, die Wiederaufnahme des Autofahrens und die Einbindung in Freizeitbeschäftigungen. Ergotherapie findet häufig, wenn dies nur hier möglich ist, in der häuslichen Umgebung des Klienten statt, oder, wenn Zugang besteht, in einem ambulanten Rehazentrum (Robert & Evenson, 2014). Zusätzlich können ambulante Dienste möglicherweise auch per Telemedizin zur Verfügung gestellt werden (AOTA, 2013b). Schlaganfallklienten, die aufgrund von eingeschränkter sozialer Unterstützung, zu geringen finanziellen Ressourcen oder fehlender funktioneller Wiederherstellung nicht sicher in ihrem Zuhause leben können, werden in (Langzeit-) Pflegeeinrichtungen oder in Einrichtungen des betreuten Wohnens entlassen. Ergotherapeutische Intervention für diese Klienten ist auf die Maximierung der Unabhängigkeit in ausgewählten ADLs, auf der Verhinderung eines Funktionsabbaus und dem Aufbau neuer Betätigungsmuster in dem unterstützenden Umfeld ausgerichtet.

4.2 Überweisung

Sobald der Klient aus medizinischer Sicht als stabil genug betrachtet wird, werden Überweisungen zur Ergotherapie in der Akutphase vom behandelnden Arzt oder anderen qualifizierten Gesundheitsberufen ausgestellt[6] (Management of Stroke Rehabilitation Working Group, 2010). Diese Überweisung wird oft in den ersten 48 Stunden nach einem Schlaganfall ausgestellt (Bartels et al., 2016). Überweisungen in dieser Phase können die frühe Mobilisation (zum Beispiel Bettmobilität und Transfers), Schienen und Positionierung zur Verhinderung sekundärer Komplikationen (zum Beispiel Dekubitus, Schultersubluxation, Kontrakturen, Ödeme), ein sensomotorisches Screening, ein kognitives Screening und die Evaluation und Intervention von Performanzfertigkeiten in Bezug auf die persönlichen ADLs beinhalten (Bartels et al., 2016).

Zusätzlich wird aufgrund von Best Practice empfohlen, dass alle akuten und neu diagnostizierten Schlaganfallklienten vor jeglicher oraler Einnahme auf Schluckprobleme hin untersucht werden, um das Aspirationsrisiko zu bestimmen (Management of Stroke Rehabilitation Working Group, 2010). Daher könnten Ergotherapeuten in bestimmten Einrichtungen Überweisungen erhalten, innerhalb der ersten 24 Stunden nach dem Schlaganfall ein spezifisches Screening der Mundmotorik und ein Assessment der Schluckfähigkeit durchzuführen, um festzustellen, ob ein Dysphagie-Management erforderlich ist. Die in dieser frühen Phase erhaltene Information wird häufig genutzt, um den Entlass-Status eines Klientenn festzulegen (zum Beispiel Bedarf an stationärer Reha vs. ambulanter Reha). In der Rehaphase spielen Ergotherapeuten als Mitglieder des interdisziplinären Interventionsteams eine wichtige Rolle. Überweisun-

---

6 Das Gesundheitssystem der USA sieht vor, dass auch andere Gesundheitsberufe Verordnungen erstellen können, nicht wie in den deutschsprachigen Ländern nur der Arzt/die Ärztin. Für weitere Unterschiede sei auf die Webseiten der Gesundheitsministerien und der Berufsverbände verwiesen. (Anm. des Lektorats)

gen zur Ergotherapie werden in der Rehaphase üblicherweise von einem Physiater[7] oder von anderen qualifizierten medizinischen Berufen ausgestellt. Diese Überweisungen beinhalten üblicherweise eine umfassende Evaluation und Intervention zur Verbesserung der Wiederherstellung des Klienten und die Förderung der maximalen Performanz in den ADLs in Vorbereitung auf die Entlassung nach Hause (Sabari, 2008).

Überweisungen zur ambulanten Rehabilitation werden üblicherweise von einem Arzt oder anderen medizinischen Berufen bei Entlassung von der Akutstation oder aus der stationären Reha ausgestellt. Diese Überweisungen können sich auf die Evaluation und Therapie noch bestehender Defizite in den ADLs beziehen, eine Evaluation bezüglich der Wiederaufnahme des Autofahrens oder eine Intervention zu Fragen, die die Rückkehr an den Arbeitsplatz betreffen. Überweisungen zur Ergotherapie können in dieser Phase nach dem Schlaganfall in regelmäßigen Abständen ausgestellt werden, wann immer Betroffene eine Veränderung der Lebensumgebung oder in ihrem funktionellen Status haben (Sabari, 2008).

4.3 Evaluation

Ergotherapeuten führen eine ergotherapeutische Evaluation durch, um zu bestimmen, welche Aktivitäten der Klient durchführen möchte oder muss, um herauszufinden, welche Faktoren die Teilhabe an der Aktivität unterstützen oder behindern. Zudem sollen durch die Evaluation die anvisierten Outcomes entwickelt werden, die die Partizipation an den gewünschten Betätigungen und Aktivitäten wiederherstellen, und die Wirksamkeit der Intervention erhoben werden (zum Beispiel erneute Evaluation). Somit ist die ergotherapeutische Evaluation, die aus der Erstellung eines Betätigungsprofils und aus der Analyse der Betätigungsperformanz besteht, ein wichtiger erster Schritt im gesamten ergotherapeutischen Prozess (AOTA, 2014b). Beispiele für das Erfassen von Informationen für das Betätigungsprofil und für die Analyse der Betätigungsperformanz finden sich in den Fallbeispielen 1–3 und die **Tabelle 4.2** enthält Beispiele ausgewählter Assessment-Instrumente, die Ergotherapeuten bei Menschen mit Schlaganfall einsetzen. Diese Verfahren sind bezüglich ihres vorwiegenden Einsatzes in der Praxis unterteilt, aber mit den meisten Assessment-Instrumenten können mehrere Bereiche evaluiert werden.

4.3.1 Betätigungsprofil

Das Ziel eines Betätigungsprofils ist das Zusammentragen von Informationen über die Betätigungshistorie des Klienten und zu seinen Aktivitätsmustern, um daraus abzuleiten, was derzeit in Bezug auf die Aufnahme von Betätigungen für den Klienten am wichtigsten ist. Diese Informationen werden genutzt, um klientenzentrierte Outcomes festzulegen (AOTA 2014b). Informationen für das Betätigungsprofil werden per Interview oder durch das Verwenden standardisierter Assessment-Instrumente (wie zum Beispiel das COPM (Law et al. 2014), das Activity Card Sort (ACS; Baum & Edwards, 2008), die Rollencheckliste (Oakley, Kielhofner, Barris, & Reichler, 1986), Occupational Performance History Interview-II (Kielhofner et al., 2004) erfasst. Möglich ist auch eine Kombination von Interview und standardisierten Assessment-Verfahren.

Die zusammengetragenen Informationen, als Teil des Betätigungsprofils, erlauben es der Ergotherapeutin:
- zu bestimmen, warum der Klient die Intervention aufsucht
- zwischen den Betätigungsbereichen, die der Klient erfolgreich durchführt und denen, in denen er Performanzschwierigkeiten hat, zu unterscheiden
- die Kontexte und Umwelten zu identifizieren, die die Einbindung in Betätigungen unterstützen und solche, die diese hemmen
- die Betätigungshistorie des Klienten zu bestimmen, seine Betätigungsmuster und die Rollen seines täglichen Lebens und
- die Prioritäten des Klienten und die erwünschten Outcomes identifizieren, die anschließend den Interventionsplan bestimmen werden.

4.3.2 Analyse der Betätigungsperformanz

Die Ergotherapeutin nutzt, unter Berücksichtigung des aktuellen Kontexts und der Umwelt des Klienten, die Informationen des Betätigungsprofils, um spezifische, näher zu evaluierende Betätigungsbereiche auszuwählen. Zur Analyse der Betätigungsperformanz nutzt die Ergotherapeutin verschiedene Assessment-Instrumente, um die Faktoren zu bestimmen, die die Betätigungsperformanz unterstützen oder verhindern und die angestrebten Outcomes zu identifizieren (AOTA, 2014b).

---

7 Arzt mit Spezialausbildung in Physical Medicine and Rehabilitation

4. Der ergotherapeutische Prozess bei Erwachsenen nach Schlaganfall

Tabelle 4-1: Assessment-Instrumente der Ergotherapie bei Erwachsenen nach Schlaganfall

Ergotherapeutischer Bereich	In diesem Bereich häufig betroffene Funktionen bei Erwachsenen nach Schlaganfall	Beispiele genutzter Assessment-Instrumente bei Erwachsenen nach Schlaganfall[a]
Betätigungen	• Aktivitäten des täglichen Lebens (ADL) • Instrumentelle Aktivitäten des täglichen Lebens (IADL) • Ruhe und Schlaf • Bildung • Arbeit • Freizeit • Partizipation/soziale Teilhabe	• Activity Card Sort (Baum & Edwards, 2008)[b] • Barthel-Index (Mahoney & Barthel, 1965) • Activity Measure for Post-Acute Care (AM-PAC „6-Click" Inpatient Short Forms; Haley et al., 2004) • Canadian Occupational Performance Measure (COPM; Law et al., 2014)[b] • Driver assessment • FIM™ (Uniform Data System for Medical Rehabilitation, 1997) • Medical Outcomes Study 36-Item Short Form Health Survey (SF–36; Ware & Sherbourne, 1992)[b] • Nottingham Extended Activities of Daily Living Scale (Nouri & Lincoln, 1987)[b] • Occupational Performance History Interview–II (OPHI–II; Kielhofner et al., 2004)[b] • Reintegration to Normal Living Index (RNLI; Wood-Dauphinee, Opzoomer, Williams, Marchand, & Spitzer, 1988)[b] • Stroke Impact Scale Version 3.0 (SIS; Duncan, Bode, Min Lai, & Perera, 2003)[b] • Stroke Specific Quality of Life Scale (SS-QOL; Williams, Weinberger, Harris, Clark & Biller 1999)
Performanzfertigkeiten	**Motorische Fertigkeiten:** Arm- und Handfunktion (zum Beispiel [er-]reichen, greifen, manipulieren, heben, koordinieren, justieren, fließend bewegen), Gleichgewicht und funktionelle Mobilität (zum Beispiel richtet aus, stabilisiert, positioniert, beugt, bewegt, läuft, transportiert) **Prozessfertigkeiten** (zum Beispiel besucht, initiiert, benutzt, sequenziert, organisiert, findet, navigiert, passt an) **soziale Interaktion** (zum Beispiel produziert Sprache, spricht flüssig, fragt, antwortet, drückt Gefühle aus)	• Action Research ArmTest (ARAT Lyle, 1981)[b] • Arm Motor Ability Test (AMAT; Kopp et al., 1997)[b] • Assessment of Motor and Process Skills (AMPS; Fisher & Jones, 2012)[b] • Chedoke Arm and Hand Activity Inventory (CAHAI; Barreca, Stratford, Lambert, Masters, & Streiner, 2005)[b] • Jebsen Handfunktionstest (JHFT; Jebsen, Taylor, Trieschmann, Trotter, & Howard, 1969)[b] • Manual Ability Measure (MAM; Chen & Bode, 2010; Chen, Chen, Hsueh, Huang, & Hsieh, 2009)[b] • Motor Activity Log (MAL; Taub et al., 1993; Uswatte, Taub, Morris, Vignolo, & McCulloch, 2005)[b] • Motor Assessment Scale (MAS)—upper-limb items (Carr, Shepherd, Nordholm, & Lynne, 1985; Sabari, Woodbury, & Velozo, 2014)[b] • Wolf Motor Function Test (WMFT; Wolf, Lecraw, Barton, & Jann, 1989; Wolf et al., 2005)[b] • Berg Balance Scale (BBS; Berg, Wood-Dauphinee, & Williams, 1995)[b] • MAS—relevant items (Carr et al., 1985)[b] • Postural Assessment Scale for Stroke Patients (PASS; Benaim, Pérennou, Villy, Rousseaux, & Pelissier, 1999)[b] • Rivermead Mobility Index (RMI; Forlander & Bohannon, 1999)[b] • Timed Up & Go (TUG) Test (Mathias, Nayak, & Isaacs, 1986) • Tinetti Performance-Oriented Mobility Assessment (POMA; Canbek, Fulk, Nof, & Echternach, 2013; Tinetti, 1986) • Árnadóttir OT–ADL Neurobehavioral Evaluation (A–ONE; Árnadóttir, 1990)[b] • Executive Function Performance Test (EFPT; Baum et al., 2008)[b] • Kettle Test (Hartman-Maeir, Harel, & Katz, 2009)[b] • Multiple Errands Test (MET; Shallice & Burgess, 1991)[b] • Beck Depression Inventory–II (BDI–II; Beck, Steer, & Brown, 1996) • Evaluation of Social Interaction (ESI; Fisher & Griswold, 2010) • Interview • Beobachtung bei der Aufgabenausführung
Performanzmuster	Gewohnheiten, Routinen, Rituale und Rollen	• Rollen-Checkliste (Oakley, Kielhofner, Barris & Reichler, 1986)[b] • strukturiertes Interview mit Klient, Familie oder Pflegeperson

Ergotherapeutischer Bereich	In diesem Bereich häufig betroffene Funktionen bei Erwachsenen nach Schlaganfall	Beispiele genutzter Assessment-Instrumente bei Erwachsenen nach Schlaganfall[a]
Kontext und Umwelt	kulturelle, persönliche, physische, soziale, zeitliche und virtuelle Kontexte und Umwelten, die die Performanz beeinflussen	• Accessibility Checkliste • Norbeck Social Support Questionnaire (NSSQ; Norbeck, Lindsey & Carrieri, 1981)
Klientenfaktoren	**mentale Funktionen** (zum Beispiel Aufmerksamkeit, Gedächtnis, höhere kognitive Ebenen, Wahrnehmung) **sensorische Funktionen:** Somatosensorik; visuelle Funktionen (zum Beispiel Sehschärfe, Gesichtsfelder) **neuromuskuloskelettale und bewegungsbezogene Funktionen:** Gelenkstabilität und -mobilität; Muskelkraft; Reflexe und unwillkürliche Bewegungsreaktionen (zum Beispiel tiefe Sehnenreflexe, Schlucken, posturale Reaktionen, Pupillenlichtreflexe); Kontrolle willkürlicher Bewegung (zum Beispiel Grob-und Feinmotorik, Auge-Hand-Koordination, Mundmotorik, Blickbewegungssteuerung) **Haut und andere Funktionen:** Hautintegrität; (Hand-)Ödem	• Behavioral Inattention Test (BIT; Wilson, Cockburn, & Halligan, 1987) • Catherine Bergego Scale (CBS; Azouvi et al., 2003) • Contextual Memory Test (CMT; Toglia, 1993) • Occupational Therapy Adult Perceptual Screening Test (OT–APST; Cooke, McKenna, & Fleming, 2005) • Rivermead Behavioral Memory Test–Extended Version (RBMT–E; Wilson, Clare, Baddeley, Watson, & Tate, 1998) • Sensory (tactile and visual) extinction tests • Manual assessment of tactile, proprioceptive, temperature, and pain recognition • Manual assessment of tactile localization • Statische Zwei-Punkt-Diskrimination • Snellen chart • Confrontation testing • Visual and manual assessment • Goniometer • Manuelle Muskeltestung • Dynamometer oder pinch meter • Manual assessment • Modifizierte Ashworth Skala (MAS; Bohannon & Smith, 1987) • Manual assessment • Modified barium swallow • Manuelles Assessment der kranialen Nerven-Reflexe, wenn nötig • Fugl-Meyer Assessment (Fugl-Meyer, Jääskö, Leyman, Olsson, & Steglind, 1975) • Purdue Pegboard Test (Tiffin & Asher, 1948) • Screening der Mundmotorik • Assessment der Augenbewegungen, Sakkaden, reibungslose Verfolgung und Akkomodation • Observational assessment of skin integrity • Volumeter; Instrumente für die Messung des Umfangs

a) Wenn das Assessment-Instrument in die deutsche Sprache übersetzt worden ist, dann wird es in der deutschen Bezeichnung aufgeführt, ansonsten bleibt es bei der englischen Bezeichnung. (Anm. der Übersetzerinnen)
b) Assessments, die man in unterschiedlichen Handlungsgebieten und Arbeitsfeldern einsetzen kann.

Die Analyse der Betätigungsperformanz beinhaltet folgende Komponenten:
- Beobachtung der Performanz des Klienten während der Aktivitäten, die relevant für die von ihm identifizierten Betätigungen sind; wobei die Effektivität der Ausführung sowie der Performanzmuster zu beachten sind
- Auswahl und Einsatz geeigneter Assessment-Instrumente zur Erhebung der Performanzfertigkeiten, der Performanzmuster, der Umgebungs- und Umweltfaktoren und der Klientenfaktoren, die die Betätigungsperformanz beeinflussen (**Tabelle 4-1** zeigt Beispiele ausgewählter Assessment-Verfahren)
- Interpretation der Assessmentdaten
- Zielentwicklung in Zusammenarbeit mit dem Klienten, um die erwünschten Outcomes zu adressieren
- Auswahl geeigneter Verfahren, um die gewünschten Outcomes messen zu können
- Auswahl von Behandlungsansätzen auf Basis von Best Practice und der aktuell besten Evidenz

4.3.3 Betätigungsbereiche

Anhand des Betätigungsprofils des Klienten und unter Berücksichtigung seines Genesungsstadiums und seiner Umgebung nach Entlassung, beurteilt die Ergotherapeutin die Fähigkeiten des Klienten, ADLs (zum Beispiel: sich waschen, baden, Toilettengang, anziehen, essen, funktionelle Mobilität, sexuelle Aktivität) und IADLs (zum Beispiel Versorgung Dritter, Kommunikationsmanagement, Autofahren, Regelung von Finanzen, Haushaltsführung, Zubereiten von Mahlzeiten, spirituelle Aktivitäten), Aktivitäten der Ruhe und des Schlafs, formelle oder informelle Aktivitäten in Zusammenhang mit Bildung/Schule, arbeitsbezogene Aktivitäten (zum Beispiel Erwerbstätigkeit, Vorbereitung auf den Ruhestand, ehrenamtliche Tätigkeit) Freizeitaktivitäten und soziale Partizipation durchzuführen (Tabelle 4-1 zeigt Beispiel ausgewählter Assessment-Instrumente der Betätigungsbereiche). Bei der Auswahl der zu erhebenden Aktivitäten, sollte der Therapeut die Perspektive des Klienten in Bezug auf Aktivitäten und den Wert, den diese für den Klienten haben, im Hinterkopf behalten (Gillen & Boyt Schell, 2014). So kann beispielsweise ein Klient in der akuten Phase Aktivitäten des Waschens als eine wert- und bedeutungsvolle Aktivität ansehen, wohingegen ein anderer möglicherweise das Telefonieren oder den Zugang zu E-Mails zum Kommunizieren mit geliebten Menschen als wichtiger ansieht. Zudem ordnen Betroffene Aktivitäten unterschiedlich ein. So kann ein Mensch mit Schlaganfall in der Reha-Phase die Zubereitung von Mahlzeiten als IADL einstufen, ein anderer möglicherweise als eine Freizeitaktivität (Gillen & Boyt Schell, 2014).

4.3.4 Performanzfertigkeiten

Performanzfertigkeiten sind beobachtbare Handlungen, die einen funktionellen Zweck haben und die in drei Kategorien eingeteilt werden können:
1. motorische Fertigkeiten
2. Prozessfertigkeiten und
3. Fertigkeiten der sozialen Interaktion (AOTA, 2014b)

Abhängig von der Größe und Lokalisation des Infarkts (d. h. geschädigtes Gewebe), können die verbleibenden neurologischen Defizite die motorischen, die Prozess- oder die Fertigkeiten der sozialen Interaktion in unterschiedlichem Ausmaß betreffen. Einschränkungen der Arm- und Handfunktion; der funktionalen Mobilität; der effektiven Kommunikation; des emotionalen Ausdrucks und die Fähigkeit auszuwählen, zu interagieren und Werkzeuge und Materialien angemessen zu benutzen sind häufige Defizite, die nach Schlaganfall im Bereich der Performanzfertigkeiten auftreten (siehe **Tabelle 4-1** mit ausgewählten Assessments von Performanzfertigkeiten). Ein sorgfältiges Assessment der Performanzfertigkeiten ist erforderlich, um zu bestimmen, welche Fertigkeiten vom Schlaganfall betroffen sind und welche intakt geblieben sind. Ergotherapeuten sind darin geschult, sowohl standardisierte als auch nicht-standardisierte Assessment-Verfahren für die Performanzfertigkeiten einzusetzen, um diese Informationen zu erhalten.

4.3.5 Performanzmuster

Die Performanzmuster des Schlaganfallbetroffenen zu bestimmen, die seine Gewohnheiten, Routinen, Rollen und Rituale umfassen, ist ein wichtiger Aspekt des ergotherapeutischen Prozesses (AOTA, 2014b). Details der Performanzmuster des Klienten zu erfahren, erlaubt es der Ergotherapeutin zu bestimmen, welche Prioritäten der Klient vor seinem Schlaganfall bezüglich der verschiedenen Aktivitäten setzte und wie er dabei typischerweise seine Zeit einteilte. Es hilft dem Therapeuten auch, die Veränderungen und Adaptionen dieser Muster zu erkennen, die aus dem Schlaganfall resultieren. Ergotherapeuten nutzen diese Informationen zur Auswahl der bedeutungsvollen Betätigungen und Aktivitäten, die bei der ergotherapeutischen Evaluation und in der Intervention anvisiert werden sollen. Sie nutzen diese Informationen auch, um die Betroffenen über Verhaltensmuster aufzuklären, die möglicherweise zum Schlaganfall beigetragen haben (Bewegungsmangel, Überarbeitung, Mangel an Schlaf oder Ruhe, Medikationsgewohnheiten). Sie assistieren dem Betroffenen/Klienten dabei, neue Verhaltensmuster zu finden, die einen gesünderen Lebensstil unterstützen, um einem zweiten Schlaganfall vorzubeugen. Obwohl mehrere standardisierte Assessment-Verfahren (zum Beispiel ACS, COPM, Rollenchecklisten, siehe Tab. 4-1) zur Verfügung stehen, werden die Informationen über Performanzmuster häufig im Rahmen eines strukturierten Interviews erhoben, in dem der Klient gebeten wird, einen typischen Tag mit den Aktivitätsanforderungen und deren zeitliche Abfolge zu beschreiben (Shotwell, 2014).

In manchen Fällen kann sich das Einholen detaillierter Information über die Verhaltensweisen/-muster des Klienten aufgrund noch bestehender neurologischer Einschränkungen (zum Beispiel kognitive

Einschränkungen, Kommunikationsdefizite), die das Interview ineffektiv machen, als schwierig erweisen. In diesen Fällen können Familienangehörige oder Pflegende zur Erfassung dieser Informationen interviewt/befragt werden.

4.3.6 Klientenfaktoren

Klientenfaktoren sind Eigenschaften und Merkmale, die bei jedem Menschen einzigartig sind. Sie beinhalten Werte, Glauben und Spiritualität, Körperfunktionen und Körperstrukturen (AOTA, 2014b). Nach einem Schlaganfall beeinträchtigen Veränderungen der Körperfunktionen und -strukturen oft motorische, Prozess- und soziale Interaktionsfertigkeiten und schränken die Einbindung in Betätigung ein. Zu den häufigen Schädigungen der Körperfunktionen nach einem Schlaganfall, die für Ergotherapeuten bei der ergotherapeutischen Diagnostik relevant sind, gehören:

- Veränderungen mentaler Funktionen, wie beeinträchtigte Kognition (zum Beispiel Urteilsvermögen, Einsicht, Aufmerksamkeit, Gedächtnis, exekutive Funktionen), Wahrnehmung (zum Beispiel einseitiger visuell-räumlicher Neglect, einseitiger Körper-Neglect), und Emotionsregulation (zum Beispiel Depression, Labilität)
- geschädigte sensorische Funktionen, wie somatosensorischer Ausfall und Gesichtsfeldausfälle
- Veränderungen von neuromuskuloskelettalen und von die Bewegung betreffende Funktionen, wie Plegie oder Parese; Gleichgewichtsstörungen; fehlende, verzögerte oder hyperaktive Reflexe (zum Beispiel Schluckreflex, schlaffer oder spastischer Muskeltonus) und beeinträchtigte Gelenkstabilität (zum Beispiel Subluxation)
- Veränderung der Haut und anderer Funktionen, wie zum Beispiel beeinträchtigte Hautintegrität und Ödeme an den Gliedmaßen.

Diese Faktoren müssen erhoben werden, um spezifische beeinträchtigte Bereiche zu identifizieren (Tabelle 4-1 zeigt Beispiele ausgewählter Assessment-Instrumente zu Klientenfaktoren), ihre Auswirkung auf die Betätigungsperformanz zu bestimmen und festzustellen, ob der Klient das Potenzial für Verbesserung hat.

4.3.7 Kontext und Umwelt

Ergotherapeuten verstehen Betätigung als eingebunden in soziale und physische Umwelten in einem Kontext (d.h. kulturell, persönlich, zeitlich, virtuell) und sie verstehen, dass sowohl das soziale als auch das physische Umwelt die Betätigungsperformanz beeinflussen (AOTA, 2014b). So kann zum Beispiel ein Betroffener, der Schwierigkeiten hat, eine vorgegebene Aktivität in einem bestimmten Umfeld durchzuführen (zum Beispiel selbständig essen mit einem Ergotherapeuten im Klinikumfeld) darin erfolgreich sein, wenn sich die physische oder soziale Umwelt ändern (selbständig essen mit pflegendem Angehörigen zu Hause). Ergotherapeuten können unter Umständen auch die physische Umwelt des Betroffenen zu Hause evaluieren, um festzulegen, was die ADL-oder IADL-Performanz unterstützen oder hemmen könnte. Dabei können sie möglicherweise feststellen, dass das physische Umfeld adaptiert werden müsste oder dass ein Training mit speziellen Hilfsmitteln notwendig ist um die Betätigungsperformanz zu optimieren. Allerdings müssen Empfehlungen zur Modifizierung des räumlichen Umfelds oder der Aktivitäten im Kontext betrachtet werden. So kann zum Beispiel der Gebrauch einer speziellen Ausstattung oder empfohlenen Anpassungen im Widerspruch zum persönlichen (zum Beispiel sozioökonomischer Status) oder zum kulturellen Kontext (zum Beispiel Überzeugungen oder Erwartungen) des Klienten stehen. Daher berücksichtigen Ergotherapeuten den Einfluss von Kontext und Umwelt auf die Betätigungsperformanz innerhalb des gesamten Evaluation- und Interventionsprozesses, um für eine klientenzentrierte Versorgung des Schlaganfallbetroffenen zu sorgen.

Aktivitäts- und Betätigungsanforderungen

Ob ein Klient eine bedeutungsvolle Betätigung oder Aktivität durchführen kann, hängt von der Interaktion von Klientenfaktoren, Performanzfertigkeiten, Performanzmustern und von den Anforderungen der Betätigung oder Aktivität selbst ab. Die Anforderungen einer Betätigung oder Aktivität sind die Aspekte der Aktivität oder Betätigung, wie Werkzeuge und Ressourcen (zum Beispiel Geld, Transport), die nötig sind, um an der Aktivität teilzuhaben, die Anforderungen an Raum und sozialer Interaktion, wie die Aktivität erreicht wird, welche Kapazitäten nötig sind, um sich an der Aktivität zu beteiligen und welche Bedeutung aus der Partizipation/Teilhabe abgeleitet wird beziehungsweise die Partizipation/Teilhabe hat (AOTA, 2014b). Ergotherapeuten stellen fest, ob die Fähigkeiten eines Betroffenen an einer bedeutungsvollen Betätigung oder Aktivität teilzuhaben, durch Defizite der Performanzfertigkeiten, Klientenfaktoren, Performanzmuster, des Kontextes und der Umwelt, der Aktivitätsanforderungen oder durch eine Kombination dieser Faktoren eingeschränkt ist.

Um die Anforderungen, die eine Aktivität an einen Schlaganfallbetroffenen stellt, zu bestimmen, führt die Ergotherapeutin eine Aktivitätsanalyse durch und nutzt die Information dieser Analyse, um den Interventionsprozess zu leiten und um die Partizipation des Klienten in den gewünschten Aktivitäten zu fördern. Der Interventionsprozess kann deshalb möglicherweise eine Adaption oder Modifizierung der Aktivität umfassen, um die Partizipation zu ermöglichen oder die Anforderungen aus der Aktivität werden genutzt, um Übungsgelegenheiten zu schaffen, mit dem Ziel, Klientenfaktoren oder Defizite in den Performanzfertigkeiten zu beheben.

4.3.8 Überlegungen zu Assessments

Abhängig vom Erholungszustand des Klienten, vom Praxissetting und vom Zweck des Assessments legt die Ergotherapeutin fest, ob bei der Evaluation des Klienten ein standardisiertes Assessment-Instrument, ein nicht-standardisiertes Assessment-Instrument oder eine Kombination aus beiden eingesetzt wird. Standardisierte und nicht-standardisierte Verfahren können in bestimmten Situationen nützlich sein. Ergotherapeuten sind darin geschult, beide Arten anzuwenden und zu interpretieren. Standardisierte Assessment-Instrumente, die entsprechend Protokoll eingesetzt werden, liefern reliable und valide Daten, die zur quantitativen Einschätzung der aktuellen Performanz des Klienten und seines Fortschritts im Laufe der Zeit genutzt werden können (Sabari, 2008). Der Wolf Motor Function Test, der Jebsen-Taylor-Handfunktionstest und der Action Research Arm Test sind drei weit verbreitete standardisierte Assessment-Instrumente, um Arm-und Handfunktionen während simulierter ADLs vor und nach spezifischen Interventionen zur Wiederherstellung von Performanzfertigkeiten der oberen Extremität zu erheben.

Obwohl solche Assessments nützliche Informationen bieten können, erfassen sie oft nicht den Einfluss von Umfeld oder Kontext und die Informationen, die man aus diesenAssessments erhält, könnten im Hinblick auf das Identifizieren von Faktoren, die die Betätigungsperformanz positiv beeinflussen können, beschränkt/begrenzt sein. Assessment-Verfahren, wie zum Beispiel das AMPS und das Arnadottir OT ADL, sind Beispiele für standardisierte Assessments-Instrumente, die die Beobachtung im natürlichen Umfeld erlauben (Sabari, 2008).

Außerdem zeigt, wie bereits erwähnt, Tabelle 4-1 Beispiele ausgewählter und von Ergotherapeuten genutzter Verfahren, geordnet nach ihrer primären Verwendung in der Praxis. Es ist dabei aber wichtig, dass Therapeuten im Hinterkopf haben, dass viele dieser Assessment-Verfahren tatsächlich genutzt werden können, um mehrere Bereiche zu evaluieren. Obwohl beispielsweise das AMPS den Performanzfertigkeiten zugeordnet ist, liefert es außerdem wervolle Informationen zu Aktivitäten und Partizipation in den Betätigungsbereichen. Ebenso werden mit dem WMFT motorische Performanzfertigkeiten evaluiert, aber er liefert auch Informationen zu Aktivitäten in Betätigungsbereichen (für zusätzliche Informationen zur Kategorisierung von standardisierten Assessment-Verfahren für die motorischen Funktionen, siehe Gillen, 2014). Viele Assessment-Verfahren, die Informationen über Betätigungsbereiche liefern (zum Beispiel COPM, ACS), liefern gleichzeitig Informationen zu Performanzmustern.

Letztendlich sind das Genesungsstadium des Betroffenen und das Behandlungssetting Faktoren, die bei der Auswahl eines geeigneten Assessment-Instruments berücksichtigt werden müssen. So legt die Ergotherapeutin möglicherweise während der Akutphase seinen primären Fokus auf die Erfassung von Informationen zu vor dem Schlaganfall ausgeführten Betätigungen (zum Beispiel Nutzung der ACS Institutional Version), weil der Betroffene wenig Gelegenheit hatte, sich seit dem Schlaganfall zu betätigen. Hingegen verändert sich der Fokus des Therapeuten in der Rehaphase oder während der ambulanten Therapiephase hin zur Erfassung von Informationen zu Aktivitäten, die der Betroffene vor dem Schlaganfall ausführte; Aktivitäten, die er wegen des Schlaganfalls aufgegeben hat; Aktivitäten, mit denen er wieder beginnt und Aktivitäten, die der Klient momentan ausführen kann (zum Beispiel mithilfe der ACS Recovery Version).

Ein weiteres Beispiel für das Zusammenspiel von Erholungsgrad, Behandlungssetting und Auswahl des Assessment-Instruments findet sich im Akutsetting. In diesem Praxissetting kann dem Assessment nur wenig Zeit gewidmet werden. Zugleich ist die in dieser Phase erhobene Information entscheidend für die Entlasssituation. Deshalb ist es wichtig, dass ein Assessment in dieser Phase nicht nur die Basismessungen der Schädigungen, sondern auch die Erhebung höherer Funktionslevel umfasst (Wolf und Baum, 2016).

4.4 Intervention

Ergotherapeuten bieten Schlaganfall-Betroffenen eine qualifizierte Dienstleistung an, um die bestmögliche Erholung und die Einbindung in Betätigung zu fördern. Der Fokus dieser Dienstleistung wird entsprechend der Bedürfnisse des Klienten und aufgrund des Behandlungskontextes variieren. Der Interventionsprozess wird von den Informationen geleitet, die durch die ergotherapeutische Evaluation im original gesammelt wurden, durch theoretische Grundsätzen und die aktuelle Evidenz. Der Interventionsprozess umfasst drei Schritte:
1. Interventionsplanung
2. Implementierung der Intervention
3. Überprüfung der Intervention (AOTA 2014b).

Im Folgenden werden diese Schritte der Reihe nach erläutert. Einen Überblick zu evidenzbasierten Interventionen für Erwachsene mit Schlaganfall bietet diese Leitlinie im Abschnitt „Best Practice und Zusammenfassung der Evidenz" ab S. 51. Außerdem verweisen wir auf die Fallbeispiele 1, 2 und 3 am Ende dieses Abschnitts, welche Aspekte der Intervention beleuchten.

4.4.1 Interventionsplan

Die Planung der Intervention ist ein Prozess der Zusammenarbeit zwischen Schlaganfall-Betroffenem, Bezugspersonen (gegebenenfalls) und der Ergotherapeutin. Die Planung wird an den Zielen des Klienten, den Betätigungsbedarfen, den aktuellen Fähigkeiten und Defiziten des Klienten, dem Kontext und der besten verfügbaren Evidenz ausgerichtet (AOTA 2014b). Bei der Aufstellung eines Interventionsplans erarbeitet die Ergotherapeutin mit dem Klienten zusammen die Ziele und legt überprüfbare zu erzielende Outcomes fest. Ebenso werden gemeinsam geeignete ergotherapeutische Interventionsansätze ausgewählt, um die gewünschten Ergebnisse zu erreichen und die Methoden der Dienstleistungserbringung werden festgelegt. Die Ergotherapeutin beachtet Bedürfnisse und Pläne, die Entlassung betreffend, und veranlasst wenn nötig passende Überweisungen zu anderen Berufsgruppen (AOTA 2014b).

Folgende Interventionsansätze werden häufig bei Menschen mit Schlaganfall eingesetzt:
- **Prävention:** Sturzprävention, Aspirationsprophylaxe, Sekundärprophylaxe (zum Beispiel Kontraktur, Schmerz, Ödem, Rotatorenmanschettenruptur, „Gefrorene Schulter" [adhäsive Kapsulitis]), um einer Beeinträchtigung der Betätigungsperformanz vorzubeugen
- **Wiederherstellung** von klientenbezogenen Faktoren (zum Beispiel Kraft, Bewegungsausmaß (Range of motion = ROM), Gleichgewicht, Aufmerksamkeit, Gedächtnis) oder Performanzfertigkeiten (er-) reichen, greifen, manipulieren von Aufgaben/Objekten; angemessener Gebrauch von Objekten; sich durch das Aufgabenumfeld bewegen; Augenkontakt mit einem Familienmitglied haben), die die Betätigungsperformanz einschränken
- **Anpassung** des Umfelds, des Kontexts oder der Anforderung einer Aktivität, sodass dem Schlaganfall-Betroffenen trotz seiner oder ihrer Defizite die Ausführung einer Betätigung möglich wird (zum Beispiel Badewannenbank und Handbrause, um das unabhängige Duschen zu unterstützen, Tellerranderhöhung und Wiegemesser, um das unabhängige Essen zu unterstützen)
- **Förderung** eines gesunden Lebensstils, der das Wissen um die Risikofaktoren eines Schlaganfalls, die Einhaltung einer passenden Medikation und Diätvorschriften, einen passenden Trainingsplan und Stressreduktion umfasst (zum Beispiel eine Schulungsgruppe mit Informationen zu Schlaganfall-Risikofaktoren und zu den Vorteilen von Stressreduktion)
- **Erhalt** von Fertigkeiten und Kapazitäten, die die Person sich erhalten oder nach dem Schlaganfall wiedergewonnen hat und die zur Aufnahme einer Aktivität gebraucht werden (zum Beispiel Krafterhalt in nicht vom Schlaganfall betroffenen Muskelgruppen durch ein Trainingsprogramm zu Hause).

4.4.2 Implementierung der Intervention

Wenn der Interventionsplan steht, befasst sich die Ergotherapeutin mit der Implementierung der Intervention. Der Prozess der Implementierung des Interventionsplanes umfasst die Bestimmung und Ausführung der ausgewählten Interventionen, die eingesetzt werden sollen (zum Beispiel therapeutischer Einsatz von Betätigungen und Aktivitäten, vorbereitende Methoden und Aufgaben, Schulung und Training, Fürsprache, Gruppeninterventionen), die genaue Beobachtung der Response des Klienten auf die ausgewählten Interventionen und, wenn nötig, das Anpassen der Interventionen. Es ist zu beachten, dass entscheidend für den Interventionsprozess ungeachtet der ausgewählten Intervention die therapeutische Beziehung zwischen Betroffenem und Ergotherapeuten ist (AOTA 2014b).

4.4.3 Überprüfung der Intervention

Die erneute Beurteilung und Überprüfung des Interventionsplans, die Wirksamkeit der erbrachten Intervention und der erzielte Fortschritt bezüglich der angestrebten Outcomes sind wichtige Elemente des Interventionsprozesses. Die Überprüfung ermöglicht eine Anpassung des Plans und, bei Bedarf, auch der Art, wie er umgesetzt wurde, entsprechend sich verändernder Umstände.

Zum Beispiel kann der Interventionsplan eines Schlaganfall-Betroffenen, der Ergotherapie in einer stationären Reha-Einrichtung erhält, die Verbesserung der Selbstversorgungsfertigkeiten als primäres Ziel enthalten. Bei der erneuten und in regelmäßigen Abständen stattfindenden Überprüfung der Fähigkeiten des Klienten, die ausgewählten Selbstversorgungsfertigkeiten durchzuführen (zum Beispiel wöchentliche Anwendung des FIM), kann der Therapeut den Fortschritt des Klienten erfassen und die Ziele und den Interventionsplan nach Bedarf anpassen. Die Überprüfung der Intervention erlaubt es der Ergotherapeutin außerdem, zu bestimmen, ob eine Fortsetzung oder der Abschluss der Ergotherapie indiziert ist oder ob zusätzliche Dienstleistungen notwendig sind (AOTA, 2014b).

4.5 Ergebnis und Ergebniskontrolle

Das Endergebnis jedes Interventionsplans sollte die Verbesserung in manchen der anvisierten Outcomes (zum Beispiel Veränderung in den Betätigungen, Performanzfertigkeiten, Performanzmuster, Klientenfaktoren) sein; somit ist ein wichtiger Aspekt des Interventionsprozesses die Auswahl geeigneter Assessment-Instrumente und die Ergebniskontrolle. Die Assessment-Instrumente sollten vom Ergotherapeuten bereits früh im Interventionsprozess ausgewählt werden. Sie sollten valide, reliabel sowie sensitv genug sein, um die gewünschte Veränderung zu erfassen, die während der ergotherapeutischen Evaluation gemeinsam identifiziert wurde; zudem das Behandlungssetting berücksichtigen sowie die jeweiligen Kostenträger einbeziehen (AOTA, 2014b).

Outcomes der ergotherapeutischen Intervention von Erwachsenen nach Schlaganfall beziehen sich meistens auf individuelle Klientenfaktoren (zum Beispiel Verbesserung der Wahrnehmung, gemessen mit einem manuellen Wahrnehmungstest), Performanzfertigkeiten (verbesserte Arm-/Handfunktion, gemessen im WMFT oder im AMPS) und Betätigungsbereiche, einschließlich objektiver Veränderungen der Performanz (zum Beispiel Veränderungen in der Performanz bei der Körperpflege, beim Anziehen oder Baden, gemessen mit dem FIM), subjektive Eindrücke der Performanz (die wahrgenommene Qualität der Ausführung von bedeutungsvollen Betätigungen gemessen mit dem COPM) und Eindrücken von Wohlbefinden und Lebensqualität (QoL; zum Beispiel empfundene Lebensqualität, gemessen mit der Stroke Impact Skala [SIS]). Ergotherapeuten nutzen die erhaltenen Daten aus ausgewählten Ergebnismessungen, um den relativen Erfolg ihrer Interventionen zu kontrollieren, Entscheidungen zum zukünftigen Interventionsplan zu fällen, den Bedarf an weiterer Intervention oder den Abschluss der Therapie zu begründen und die Dokumentation zu liefern, die zur Erstattung der erbrachten Intervention notwendig ist.

4.6 Abschluss, Entlassungsplanung und Nachsorge

Wie bei Sabari (2008) angegeben, beginnt die Entlassungsplanung für Schlaganfall-Betroffene normalerweise, wenn die ergotherapeutische Intervention beginnt. Frühe Planung stellt die Auswahl eines passenden Entlass-Umfeldes (zum Beispiel zu Hause, stationäre Reha, Pflegeheim) und den erfolgreichen Übergang des Betroffenen in das ausgewählte Entlass-Umfeld sicher. Schlaganfall-Betroffene werden während ihres Genesungsprozesses häufig von einer Versorgungsebene zur anderen verlegt, hauptsächlich aufgrund von Anforderungen der Kostenträger. Daher muss die Entlass-Dokumentation Informationen zu den erreichten Ergebnissen, zum Bedarf an weiterer Intervention, um noch nicht erreichte Ziele zu adressieren und Empfehlungen zum passenden Entlass-Umfeld enthalten (Sabari, 2008).

So mögen zum Beispiel Schlaganfall-Betroffene, weil sie medizinisch stabil sind, aus der Akutbehandlung entlassen werden, aber zur Verbesserung der Betätigungsperformanz noch regelmäßig Ergotherapie benötigen. In diesem Fall sind folgende Entlassempfehlungen, abhängig vom Bedarf der Person und der aktuell bestehenden sozialen Unterstützung, der Versicherungsleistung und der Verfügbarkeit von Diensten vor Ort, möglich: stationäre Rehabilitation, Pflegeeinrichtung für subakute Rehabilitation, nach Hause mit Pflegedienst, Tagesklinik oder Telerehabilitation (siehe „Phasen und Settings", vorheriger Abschnitt dieser Leitlinie, S. 27).

Zusätzlich zu Empfehlungen, die Weiterführung der Ergotherapie betreffend, kann die Entlass-Empfehlung außerdem Empfehlungen für spezifische Dienstleistungen (zum Beispiel Fahreignungsprüfung), Anweisungen zur Umweltanpassung (zum Beispiel Rollstuhlrampe) Informationen über gemeindenahe Möglichkeiten (zum Beispiel lokale und nationale Schlaganfallgruppen) und Heimprogramme enthalten, die dem Betroffenen helfen, die notwendigen therapeutischen Aktivitäten und Übungen auszuführen.

Fallbeispiel 1: Akute Phase nach Schlaganfall[8]

Hintergrund

Walter ist ein 70-jähriger berenteter Mechaniker. Er lebt in einer Eigentumswohnung in einem Seniorenwohnpark in einer Vorstadt zusammen mit Adele, mit der er seit 45 Jahren verheiratet ist. Walter und Adele sind kinderlos und niemand aus der Verwandtschaft lebt in der Nähe. Laut Klientenakte hatte Walter während eines Besuchs von Freunden in seiner Wohnung starke Kopfschmerzen, die sich schnell verschlimmerten. Walters Freunde berichteten, dass er sehr verwirrt wirkte, begann, sich zu erbrechen und auf den Boden fiel. Zu diesem Zeitpunkt setzten sie einen Notruf ab. In der Notaufnahme war Walter nicht in der Lage, einfachen Anweisungen zu folgen und reagierte kaum auf die neurologische Testung des Arztes. Sein Blutdruck war sehr hoch, 220/130. Eine CT-Aufnahme zeigte ein gerissenes Aneurysma in Walters linker Gehirnhälfte mit betroffenen Anteilen im temporalen, frontalen und parietalen Bereich. Es wurde sofort ein operatives Clipping durchgeführt.

Nach dem Eingriff wurde Walter auf eine neurologische Intensivstation verlegt. Der Neurologe überwies ihn am zweiten postoperativen Tag an einen Ergotherapeuten. Die Überweisung enthielt die Anweisungen „Mobilisation aus dem Bett, soweit toleriert, mit Assistenz, wenn nötig" und „Ergotherapeutische Evaluation und geeignete Behandlung".

Der Ergotherapeut Chris sichtete die Krankenakte und fand dort folgende Diagnosen aus Walters Vergangenheit: Finger- und Wirbelfrakturen, Arteriosklerose, koronare Herzkrankheit, einen Herzinfarkt, eine Bypass-Operation und Bluthochdruck. Er fand auch die Ergebnisse des Dysphagie-Screenings eines Sprachtherapeuten, der empfahl, dass Walter wegen einer Schluckbeeinträchtigung oral keine Nahrung und Flüssigkeiten erhalten soll. Nach Durchsicht der medizinischen Akte und der Beratung mit dem Pflegepersonal, besuchte Chris Walter zur ergotherapeutischen Diagnostik an seinem Bett.

Ergotherapeutische Evaluation

Beim Betreten des Raumes bemerkte Chris, dass Walter mit geschlossenen Augen in Rückenlage, mit dem Kopfteil des Bettes im 45 Grad-Winkel hochgestellt, im Bett lag. Beide Arme lagen leicht erhöht auf Kissen, die rechte Hand nahm Chris als leicht ödematös wahr. Walter hatte mehrere Kabel, Schläuche und Positionierungshilfen/-materialien angelegt: eine nasogastrale Sonde, ein Urinkatheter, 2 Liter Sauerstoff via Nasenkanüle, mehrere intravenöse Zugänge; beidseitige Beinkompressenpumpe; (Antidekubitus)-Fersenschutz und Verbindungskabel zum Vitalmonitor zur Messung der Herzfrequenz, der Atemfrequenz, der Sauerstoffsättigung und des Blutdrucks. Chris sah, dass Walters Vitalwerte laut Monitor stabil waren. Walters Frau Adele saß in einem Stuhl an der Bettkante.

Chris stellte sich vor und erklärte die Rolle der Ergotherapie. Er informierte Adele darüber, dass der Arzt Walter Ergotherapie verschrieben hat. Adele gab an, dass sie Ergotherapie kannte und dass sie sich freute, dass die Therapie beginnt. Chris versuchte erfolglos, Walter zu wecken, um mit dem Interview zu beginnen, indem er ihn sanft an der linken Schulter antippte und seinen Namen sagte. Walter öffnete nur kurz seine Augen. Weil Walter nur eingeschränkte Fähigkeiten hatte, an dem Interviewprozess teilzunehmen, bat Chris Adele, zu beschreiben, wie ein typischer Tag von Walter aussah, bevor er ins Krankenhaus kam, zwecks Erstellung von Walters Betätigungsprofil. Adele gab an, daß Walter in der Lage war, die meisten ADLs mit geringen Adaptionen und mit Hilfe

---

[8] Case adapted from „Stroke Rehabilitation Across the Continuum of Care: Introduction of the Cases," by T. J. Wolf (pp. 211–220); „Occupational Therapy for People With Stroke in the Acute Care Setting," by B. L. Russell and T. J. Wolf (pp. 221–242); and „Occupational Therapy for People With Stroke in the Inpatient Rehabilitation Setting," by K. DeGroot and M. W. Hildebrand (pp. 243–274), in *Stroke: Interventions to Support Occupational Performance*, by T. J. Wolf (Ed.), 2014, Bethesda, MD: AOTA Press. Copyright c 2014 by AOTA Press. Used with permission.

seines Rollators unabhängig durchzuführen. Sie informierte Chris, daß vor allem sie für Kochen, Einkaufen und leichte Hausarbeit verantwortlich war, aber dass sie kürzlich für die schwerere Hausarbeit einmal pro Monat einen Reinigungsdienst beauftragt hatten. Sie erzählte Chris auch, dass Walter ein berenteter Mechaniker ist und dass er seit mehreren Jahren nicht mehr selbst Auto gefahren ist, aber dass sie weiterhin fährt.

Auf die Bitte, das Zuhause und das soziale Umfeld zu beschreiben, gab Adele an, dass sie und Walter in einer Eigentumswohnung mit einem Schlafzimmer in einer Seniorenwohnanlage leben. Die Wohnung ist ebenerdig und es gibt auch am Eingang keine Treppen. Walter hat einen Rollator an einem Platz im Haus, aber sie haben dauerhaft kein anderes medizinisches Equipment zu Hause. Adele erzählt, dass sie in der Wohnanlage starke soziale Unterstützung durch Freunde haben. Jedoch haben sie keine Kinder und es leben keine Verwandten in der Nähe, die ihnen helfen könnten. Nach ihren Problembereichen gefragt, erklärt Adele, dass Walter in der Lage sein muss, alleine ins Badezimmer zu kommen, alleine aus dem und ins Bett zu kommen und beim Waschen und Anziehen helfen können muss, damit sie in der Lage ist, mit ihm alleine nach Hause zurückzukehren.

Mit Walters Betätigungsprofil im Hinterkopf, erhebt Chris Walters Betätigungsperformanz. Zunächst beurteilt er grob Walters mentale, sensorische und neuromuskuloskeletale Funktionen an der Bettkante auf Betthöhe. Chris versucht akustische Stimulation (Walters Namen rufen, in die Hände klatschen) und taktile Stimulation (Walters linke Schulter antippen, das Brustbein reiben) zu nutzen, um Walter zu wecken. Nach mehreren Versuchen öffnete Walter seine Augen und schaute Chris, der auf seiner linken Seite saß, an. Chris verstellte das Kopfteil des Bettes auf 80 Grad und überwachte Walters Vitaldaten. Er sah, dass sie stabil waren. Walter antwortete nicht auf Fragen nach seinem Namen und nach seinem Geburtsdatum, nickte jedoch, als Chris fragte „Ist Ihr Name Walter?" Als Chris sich zur rechten Seite des Bettes bewegte, blieb Walters Blick auf der linken Seite und er konnte nicht länger Augenkontakt mit Chris halten.

Chris untersuchte die oberen Extremitäten (OE) in Bezug auf die Wahrnehmung, das passive Bewegungsausmaß (pROM) und den Muskeltonus. Er stellte fest, dass Walter nicht auf die sensorische Stimulation reagierte (zum Beispiel Nadelstich), er wendete sich zur rechten oberen Extremität, aber reagierte auf sensorische Reize, die an der linken oberen Extremität gesetzt wurden (zum Beispiel zog er die linke Hand als Reaktion auf einen Nadelstich am Finger zurück). Chris stellte bei beiden Armen ein normales Bewegungsausmaß fest und eine schlaffe rechte dominante Seite, wohingegen der Muskeltonus an der linken, nicht-dominanten Seite normal war.

Obwohl aufgrund von Walters Unfähigkeit, Anweisungen zu folgen, kein formales manuelles Muskelassessment durchgeführt werden konnte, notierte Chris Walters spontane Arm- und Beinbewegungen links (zum Beispiel Ziehen an der Bettdecke, Greifen nach der Nasensonde, Auf- und Abgleiten der linken Ferse im Bett), jedoch bemerkte Chris keine spontanen Bewegungen der rechten oberen und unteren Extremität. Chris setzte die Motor Assessment Scale (MAS) ein, um Walters motorische Fertigkeiten zu beurteilen. Weil Chris keine aktive Bewegung an Walters rechter oberer Extremität feststellte, bewertete er die Bereiche zur Armfunktion, zu den Handbewegungen und weiteren Handaktivitäten der MAS mit 0.

Unter Mithilfe des Pflegepersonals (zum Beispiel zur Überwachung der Sonden und des Vitalmonitors) transferierte Chris Walter vom Bett auf einen Stuhl an der Bettkante. Walter wurde aufgefordert, sich auf seine linke Seite zu rollen. Trotz taktiler und verbaler Hinweise konnte er weder seinen linken Arm nutzen, um seinen Körper zur linken Seite zu ziehen noch sein linkes Bein zum Einhaken des rechten Beins, um die Bewegung beim Rollen zu unterstützen (MAS-Score: 0). Chris vermutete, dass die Ursache für Walters Unfähigkeit, seine linke obere und untere Extremität effektiv zur Unterstützung beim Drehen einzusetzen, das Resultat zugrundeliegender motorischer Planungsdefizite sein könnte. Sobald Walter seitlich lag, war er in der Lage, seinen Kopf seitlich anzuheben, aber er konnte sich nicht aufsetzen und benötigte beim Übergang ins Sitzen an der Bettkante volle Unterstützung (Score 1 im MAS) und er benötigte maximale Unterstützung, um die Sitzposition an der Bettkante kurz zu halten um einem Verlust der Balance nach hinten oder rechts vorzubeugen (MAS-Score 1).

Beim Übergang vom Sitzen ins Stehen benötigte Walter maximale Unterstützung (MAS-Score 1), aber er konnte mit dem nicht-betroffenen Bein keinen Schritt gehen. Mit maximaler Unterstützung wurde im Stehen ein Transfer ohne Zwischenschritt durchgeführt (MAS-Score 0). Walter erreichte die Punktzahl 3/54 im MAS, was einen sehr niederen motorischen Level der betroffenen Seite anzeigt. Sobald Walter mit dem Tisch vor ihm im Stuhl saß, beurteilte Chris seine Fähigkeit, einfache Selbstversorgungsaktivitäten durchzuführen (zum Beispiel Gesicht waschen,

Haare kämmen). Chris stellte fest, dass Walter Schwierigkeiten hatte, Gegenstände auf der rechten Seite zu finden. Mit vorbereitetem Waschlappen im Waschbecken wurde Walter aufgefordert, sich zu waschen. Er konnte den Anweisungen zur Durchführung der Aufgabe nicht folgen. Als ihm der Waschlappen in die linke Hand gegeben wurde und er nochmals aufgefordert wurde, sein Gesicht zu waschen, konnte er den Waschlappen in die Hand nehmen und kurz zum Gesicht bringen, um seinen Mund abzuwischen. Er konnte die Aufgabe alleine nicht erfolgreich abschließen, nur mit Führung seiner Hand. Den gleichen Performanzlevel zeigte er beim Kämmen der Haare. Chris stellte fest, dass Walters Wachheitsgrad schwankte und dass er während der Ausführung leicht ermüdete.

Chris beendete die Behandlungseinheit, indem er Adele in Übungen zum passiven Bewegungsausmaß anleitete und ihr zeigte, wie sie die rechte obere Extremität angemessen lagerte, um der Entwicklung sekundärer Komplikationen vorzubeugen (zum Beispiel Ödeme, Gelenksubluxation, Schmerz). Chris überließ ihnen außerdem eine Schlinge, mit der beim Transfer die Schulter geschützt werden konnte. Das Pflegepersonal wies Chris in den richtigen Umgang mit der Schlinge beim Transfer ein. Er informierte sie, dass die Schlinge nur bei Transfers angelegt und sie danach direkt wieder entfernt werden sollte. Er empfahl außerdem, dass Walter im regelmäßigen Wechsel auf seiner betroffenen Seite, auf der nicht-betroffenen Seite und auf dem Rücken gelagert werden sollte. Chris informierte Adele, dass er 3–4mal pro Woche Ergotherapie empfiehlt, um Walters mentale, motorische und sensorische Funktionen und seine Fähigkeit, Basis-ADLs durchführen zu können, zu verbessern. Er teilte Adele außerdem mit, dass er aufgrund von Walters aktuellem Status und der Probleme, die sie festgestellt hatte, nach der Entlassung aus der Akutbehandlung eine weitere Reha in einer stationären Einrichtung empfiehlt. Auf Grundlage seiner Diagnostik und in Zusammenarbeit mit Adele legte Chris folgende primäre Behandlungsziele fest:

1. Walter wird die Mobilisierung aus dem Bett mit mäßiger Hilfe durchführen;
2. Walter wird Aktivitäten der Körperpflege, wie Haare kämmen und Gesicht waschen, mit mäßiger Hilfe durchführen;
3. Walter wird eine kurze Sitzposition auf der Bettkante mit moderater körperlicher Unterstützung zur Vorbereitung von ADL-Aufgaben halten;
4. Walter wird mit 75 % verbalen Hinweisen zehn Minuten lang eine Aufgabe durchführen können.

Ergotherapeutische Intervention

Während der Phase auf der neurologischen Intensivstation fanden zwei ergotherapeutische Behandlungseinheiten statt, in der Phase der Anschlussbehandlung zwei weitere Einheiten. Chris führte mit Walter Aktivitäten zur Mobilisierung im Bett durch, so auch das Drehen auf die betroffene und auf die nichtbetroffene Seite sowie „Brücke" im Bett, als eine Vorübung zur Nutzung der Bettpfanne und zum Ankleiden der unteren Extremitäten. Nach den Prinzipien des repetitiven Übens (siehe „Interventionen bei motorischen Schädigungen – aufgabenspezifisches repetitives Üben") brachte Chris Walter bei, während der Drehung zur nicht-betroffenen Seite sein linkes Bein zu benutzen um sein schwächeres rechtes Bein anzuheben und seinen linken Arm zu benutzen, um seinen rechten Arm über seinen Körper zu bewegen. Er zeigte Walter außerdem, wie er sein linkes Bein benutzen kann, um das rechte Bein über die Bettkante zu heben und wie er sich beim Übergang von der Seitlage zum Sitzen an der Bettkante mit dem linken Arm hochdrücken kann.

Sobald Walter an der Bettkante saß, ermutigte Chris ihn, in der aufrechten Position zu bleiben, während er allmählich die körperliche Unterstützung reduzierte (Bartels, Duffy & Beland, 2016). Chris ermutigte Walter, die aufrechte Position nach der Mobilisierung aus dem Bett immer länger zu halten, indem er das Pflegepersonal anwies, die Dauer, die Walter auf dem Stuhl an der Bettkante saß, schrittweise zu verlängern. Während Walter in einer halbaufrechten Position im Bett oder im Stuhl an der Bettkante saß, übte Chris mit ihm simple Körperpflegeaktivitäten wie Gesicht waschen oder Haare kämmen (siehe Abschnitt „Interventionen bei ADL oder IADL-Schädigungen, -Interventionen in stationären Settings"). Chris führte Walters Hand, ließ diese Führung aber immer weiter abnehmen und ermutigte Walter dazu, in jeder Intervention mehr Teile der Aufgabe selbst zu übernehmen. Chris bemerkte, dass Walter weiterhin Schwierigkeiten hatte, Gegenstände, die auf der rechten Seite seines Nachttischs waren, zu finden. Aber wenn Gegenstände auf der linken Seite lagen und er ermutigt wurde, diese zurückzulegen, reagierte er in 75 % der Zeit angemessen, indem er dafür seine linke, nicht-dominante Hand benutzte.

In Zusammenarbeit mit dem Sprachtherapeuten bestärkte Chris Walter darin, eine einfache Bilder-Kommunikationstafel zu nutzen, um seine elementaren Wünsche und Bedürfnisse auszudrücken (Bartels et al, 2016). Der Gebrach dieser Tafel war während der

Intervention allerdings nur teilweise erfolgreich. Walter war häufig nicht in der Lage, auf die passenden Bilder zu zeigen, wenn er dazu aufgefordert wurde, auch nutzte er die Tafel nicht spontan, um seine Wünsche oder Bedürfnisse auszudrücken. Chris überprüfte die Übungen zum passiven Bewegungsausmaß (PROM) und die richtige Positionierung der rechten oberen Extremität (siehe „Interventionen bei motorischen Schädigungen – Dehnen, Mobilisation, Schulterunterstützung, Orthesen und Positionierung"; Bartels et al. 2016; Sabari, 2008). Dies fand zusammmen mit Adele statt, die bei jeder Intervention dabei war. Während der Intervention führte Chris regelmäßig eine kurze erneute Überprüfung von Walters sensorischen und motorischen Funktionen durch, um jede Besserung der sensorischen und motorischen Funktionen der betroffenen Extremitäten zu bemerken. Er stellte fest, dass Walter weiterhin nicht auf sensorische Stimuli an der oberen Extremität reagierte und bemerkte eine leichte Steigerung des Muskeltonus im rechten Bizeps und in den langen Fingerflexoren der rechten Hand. Die einzige merkliche Veränderung in der aktiven Bewegung war das Entstehen eines schwachen Schulterzuckens, wenn der rechte Arm unterstützt wurde.

Am Ende der fünften Behandlungseinheit konnte Walter eine „Brücke" machen und sich mit mäßiger Hife zur nicht-betroffenen Seite drehen. Der Übergang von der seitlichen Liegeposition zum Sitzen zur nicht-betroffenen Seite konnte mit maximaler Unterstützung ausgeführt werden. Er brauchte weiterhin maximale Hilfe beim Transfer vom Bett zum Stuhl. Walters MAS-Score verbesserte sich auf 5/54. Er benötigte mäßige Hilfe beim Waschen seines Gesichts und beim Kämmen seiner Haare mit seiner nicht-dominanten Hand. Er bekam weiterhin oral keine Nahrung und keine Flüssigkeiten und war schwer eingeschränkt in seiner Fähigkeit, effektiv zu kommunizieren. Walter wurde von der Pflegestation in ein Pflegeheim überwiesen. Dort sollte die Ergotherapie mit folgenden Zielen weitergeführt werden:
- Verbesserung der Funktionen der oberen Extremität, der Kognition und der Wahrnehmung
- Maximierung der Unabhängigkeit in den Basis-ADLs, wie Körperpflege, Baden, Anziehen, Mobilität im Bett und bei Transfers

---

Fallbeispiel 2: Rehabilitationsphase nach Schlaganfall[9]

Hintergrund
Mary ist eine 62-jährige Personalleiterin, die für eine lokale Firma arbeitet, die langlebiges medizinisches Equipment (durable medical equipment = DME) herstellt. Mary ist geschieden und hat vor dem Schlaganfall alleine in einem zweigeschossigen Eigenheim in der Stadt gelebt. Sie nutzte überwiegend den öffentlichen Nahverkehr, aber besaß auch ein Auto. Mary hat zwei Kinder, die in der Nähe wohnen.

Am Tag ihres Schlaganfalls arbeitete Mary und versuchte ihrem Mitarbeiter zu erklären, dass sie in Arm und Bein ihr Gefühl verlor; ihr Mitarbeiter konnte jedoch nicht verstehen, was Mary sagte. Kurz darauf fiel Mary hin und konnte nicht wieder aufstehen. Ihr Mitarbeiter wählte den Notruf und Mary wurde von Rettungssanitätern zum Krankenhaus gebracht. Bei der ersten neurologischen Untersuchung im Krankenhaus wurde eine ausgeprägte linksseitige Schwäche, eine Sehstörung, undeutliche Sprache und der Verlust der Sensibilität auf der linken Körperseite festgestellt. Im MRT zeigte sich ein rechtshemisphärischer Infarkt und Mary wurde in die akute Strokeversorgung aufgenommen. Während ihres Aufenthalts auf der Akutstation erhielt Mary Ergotherapie, Physiotherapie und Sprachtherapie. Sie machte bezüglich ihrer Ziele Fortschritte in allen Therapien. Etwa sechs Tage nach Marys Schlaganfall stellten die Ärzte fest, dass sie stabil genug für die Entlassung war. Jedoch war klar, dass sie für die Entlassung nach Hause noch nicht bereit war. Nach Überprüfung ihres Falls wurde festgestellt, dass sie von einer intensiven Rehabilitation profitieren würde, da sie das Potenzial hatte, evtl. nach Hause entlassen zu werden und ihr mindestens drei Stunden Therapie am Tag zuzumuten waren. Somit wurde Mary aus der Akutstation in eine stationäre Reha-Einrichtung entlassen, wo sie intensive Ergo-, Physio- und Sprachtherapie erhielt, mit dem Ziel nach

---

9 Case adapted from „Stroke Rehabilitation Across the Continuum of Care: Introduction of the Cases," by T. J. Wolf (pp. 211-220); „Occupational Therapy for People With Stroke in the Acute Care Setting," by B. L. Russell and T. J. Wolf (pp. 221-242); „Occupational Therapy for People With Stroke in the Inpatient Rehabilitation Setting," by K. DeGroot and M.W. Hildebrand (pp. 243-274); and „Occupational Therapy for People With Stroke in the Outpatient Rehabilitation Setting," by P. P. Barco and M.S. Dappen (pp. 275-295), in *Stroke: Interventions to Support Occupational Performance*, by T. J. Wolf (Ed.), 2014, Bethesda, MD: AOTA Press. Copyright c 2014 by AOTA Press. Used with permission

Hause entlassen werden zu können, bei Bedarf unter Nutzung unterstützender Dienste.

Mary wurde am Tag ihrer Aufnahme in der Reha von mehreren Mitgliedern ihres Behandlungsteams begrüßt. Ihre Ergotherapeutin Leah besuchte Mary an ihrem Krankenbett. Sie hieß Mary in der Einrichtung willkommen, erklärte ihr die Aufgabe der Ergotherapie dort und wies darauf hin, dass sie am nächsten Morgen wieder kommen würde, um mit der ergotherapeutischen Evaluation zu beginnen. Am nächsten Morgen las Leah in Vorbereitung ihrer Evaluation die Krankenakte intensiv durch. Sie vermerkte das Datum und die Lokalisation des Schlaganfalls und Marys Vorgeschichte (von Bedeutung: Diabetes, Bluthochdruck und Übergewicht). Sie notiert Marys Schluckstatus, ihre Mobilität und den Grad ihres Hilfebedarfs bei funktionalen Aktivitäten. Diese Informationen waren im Abschlussbericht der Therapeuten der Akutversorgung enthalten. Die Anordnung der Ergotherapie waren Evaluation und Intervention zur Verbesserung der Selbstversorgungsfertigkeiten, der funktionalen Mobilität und der IADLs.

Ergotherapeutische Evaluation
Beim Betreten des Raumes fand Leah Mary im Bett liegend vor, mit dem auf 80° hochgestellten Kopfteil. Marys Frühstück befand sich vor ihr auf dem Nachttisch-Tablett. Marys Tochter saß neben ihr und unterstützte sie beim Frühstücken. Leah beobachtete Mary beim Essen und stellte dabei fest, dass Mary mit ihrer rechten dominanten Hand das Essen zum Mund bringen konnte. Sie bemerkte auch, dass das Essen auf der linken Seite des Tabletts unberührt blieb. Leah stand an Marys rechter Seite, um ihre Aufmerksamkeit zu bekommen und fragte, ob diese sich an das kurze Treffen vom Vortag erinnern könne. Obwohl Mary angab, dass sie sich daran erinnerte, wusste sie Leahs Namen oder den Zweck ihres Besuchs nicht mehr. Leah stellte sich erneut vor und erklärte, dass sie da war, um die ergotherapeutische Evaluation durchzuführen.

Während der Vorstellung bemerkte Leah Marys flachen Affekt und den seltenen Augenkontakt. Sie überprüfte ihre Orientierung und bemerkte, dass Mary sich selbst gegenüber sowie örtlich und zeitlich orientiert war. Leah begann danach mit einem Interview und setzte das COPM ein, um Marys Betätigungsprofil zu erstellen. Die Ergebnisse des COPM zeigten Marys fünf wichtigste Interessensgebiete: (1) mit ihren Enkeln Zeit im Park verbringen, (2) sich selbst versorgen (d.h. persönliche ADLs), (3) Kochen und Backen, (4) in den Job zurückkehren, (5) Malen. Leah fragte Mary auch nach dem Grundriss ihres Hauses und gab Marys Tochter eine Checkliste zur Erreichbarkeit der häuslichen Räumlichkeiten mit der Bitte, diese innerhalb der nächsten Woche auszufüllen. Marys Tochter informierte Leah, dass sie Mary nach der Entlassung für ein paar Wochen zu Hause helfen könnte. Jedoch könne sie ihr nicht langfristig täglich helfen.

Mit Marys Betätigungsprofil, den zur Verfügung stehenden ambulanten Diensten, und Marys finalem Ziel der Entlassung nach Hause im Hinterkopf, untersuchte Leah Marys Betätigungsperformanz. Sie begann mit der Beurteilung ihrer Selbstversorgungsfertigkeiten (d.h. essen, sich waschen, baden, ankleiden der oberen und unteren Extremität, Toilettengang und Transfers) durch Beobachtung der Aufgabenausführung und bewertete Marys Performanz in diesen Bereichen mit dem FIM. Während der Beobachtung der Selbstversorgungsfertigkeiten bewertete Leah außerdem mithilfe des Arnadottir OT-ADL Neurobehavioral Evaluation (A-One) das Vorhandensein und das Ausmaß neurologischer Schädigungen, die die Betätigungsperformanz beeinträchtigen könnten. Die Ergebnisse des FIM zeigten, dass Mary bei Aufgaben wie Essen, Waschen, Anziehen der oberen Extremität und bei Transfers mäßige Hilfe benötigte, beim Baden, beim Anziehen der unteren Extremität und beim Toilettengang dagegen maximale Unterstützung (siehe Fallausführung 1, **FIM-Scores**). Der A-One zeigte, dass Mary erhebliche körperliche Unterstützung im Bereich der persönlichen ADLs und der Mobilität benötigte (Functional Independence Scale; 5/20 für Anziehen, 6/24 für Waschen und Hygiene, 5/20 für Transfers und Mobilität, 12/16 für Essen und 8/8 für Kommunikation). Auf der Neurobehavioral Skala des A-ONE zeigte sich, dass dieses Ausmaß an physischer Unterstützung aufgrund des räumlichen Neglects notwendig war (Vergessen von Essen auf dem Teller und Pflege-Utensilien auf der linken Seite des Waschbeckens), des Körper-Neglects (Nicht-Ankleiden der linken Körperseite, Nicht-Händeln der linken Gliedmaßen beim Transfer), Dysfunktion der räumlichen Beziehungen (keine Orientierung bezüglich der Kleidung am Körper), verminderte motorische Funktionen links (Verlust des Gleichgewichts beim Anziehen; nicht fähig, bilateral zu manipulieren) und verminderte Organisation und Sequenzieren (bei Aktivitätsschritten). Schließlich zeigte die Pervasive Skala des A-ONE eine eingeschränkte Rechts-Links-Diskrimination, ein eingeschränktes Kurzzeit-Gedächtnis, Labilität und eine taktile Agnosie links.

Durch die Beobachtung der Ausführung von Marys Selbstversorgungsaufgaben, war Leah klar, dass Mary eingeschränkte motorische Fertigkeiten, speziell eine verminderte Funktion der linken oberen und unteren Extremität und ein eingeschränktes Gleichgewicht im Sitzen und Stehen hatte. Leah setzte mehrere Assessment-Instrumente ein, um das Ausmaß von Marys neuromuskuloskelettalen Einschränkungen festzustellen. Leah beurteilte Marys passives Bewegungsausmaß und die Muskelkraft. Die Ergebnisse der goniometrischen Erhebung und des manuellen Muskeltestes zeigten ein normales passives Bewegungsausmaß und eine normale Muskelkraft der rechten oberen Extremität an. Obwohl das passive Bewegungsausmaß der linken oberen Extremität nicht eingeschränkt war, zeigte der manuelle Muskeltest, dass Marys Muskelkraft an der linken oberen Extremität bei 2+ bis 3 lag.

Um objektive Baseline-Daten zu Marys motorischer Funktion im linken Arm/der linken Hand zu erhalten, setzte Leah entsprechend das Fugl-Meyer Assessment (FMA, ein Messinstrument für Schädigungen) und den Action Research Arm Test (ARAT) ein. Mary hatte eine Punktzahl von 38/66 im FMA, was eine mäßige Einschränkung ihrer Fähigkeit anzeigt, die Bewegungen von Schulter, Ellbogen, Unterarm, Handgelenk sowie Fingergelenken zu kombinieren (siehe Fallausführung 2). Im ARAT erreichte Mary 24 von 54 Punkten, was auf eine eingeschränkte Fähigkeit zu reichen, zu greifen, zu manipulieren, zu transportieren und Dinge wieder loszulassen, hinweist (siehe Fallausführung 2, **Fugl-Meyer Assessment**).

Um einen objektiven Ausgangswert von Marys Haltungskontrolle zu erhalten, wendete Leah die Postural Assessment Scale für Schlaganfall (PASS) an. Während des Assessments war Mary in der Lage, etwa vier Minuten lang eine Sitzposition ohne Unterstützung zu halten (Punktwert 2/3). Sie konnte mit mäßiger Unterstützung von Leah stehen (2/3), allerdings nicht ohne Unterstützung (0/3). Weil Mary nicht ohne Hilfe stehen konnte, wurde das Stehen auf einem Bein nicht versucht (0/3 für das paretische Bein, 0/3 für das nicht-paretische Bein). Mary konnte sich ohne Hilfe aus der Rückenlage auf die betroffene Seite legen (3/3), aber sie brauchte für folgende Übergänge etwas Hilfe von Leah: Rückenlage zur Seitlage auf der nicht-betroffenen Seite (2/3), Rückenlage zum Sitz (2/3), vom Sitzen in die Rückenlage (2/3). Mary schaffte den Übergang vom Sitzen zum Stehen (1/3) und vom Stehen zum Sitzen (1/3) mit mäßiger Hilfe von Leah. Mary konnte in stehender Position keinen Stift vom Boden aufheben (0/3). Mary erreichte im PASS eine Punktzahl von 15/36. Dies zeigte eine verminderte Haltungskontrolle an, mit der größten Auswirkung auf die Übergänge zwischen Sitzen und Stehen und auf das Gleichgewicht im Stehen.

Schließlich setzte Leah noch ein Assessment-Instrument für die Sensorik ein und stellte fest, dass Marys Wahrnehmung in der rechten oberen Extremität intakt war, wobei das Empfinden für leichte Berührung, die Lokalisation der Berührung und die Propriozeption in der linken oberen Extremität vermindert waren. Auf Basis der Ergebnisse dieser Erhebungen und gemeinsam mit Mary und ihrer Tochter legte Leah folgende erste Langzeitziele für die Intervention fest:

1. Mary isst mit zunehmender Selbstständigkeit.
2. Mary wäscht sich mit zunehmender Selbstständigkeit.
3. Mary zieht sich an der oberen Extremität mit zunehmender Unabhängigkeit an und an der unteren Extremität mit geringer Unterstützung.
4. Mary duscht sich unter Aufsicht mit einem Duschstuhl, einem Haltegriff und einer Handbrause.
5. Mary geht mit minimaler Hilfe mittels Toilettenstuhl und Haltegriff zur Toilette.
6. Mary führt alle Transfers (Stuhl, Toilettenstuhl, Duschstuhl und Auto) unter Beaufsichtigung und mithilfe eines Rollators durch.
7. Mary bereitet sich unter Anleitung einfache Gerichte zu (Sandwich und eine Tasse Tee).
8. Mary fängt an zu malen als Freizeitbeschäftigung, sobald sie das Zubehör dazu hat.

Ergotherapeutische Intervention

Mary erhielt für etwa drei Wochen an fünf Tagen pro Woche jeweils 60 Minuten Ergotherapie. Außerdem bekam sie Physiotherapie und Sprachtherapie und nahm regelmäßig an den Freizeitgruppen und an den multidisziplinär geleiteten Gruppenprogrammen teil. Mary wurde zudem bei Bedarf vom Neuropsychologen der Station besucht, um entstehende Depressionen, Angst und Affektlabilität zu bewältigen. Der Psychologe unterstützte sie dabei, Strategien zu entwickeln, um mit den großen Veränderungen in ihrem Leben, die sie aufgrund ihres Schlaganfalls erlebte, fertig zu werden. Auch Leah half Mary beim Entwickeln angepasster Bewältigungsstrategien. Sie ermutigte Mary zum Beispiel, sich bei Bedarf emotionale Unterstützung zu suchen und half ihr, diejenigen in ihrem sozialen Netzwerk auszumachen, die ihr Trost und Verständnis geben könnten.

Die Ergotherapie umfasste tägliche Einheiten am Morgen, in denen Mary verschiedene Selbstversorgungsaktivitäten übte (zum Beispiel Aufgaben zur funktionellen Mobilität, wie Waschen, Anziehen, Baden und Transfers, siehe Abschnitt „Interventionen bei Einschränkungen der ADL und IADL -Intervention im stationären Setting"). Während dieser Behandlungseinheiten ermutigte Leah Mary, sobald sie dazu in der Lage war, ihren linken Arm bei Aufgaben unterstützend einzusetzen und sie strukturierte die Umgebung und die Aufgaben so, dass die motorischen und kognitiven Anforderungen für Mary schrittweise gesteigert wurden (zum Beispiel wurde Marys Kleidung anfangs so platziert, dass sie sie an der Bettkante leicht erreichen konnte, zur Steigerung wurde die Kleidung auf dem Schrank am Bett platziert; Gegenstände, die Mary zum Waschen brauchte, wurden anfangs direkt links neben der Mittellinie (des Gesichtsfelds) platziert, danach immer weiter weg von der Mittellinie nach links). Leah brachte Mary auch kompensatorische visuelle Explorationsstrategien bei (zum Beispiel strukturierte Explorationstechniken, um Gegenstände im linken Umfeld zu entdecken; siehe „Interventionen bei kognitiven Einschränkungen – Visuelle Exploration") und zeigte, wie die Aufgabe oder das Umfeld zu modifizieren sind, um die Unabhängigkeit zu steigern (zum Beispiel Gebrauch eines Duschsitzes und einer Handbrause, Nutzung von Haltegriffen).

Während der zusätzlichen täglichen Einheiten führte Leah mit Mary repetitive Übungsaufgaben durch (siehe „Interventionen bei motorischen Schädigungen- repetitive Übungsaufgaben"). Dabei lag der Fokus auf der Verbesserung der linken Arm-und Handfunktionen (zum Beispiel (er)reichen, greifen, transportieren und loslassen von Gegenständen, Sensibilitätstraining) und auf der Verbesserung der Haltungskontrolle (zum Beispiel das Greifen nach Gegenständen bei gleichzeitig notwendiger Anpassung der Haltung während der gesamten Bewegung). Leah strukturierte durch das Variieren der Größe, des Gewichts und der Beschaffenheit der Gegenstände und durch deren Platzierung am Arbeitsplatz die Aktivitäten und die Umgebung so, dass sie passgenaue Herausforderungen für Mary schuf (zum Beispiel Pinsel verschiedener Breite, die aus Behältern entnommen werden mussten, die an verschiedenen Stellen auf dem Tisch platziert waren). Sie erhöhte auch die Komplexität, indem sie Mary Aufgaben zuerst im Sitzen ausführen ließ und dann, als Steigerung auch im Stehen. Leah sagte Mary, wie oft sie die Aufgaben im Idealfall wiederholen sollte und ermutigte sie, die Anzahl der Wiederholungen in jeder folgenden Einheit zu steigern.

Leah führte mit Mary auch Übungen des visuellen Explorationstrainings durch (siehe „Interventionen bei kognitiven Einschränkungen – visuelles Explorieren"). Zum Beispiel ordnete Leah die Farben beim Malen strategisch links der Mittellinie an und brachte an der äußeren linken Kante des Tisches und der Leinwand ein Stück hellgelbes Klebeband an. Sie forderte Mary auf, die Umgebung und die Gegenstände abzusuchen, bis sie das gelbe Klebeband fand. Leah ließ Mary ähnliche Strategien anwenden, wenn sie Grußkarten oder die Zeitung las, Familienalben anschaute und wenn sie die täglichen Essenskarten ausfüllte. Leah brachte Mary bei, einen Terminkalender und ein Tagebuch zu nutzen, um dem verschlechterten Kurzzeitgedächtnis zu helfen.

Mary besuchte zwei multidisziplinäre Gruppen: (1) eine alle zwei Wochen stattfindende Bewegungsgruppe (Ergotherapie und Physiotherapie; siehe „Interventionen bei psychischen Schädigungen-Übungsprogramme (mehrteilig)" und „Interventionen bei motorischen Schädigungen-Kräftigung und Übungen") und (2) eine wöchentlich stattfindende Kochgruppe (Ergotherapie und Sprachtherapie; siehe Abschnitt „Interventionen bei Einschränkungen der ADL und IADL"). Während der Kochgruppe wurden die Teilnehmer ermutigt, über Lebensereignisse und persönliche Erinnerungen zu sprechen und sich darüber auszutauschen. Dies sollte der Kontaktpflege dienen und entstehende Depressionen mindern (siehe „Interventionen bei psychischen Schädigungen- Verhaltenstherapie und Schlaganfall-Schulung (Edukation)")

Leah ermutigte Mary im Rehabilitationsprozess eine aktive Rolle einzunehmen. Sie förderte diese Rolle in allen Therapieeinheiten und förderte diese auch, indem sie ein individuelles, strukturiertes Programm zusammenstellte, das Mary zwischen den Einzel-und Gruppentherapien mit geringer Hilfe, entweder von ihrer Familie oder dem Pflegepersonal, ausführte. Das Programm enthielt:

(1) audio-geleitete mentale Übungseinheiten (siehe „Interventionen bei motorischen Schädigungen – mentales Training"), die Mary brauchte, um sich die erfolgreiche Ausführung spezifischer Teile häufiger ADLs vorzustellen (zum Beispiel eine Tasse mit der linken Hand zu erreichen, sie zu greifen, daraus trinken); gefolgt von aufgabenspezifischen repetitiven Übungen der gleichen Komponenten

(2) Spiegeltherapie (siehe „Interventionen bei motorischen Schädigungen – Spiegeltherapie"), bei dem Mary mit einem Spiegel, der zwischen beiden oberen Extremitäten platziert war, bilaterale Übungen für das aktive Bewegungsausmaß und funktionale Bewegungen mit Gegenständen durchführte

(3) ein gezieltes Bewegungsprogramm (siehe „Interventionen bei motorischen Schädigungen – Kräftigung") für die linke obere Extremität, das das passive

(PROM) und das aktive Bewegungsausmaß (AROM) sowie eine angemessene Kräftigung umfassten und

(4) Training des visuellen Explorierens (siehe „Interventionen bei kognitiven Schädigungen – visuelles Explorieren"), um die Aufmerksamkeit für die linke Seite des Umfelds zu verbessern.

Leah gab Mary ein Übungstagebuch und ermutigte sie, ihre selbstständigen Übungseinheiten darin zu erfassen. Die Aufzeichnungen wurden alle zwei Wochen von Leah und Mary durchgesehen und die Aktivitäten, wenn angemessen, gesteigert. Leah berichtet bei den wöchentlichen Teambesprechungen von Marys Fortschritten und aktualisierte dementsprechend Marys Behandlungsplan. In Marys letzter Behandlungswoche verwendete Leah mehrere Einheiten für die praktische Anleitung von Marys Tochter, um Marys Selbstversorgungsablauf, die Transfers, die Hilfsmittelempfehlungen und das Programm für zuhause. Auf Basis der von Marys Tochter ausgefüllten Checkliste zur häuslichen Umgebung und Marys aktuellem funktionellen Status legten sie fest, dass Mary zuhause einen Rollstuhl für lange Strecken, einen Toilettenstuhl, einen Duschstuhl und eine Handbrause benötigte.

Bei der Entlassung hatte Mary in Bezug auf alle ihre Ziele wesentliche Fortschritte gemacht. Sie konnte die meisten Selbstversorgungsfertigkeiten mit steigender Selbstständigkeit oder mit Aufsicht durchführen, benötigte nur wenig Hilfe beim Toilettengang und beim Anziehen der unteren Extremität und nur minimale Hinweise (cues) zum visuellen Explorieren, um die linke Seite ihres Umfelds zu beachten (siehe Fallausführung 1, **FIM-Scores**). Laut Physiotherapie-Bericht konnte Mary kurze Strecken mit einem Rollator mit Auflage für den linken Arm, unter Aufsicht und mit nur wenigen Hinweisen, auch zur linken Seite zu schauen, laufen. Unter Aufsicht war sie in der Lage, ein einfaches Sandwich zuzubereiten und einen Tee zu kochen. Auch bezüglich der Funktionen der oberen Extremität und beim Gleichgewicht gab es Fortschritte. Verbesserte motorische Funktionen zeigten sich überall in der linken oberen Extremität, was sich durch bessere Werte im FMA und in allen Subtests des ARAT zeigte (siehe Fallausführung 2). Marys Werte im PASS waren vor der Entlassung 26/36, was auf eine verbesserte Haltungskontrolle hinweist. Verbesserungen zeigten sich bei ihrer Fähigkeit, ohne Unterstützung sitzen zu bleiben, beim Wechsel der Körperpositionen (zum Beispiel Übergang von der Rückenlage zum Sitzen und vom Sitzen zum Stehen) und beim Halten des Gleichgewichts im Stehen.

Die Entlassempfehlungen enthielten: Mary sollte mit Aufsicht oder minimaler Unterstützung durch ihre

Tabelle 4-2: Marys FIM-Scores **(Fallausführung 1)**

FIM Aktivitätenkategorie	Erste Erhebung	Erhebung zur Entlassung
Essen/Trinken	3	6
Körperpflege	3	6
Baden/Duschen/Waschen	2	5
Ankleiden oben	3	6
Ankleiden unten	2	4
Intimhygiene	2	4
Blasenkontrolle	6 laut Pflegeprotokoll	7 laut Pflegeprotokoll
Darmkontrolle	6 laut Pflegeprotokoll	7 laut Pflegeprotokoll
Transfers: Bett, Stuhl, Toilette, Rollstuhl (Wanne/Dusche nicht getestet)	3	4
Fortbewegung	2 laut Physiotherapie-Bericht	4 laut Physiotherapie-Bericht

Werte des FIM von 1–7:
1 = totale Unterstützung
2 = maximale Unterstützung
3 = mittlere Unterstützung
4 = minimale Unterstützung
5 = Supervision
6 = modifizierte Unabhängigkeit
7 = völlig unabhängig

Tochter oder eine ambulante Pflegekraft bei ADLs, IADLs und bei sozialen und Freizeitaktivitäten nach Hause entlassen werden. Hilfsmittel sollten wie verordnet genutzt werden und der kontinuierliche Einsatz kompensatorischer Explorationstechniken bei täglichen Aufgaben wurde zur Verbesserung der Selbstständigkeit in der häuslichen Umgebung empfohlen. Mary und ihrer Tochter wurden aufgabenspezifische repetitive und Kräftigungsübungen zur Verbesserung der Arm-und Handfunktionen sowie eine Liste mit kommunalen Angeboten zur Unterstützung bei Schlaganfall, für Diabetes-Schulungen und für Sport- bzw. Bewegungsgruppen übergeben. So wurde Mary beispielsweise an ein nahes Gemeindezentrum verwiesen, um dort an einer alle zwei Wochen stattfindenden Tai Chi-Gruppe für Schlaganfall-Betroffene teilzunehmen. Leah ermutigte Mary, zu dieser Gruppe zu gehen, um ihr Gleichgewicht und ihre Mobilität zu verbessern und um eine Gelegenheit für soziales Miteinander zu haben. Zusammen mit dem Arzt informierte Leah Mary und ihre Tochter darüber, dass Mary nicht Auto fahren sollte. Sie empfahl ihnen, Mary zu einem späteren Zeitpunkt noch einmal bezüglich ihrer Fahrtauglichkeit untersuchen zu lassen. Es wurde vereinbart, dass Familie und Freunde nach Marys Entlassung Fahrten für sie übernehmen würden. Um die kognitiv-perzeptuellen Defizite, die Funktion des linken Arms und der Hand, die IADL, Arbeit, Freizeit- und sozialen Aktivitäten weiter zu verbessern, wurde für Mary ambulante Ergotherapie empfohlen.

Tabelle 4-3: Fugl-Meyer Assessment: Linke obere Extremität/Motorische Funktion

Marys Assessment der oberen Extremität (Fallausführung 2)		
I. Reflex-Aktivitäten (0 = keine Reflex-Aktivität; 2 = Reflex-Aktivität)	**Erste Erhebung**	**Erhebung zur Entlassung**
Bizeps	2	2
Trizeps	2	2
II. Flexorsynergie (0 = nicht ausführbar; 1 = teilweise ausführbar; 2 = voll ausgeführt)	**Erste Erhebung**	**Erhebung zur Entlassung**
Retraktion	2	2
Elevation	2	2
Abduktion	1	2
Schulter Außenrotation	1	1
Ellenbogen Flexion	2	2
Unterarm Supination	1	2
III. Extensorsynergie (0 = nicht ausführbar; 1 = teilweise ausführbar; 2 = voll ausgeführt)	**Erste Erhebung**	**Erhebung zur Entlassung**
Schulter Adduktion, Innenrotation	2	2
Ellenbogen Extension	2	2
Unterarm Pronation	2	2
IV. Wilkürbewegungen in einer Kombination aus den dynamischen Synergien (0 = nicht ausführbar; 1 = teilweise ausführbar; 2 = voll ausgeführt)	**Erste Erhebung**	**Erhebung zur Entlassung**
Hand zur LWS	2	2
Schulterflexion 0° zu 90° mit gestrecktem Ellenbogen und Unterarm in Mittelstellung[a]	1	2
Pronation/Supination des Ellenbogens bis 90°	1	2

a) Untersucher kann den Klienten passiv in die Ausgangsstellung führen: „Bringen Sie den gestreckten Arm hoch mit dem Daumen voran." (Anm. der Übersetzerinnen)

	Erste Erhebung	Erhebung zur Entlassung
V. Willkürbewegungen in geringer oder ohne Abhängigkeit von Synergien (0 = nicht ausführbar; 1 = teilweise ausführbar; 2 = voll ausgeführt)		
Schulterabduktion bis 90° mit gestrecktem Ellenbogen	1	1
Schulterflexion 90°zu180°mit gestrecktem Ellenbogen und neutralem Unterarm	0	0
Pro/Supination des Unterarms mit Ellenbogen in Extension und Schulter zwischen 30° und 90°flektiert	0	1
VI. Normale Reflex-Aktivitäten (0 = 2-3 Reflexe deutlich hyperaktiv oder 6/6 nicht erreicht in Sektion V; 1 = Reflexe deutlich hyperaktiv oder mind. 2 Reflexe rege; 2 = ein Reflex rege oder keiner hyperaktiv)	Erste Erhebung	Erhebung zur Entlassung
Test der tiefen Sehnenreflexe des Bizeps oder der langen Fingerflexoren und anschließend des Trizeps	0	0
VII. Handgelenk (HG): Stabilität und Mobilität (0 = nicht ausführbar; 1 = teilweise ausführbar; 2 = voll ausgeführt)	Erste Erhebung	Erhebung zur Entlassung
HG-Stabilität: in 15° Extension, Ellbogen bei 90°, Unterarm gebeugt, neutrale Schulter	1	2
HG-Mobilität mit Ellenbogen auf 90°, Unterarm ganz proniert und Schulter 0°	1	1
Handgelenksstabilität bei HG in 15° Dorsalextension, gestrecktem Ellenbogen und zwischen 30° und 90° flektierter Schulter	0	1
HG-Mobilität bei gestrecktem Ellenbogen und zwischen 30° und 90° flektierter Schulter	1	1
Zirkumduktion des Handgelenks	1	1
VIII. Hand (0 = nicht ausführbar; 1 = teilweise ausführbar; 2 = voll ausgeführt)	Erste Erhebung	Erhebung zur Entlassung
Fingerflexion	2	2
Fingerextension	1	2
Griff A :Hakengriff, d.h. Extension MCP, Flexion PIP und DIP	0	0
Griff B: Daumenadduktion	0	2
Griff C : Daumenopposition zum Zeigefinger	1	2
Griff D: Pat. greift einen Zylinder mit den volaren Seiten von Daumen und Zeigefinger und hält ihn gegen einen zug nach oben	2	2
Griff E: sphärischer Griff	0	1
IX. Koordination/Geschwindigkeit Finger-Nase-Versuch	Erste Erhebung	Erhebung zur Entlassung
Tremor (0 = ausgeprägt; 1 = leicht; 2 = kein)	1	1
Dysmetrie (0 = deutlich oder unregelmäßig;1 = leicht und systematisch, 2 = keine)	2	2
Dauer (> 5 Sek. langsamer als die nicht-betroffene Seite; 1 = 2-5 Sek. langsamer als die nicht-betroffene Seite; 2 = Unterschied zwischen beiden Seiten < 2 Sek. oder weniger)	0	0
Totalscore: Motorik der oberen Extremität im Fugl-Meyer-Assessment	**38/66**	**49/66**

Action Research Arm Test (ARAT): Linke Obere Extremität Funktionelle Fähigkeit

A. Greifen	Erste Erhebung	Erhebung zur Entlassung
Holzblock 10 cm (bei Wertung = 3 wird der komplette Abschnitt A mit 18 bewertet und bei B fortgesetzt)	0	1
Holzblock 2,5 cm (bei Wertung = 0 wird der komplette Abschnitt A mit 0 bewertet und bei B fortgesetzt)	2	2
Holzblock 5 cm	2	2
Holzblock 7,5 cm	2	2
Cricketball 7,5 cm Durchmesser	1	2
Metallrechteck/Stein	2	2
Ergebnis Teil A	**9/18**	**11/18**
B. Halten	**Erste Erhebung**	**Erhebung zur Entlassung**
Wasser von einer Tasse in eine andere gießen (bei einem Wert von 3 wird der gesamte Abschnitt B mit 12 bewertet und bei C weitergemacht)	1	2
Rohr 2,5 cm (bei dem Wert 0 wird der gesamte Abschnitt B mit 0 bewertet und bei C weitergemacht)	2	2
Rohr 1 cm	2	2
Ring (3,5 cm) mit synthetischem Griff	1	2
Ergebnis Teil B	**6/12**	**8/12**
C. Kurz halten	**Erste Erhebung**	**Erhebung zur Entlassung**
Kugel, 6mm, Daumen u. Ringfinger halten (bei einem Wert von 3 wird der gesamte Abschnitt C mit 18 bewertet und bei D weitergemacht)	0	1
Murmel, 1,5 cm (Daumen-Zeigefinger) (bei dem Wert 0 wird der gesamte Abschnitt C mit 0 bewertet und bei D weitergemacht)	1	2
Murmel, 1,5 cm (Daumen-Mittelfinger)	1	2
Murmel, 1,5 cm (Daumen-Ringfinger)	1	1
Kugel 6mm (Daumen-Zeigefinger)	1	1
Kugel 6mm (Daumen-Mittelfinger)	1	1
Ergebnis Teil C	**5/18**	**8/18**
D. Grobmotorik	**Erste Erhebung**	**Erhebung zur Entlassung**
Hand zum Hinterkopf führen (bei einem Wert von 3 wird der gesamte Abschnitt D mit 9 bewertet und der Test beendet)	1	2
Hand zum Mund bewegen (bei dem Wert 0 wird der gesamte Abschnitt D mit 0 bewertet und der Test beendet)	2	3
Hand auf den Kopf legen	1	2
Ergebnis Teil D	**4/9**	**7/9**
Gesamtergebnis ARAT (maximal 57 Punkte)	**24/57**	**34/57**

Wertung:
3 = führt die Testung normal aus
2 = erfüllt den Test, aber braucht ungewöhnlich lange, führt ihn mit großen Schwierigkeiten aus oder führt ihn mit schlecht koordinierten Bewegungen aus
1 = erfüllt die Testung teilweise
0 = kann keinen Teil des Tests erfüllen
Zeit: Die maximal zulässige Zeit für die Aufgabenausführung sind 60 Sekunden.

Fallbeispiel 3: Ambulante Phase nach Schlaganfall[10]

Steve ist ein 43-jähriger Mann, der als geschäftsführender Gesellschafter in einer großen Anwaltskanzlei arbeitet. Seit seinem Abschluss an der juristischen Fakultät vor 17 Jahren arbeitet er im gleichen Betrieb. Steve lebt in einer gesicherten gehobenen vorstädtischen Gegend in einem dreistöckigen Haus mit ebenerdigem Zugang im Erdgeschoss. Er lebt mit seiner Frau Elizabeth und der gemeinsamen dreijährigen Tochter Sylvia zusammen. Zeitweise lebt auch sein neunjähriger Sohn Michael aus erster Ehe bei ihnen. Steve hat für seine 70-jährige verwitwete Mutter Cynthia die medizinische und rechtliche Vollmacht. Cynthia ist an Alzheimer erkrankt und lebt in einem Pflegeheim in der Nähe von Steve.

Laut Krankenakte bemerkte Steves Frau, während sie zu Hause waren, dass Steve nicht gut aussah. Als sie merkte, dass er beim Sprechen Schwierigkeiten hatte, sagte sie ihm, dass sie ihn ins Krankenhaus bringen würde. Er ging mit Hilfe seiner Frau und seines Bruder Chris zu Fuß in die Notaufnahme, wo Chris die beiden mit dem Auto hingebracht hatte. Steve stellte sich im Krankenhaus mit Taubheit und Schwäche im Gesicht, einer herabhängenden linken Gesichtshälfte, undeutlicher Sprache, einer Schwäche auf der linken Seite und extremer Verwirrung vor. Der erste CT-Scan zeigte keine aktive Blutung. Im folgenden MRT zeigte sich ein kleiner Infarkt im rechten Frontallappen. Steve wurde auf die akute Schlaganfall-Station aufgenommen. Später wurde bei ihm Bluthochdruck mit einem Durchschnittswert von 190/120 diagnostiziert.

Die Ergotherapeutin Kelsey kann der Krankenakte entnehmen, dass Steve vor kurzem eine stationäre Reha in einer Einrichtung in der Nähe abgeschlossen hatte. Sie weiß aus der Akte außerdem, dass er beim Eingangsassessment in der Einrichtung aufgrund seiner Hemiparese links, seiner verminderten Aufmerksamkeit und wegen seiner kognitiven Einschränkungen (exekutive Funktionen, Aufmerksamkeit und Problemlösung) Schwierigkeiten hatte, ADL- und IADL-Aufgaben selbstständig bis zum Ende durchzuführen. Bei seiner Entlassung konnte Steve alle ADLs selbstständig oder angepasst selbstständig durchführen, lag bezüglich Kraft und Bewegungsausmaß der oberen Extremität im normalen Bereich, hatte aber immer noch kognitive Schwierigkeiten. Nach Durchsicht der Krankenakte besuchte Kelsey Steve um ihre Erhebung für die ambulante ergotherapeutische Intervention abzuschließen.

Ergotherapeutische Evaluation

Kelsey begrüßte Steve im Wartezimmer. Sie bemerkte, dass Steve mit seiner Frau gekommen war und dass er sein Handy mit beiden Händen benutzte. Er hatte auf dem Weg zurück ins Behandlungszimmer einen normalen Gang. Kelsey stellte sich vor und erklärte die Aufgabe der Ergotherapie. Steve sagte, dass er die Ergotherapie aus seinem stationären Aufenthalt kannte und dass er nicht sicher sei, warum sie jetzt für ihn notwendig war. Er merkte an, dass seine Hand gut funktioniere und er zu Hause relativ gut zurechtkäme. Seine Frau erzählte, dass es ihm schon viel besser gehe, er aber immer noch nicht wieder 100 %ig hergestellt sei und Schwierigkeiten mit Dingen hätte, die er vorher ziemlich gut konnte. Sie erwähnte, dass er vergessen hatte, Rechnungen zu zahlen, dass er schlecht organisiert sei, dass er Erinnerungen brauchte, um Arbeiten und Besorgungen zu machen und dass er sich nicht wie vorher mit den Kindern beschäftigte. Sie machte sich außerdem Sorgen um seine Arbeitsfähigkeit und darum, ob er wieder Auto fahren könne. Denn beides hatte er noch nicht wieder versucht. Kelsey begann zusammen mit Steve das Betätigungsprofil zu vervollständigen, um Ziele zu entwickeln, an denen er innerhalb der Ergotherapie arbeiten wollte.

Betätigungsprofil

Zum Zeitpunkt seines Schlaganfalls war Steve in all seinen ADLs und IADLs komplett selbstständig. Steve sorgte für seine Kinder und für seine Mutter, obwohl er bei letzterem nicht sehr aktiv war. Seine Frau war für das Kochen und Einkaufen zuständig, Steve dagegen managte die Finanzen (monatliche Rechnungen, Investitionen und Finanzplanung). Er schlief in den meisten Nächten nur drei bis vier Stunden, weil er sich üblicherweise nach der Arbeit um seine Verant-

---

10 Case adapted from „Stroke Rehabilitation Across the Continuum of Care: Introduction of the Cases," by T. J. Wolf (pp. 211–220); „Occupational Therapy for People With Stroke in the Acute Care Setting," by B. L. Russell and T. J. Wolf (pp. 221–242); „Occupational Therapy for People With Stroke in the Inpatient Rehabilitation Setting," by K. DeGroot and M. W. Hildebrand (pp. 243–274); and „Occupational Therapy for People With Stroke in the Outpatient Rehabilitation Setting," by P. P. Barco and M. S. Dappen (pp. 275–295), in *Stroke: Interventions to Support Occupational Performance*, by T. J. Wolf (Ed.), 2014, Bethesda, MD: AOTA Press. Copyright c 2014 by AOTA Press. Used with permission.

wortlichkeiten im Haushalt kümmerte, und weil er sich zwischen 3:30 Uhr und 4:00 Uhr morgens schon wieder für die Arbeit fertigmachen musste.

Zusätzlich zu seiner Arbeit als Rechtsanwalt arbeitete Steve an manchen Wochenenden ehrenamtlich für „Habitat for Humanity", die Stiftung, die sein Unternehmen hauptsächlich unterstützte. Steve liebte Autos und besaß eine kleine Sammlung Oldtimer, die er restaurierte und in seiner Freizeit bei regionalen Automessen ausstellte. In Verbindung mit diesem Hobby liebte Steve das Autofahren und mochte es, dass er zu den meisten seiner beruflichen Einsatzorte fahren konnte. Kürzlich hatte Steve damit begonnen, in seiner Kirche aktiver zu werden, wo er einmal im Monat sonntags ehrenamtlich als Stadtführer arbeitete. Steve war in seiner Umgebung gut in seinen Freundeskreis und in der Verwandtschaft eingebunden, da er mit Ausnahme der Collegezeit schon immer in der Nähe seines Geburtsortes gelebt hatte. Obwohl er mit ihnen nicht sehr viel Zeit verbrachte, empfand er seine Freunde als erweiterte Familie und gab an, dass er sich damit wohl fühle, sie jederzeit um Hilfe zu bitten.

Assessments
Laut Selbstauskunft und Krankenakte waren Steves primäre Einschränkungen kognitiver Art. Kelsey entschied sich deshalb, bei Steve den Executive Function Performance Test (EFPT) und das Behavioral Assessment of Dysexecutive Syndrome (BADS) einzusetzen. Der EFPT erfasst performanzbasiert exekutive Funktionen anhand von 4 IADL-Aufgaben: Kochen, Zahlen von Rechnungen, Benutzung des Telefons und Medikamenten-Einnahme. Steves Ergebnis im EFPT war 5, weil er bei den Subtests Bezahlen einer Rechnung und Kochen indirekte verbale Anleitung brauchte. Das Ergebnis entspricht dem einer Person, die einen leichten Schlaganfall erlitten hat und noch bestehende Einschränkungen höherer kognitiver Funktionen aufweist. Das BADS erfasst Alltagsfertigkeiten, die typischerweise von exekutiven Dysfunktionen beeinträchtigt sind. Es enthält 6 Subtests und einen Fragebogen. Steves Gesamtwert im BADS betrug 14/24, was eine unterdurchschnittliche Performanz anzeigt, die einer Dysfunktion der kognitiven Funktionen höheren Levels bei jemandem mit Steves Bildungsniveau entspricht. Aufgrund dieses Assesments legte Kelsey zwei Schlüsselbereiche der Probleme von Steve fest:
- verminderte Gedächtnisfähigkeiten, die die IADLs beeinträchtigen und
- verminderte exekutive Funktionen, die die funktionellen Performanzfähigkeiten beeinträchtigen.

Ergotherapeutische Intervention
Die beste verfügbare Intervention um Steves eingeschränkte Betätigungsperformanz (Defizite der exekutiven Funktionen und der sozialen Partizipation) zu adressieren, ist das kognitive Strategietraining. Der CO-OP-Ansatz (Cognitive Orientation to daily Occupational Performance) wurde speziell für diesen Zweck evaluiert (siehe „Interventionen bei Einschränkungen der ADL und IADL"). Kelsey entschied sich für das CO-OP, um Steve dabei zu helfen, konkrete Strategien zur Verbesserung der Durchführung seiner gewählten Ziele zu entwickeln.

Die erste Phase des CO-OP ist, dass der Klient eigene Ziele entwickelt. Steve entschied sich dafür, sein Finanz-Management und Aktivitäten, die seine Arbeit betreffen (Terminplanung, Multitasking), zu bearbeiten. In der nächsten Phase des CO-OP brachte Kelsey Steve die allgemeine kognitive Ziel-Plan-Act-Check-Strategie bei, die sie gemeinsam nutzten, um einen konkreten Plan und konkrete Strategien zur Verbesserung seiner Betätigungsperformanz zu entwickeln. Kelsey verwendete laut CO-OP die „guided discovery" (geleitete Entdeckung), um Steve dabei zu helfen, einen eigenen Plan zu entwickeln anstatt ihm mögliche Lösungen vorzugeben. Nach der Entwicklung jedes Plans wurde Steve angewiesen, diesen entweder während der Therapie oder alleine auszuprobieren. Dann überprüfte er zusammen mit Kelsey den Plan und passte ihn entsprechend an. Nach zwölf gemeinsamen CO-OP-Einheiten war Steve in der Lage, die Ziel-Plan-Act-Check-Strategie selbstständig anzuwenden und war mit der Ausführung seiner gesetzten Ziele zufrieden. Danach arbeitete Kelsey mit ihm an der Überprüfung seiner Arbeitsplatzeinrichtung und besprach mit ihm einen Plan zur Rückkehr an den Arbeitsplatz, der zeitlich gestaffelt war. Bei Abschluss der ambulanten Therapie war Steve für 20 Wochenstunden mit eingeschränkten Verantwortlichkeiten an den Arbeitsplatz zurückgekehrt.

Während der Arbeit mit Kelsey äußerte Steve den Wunsch, wieder Autofahren zu wollen. Kelsey und Steves Arzt empfahlen die Durchführung eines Assessments zur Fahrtauglichkeit. Kelsey stellte fest, dass Steve vermutlich keine visuell-perzeptiven und motorischen Einschränkungen, keine verminderte Reaktionszeit und auch keine groben kognitiven Einschränkungen hat, die seine Fähigkeit, Auto zu fahren einschränken könnten. Steve schnitt beim Fahrtauglichkeits-Assessment, gut ab. Es zeigten sich keine Sicherheitsbedenken und Steve konnte die Wiederaufnahme des Autofahrens empfohlen werden.

5 Best Practice und Zuammenfassung der Evidenz

Die folgenden Abschnitte geben einen Überblick über konkrete Interventionen und enthalten auch die Ergebnisse der systematischen Reviews zu ergotherapeutischen Interventionen für Erwachsene mit Schlaganfall. Die spezifischen Methoden dazu, wie die systematischen Reviews durchgeführt wurden und eine Erläuterung, wie die Evidenzstärke ermittelt wurde, finden sich im Anhang D. Es wurde versucht, bei den systematischen Reviews dem höchstmöglichen Evidenzlevel ausfindig zu machen. Deshalb finden sich unter der in den nächsten Abschnitten vorgestellten Evidenz hauptsächlich randomisierte kontrollierte Studien (RCT) und systematische Reviews (Level I), Level II-Studien (Fall-Kontroll-Studien) und Level III-Studien (Interventionsstudien mit einer Gruppe). Level IV-Studien (experimentelle Einzelfallstudien) und Level V-Studien (deskriptive Fall-Studien) wurden nur eingeschlossen, wenn diese Studien den höchsten Evidenzlevel zu diesem Themenbereich darstellten.

Alle Studien, die im Rahmen der Reviews identifiziert wurden, einschließlich der, die in diesem Abschnitt nicht genauer beschrieben werden, sind in den Evidenztabellen in Anhang E aufgeführt und zusammengefasst. Die gebotenen Informationen sollen lediglich einen Überblick geben und Leser ermutigen, bei Interesse die Artikel in Gänze zu lesen. Zudem sind die evidenzbasierten Reviews 2015 alle als Beiträge in der Januar-Ausgabe des American Journal of Occupational Therapy publiziert worden, das für weitere Informationen ebenfalls angesehen werden kann.

Die Evidenzzusammenfassung beleuchtet die Ergebnisse zu vier Fragen zu Interventionen für Erwachsene mit einem Schlaganfall:

1. Welche Evidenz gibt es für die Wirksamkeit von Interventionen, um die Betätigungsperformanz von Menschen mit kognitiven Schädigungen nach einem Schlaganfall zu verbessern?
2. Welche Evidenz gibt es für die Wirksamkeit von Interventionen, um die Betätigungsperformanz von Menschen mit motorischen Schädigungen nach einem Schlaganfall zu verbessern?
3. Welche Evidenz gibt es für die Wirksamkeit von Interventionen, um die Betätigungsperformanz von Menschen mit psychosozialen und/oder emotionalen Beeinträchtigungen nach einem Schlaganfall zu verbessern?
4. Welche Evidenz gibt es für die Wirksamkeit von aktivitäts- und betätigungsbasierten Interventionen, um Betätigungsbereiche und die soziale Teilhabe nach einem Schlaganfall zu verbessern?

Die Suchkriterien wurden nicht auf ergotherapiespezifische Studien begrenzt, sondern eher auf Studien, die dem Spektrum ergotherapeutischer Praxis entsprachen. Deshalb enthalten die systematischen Reviews auch Evidenz aus anderen Professionen im Gesundheitswesen.

5.1 Interventionen bei kognitiven Beeinträchtigungen

Der systematische Review umfasst insgesamt 46 Publikationen, die sich auf kognitive Schädigungen nach einem Schlaganfall beziehen:
- 27 Level I-Studien
- 9 Level II-Studien und
- 10 Level III-Studien (Gillen et al., 2014, 2015).

Die Evidenz, die sich auf Interventionen bei kognitiven Dysfunktionen nach einem Schlaganfall bezieht, wurde entsprechend der Schädigung in folgende Kategorien unterteilt: allgemeine Kognition oder Wahrnehmung, exekutive Dysfunktion, Apraxie, Gedächtnisverlust, Aufmerksamkeitsdefizite, visuelle

Dysfunktion und unilateraler Neglect. „Allgemeine Kognition" umfasst Studien, deren Interventionen keine spezifische kognitive Funktion adressierten, sondern eher eine Kombination unterschiedlicher Schädigungen, die nach einem Schlaganfall häufig vorkommen können. Wenn angemessen und möglich wurde die Evidenz entsprechend der spezifischen Intervention, die untersucht wurde, weiter unterteilt.

5.1.1 Interventionen für die allgemeine Kognition und Wahrnehmung

Eine Meta-Analyse (Level I) über 101 Publikationen aus zuvor erschienenen systematischen Reviews fand statistisch signifikante Nachweise, die für den Einsatz kognitiver Rehabilitation zur Verbesserung der kognitiven Funktionen von Menschen mit erworbener Hirnschädigung (Schlaganfall und Schädel-Hirn-Trauma) sprechen. Rohling, Faust, Beverly et al. (2009) fanden heraus, dass visuell-räumliches Training mittlere bis große Effekte auf die kognitive Funktion hat. Weitere Evidenz fand sich in einer Level III-Studie, die den Nutzen individualisierter Rehabilitationsprogramme im häuslichen Umfeld (multimodale Programme, die kognitive Remediationstherapie beinhalteten) zur Verbesserung der IADL-Performanz bestätigt (Pyun et al., 2009). Die restlichen Level I-Studien, die den Bereich der allgemeinen oder multimodalen Interventionen abdeckten, fanden keine zusätzlichen Hinweise, die den Nutzen kognitiver Interventionen belegen oder widerlegen würden (Bowen, Knapp, Gillespie et. al., 2011; Carter, Howard, & O'Neil, 1983; Hoffmann, Bennett, Koh et al., 2010). Zusammengefasst gibt es also mäßige Evidenz, die den Nutzen kognitiver Rehabilitation wie auch den von visuell-räumlichem Training belegt, um die globale kognitive Funktion von Menschen mit erworbener Hirnschädigung (einschließlich Schlaganfall) zu verbessern. Evidenz, die den Nutzen von individualisierter häuslicher Rehabilitation bei dieser Population unterstützt, ist derzeit noch nicht ausreichend vorhanden, jedoch im Entstehen.

5.1.2 Interventionen bei exekutiver Dysfunktion

Winkens, Van Heugten, Wade et al. (2009 [Level I]) fanden heraus, dass Zeitdruck-Management (Time Pressure Management/TPM) die Geschwindigkeit bei der Ausführung von Alltagsaufgaben bei Schlaganfall-Betroffenen mit mentaler Verlangsamung steigert. Diese Verbesserungen waren sowohl direkt nach der Intervention als auch noch zum Follow-up nach drei Monaten vorhanden. Beim Zeitdruck-Management werden den Teilnehmern kognitive Kompensationsstrategien vermittelt, um Situationen, die mit Zeitdruck verbunden sind, vorzubeugen oder diese zu bewältigen. Zwei Level III-Studien fanden begrenzte Hinweise für den Nutzen von VMall (virtueller Supermarkt), um nach einem Schlaganfall Multitasking zu üben (Rand, Weiss, & Katz, 2009) und für den Nutzen eines Bewegungs- und Freizeitprogramms, um die exekutiven Funktionen nach Schlaganfall zu verbessern (Rand, Eng, Liu-Ambrose et al., 2010). Auf Basis der Ergebnisse des systematischen Reviews ist die Evidenz, die den Nutzen jeder dieser Interventionen für die Betätigungsperformanz bei exekutiver Dysfunktion nach Schlaganfall unterstützt, begrenzt.

5.1.3 Interventionen bei Apraxie

Level I-Evidenz unterstützt den Einsatz von kognitivem Strategietraining, um die Ausführung von geübten und nicht geübten Aufgaben zu verbessern (Donkervoort, Dekker, Stehmann et al., 2001; Geusgens et al., 2006). Level I- Evidenz belegt auch den Nutzen von Gestentraining, um das ideationale, ideomotorische und gestische Verständnis zu verbessern, bei gleichzeitiger Verbesserung der Selbstständigkeit in den ADL bei Menschen mit schlaganfallbedingter Apraxie (Smania et al., 2006). Die Evidenz liefert moderate Unterstützung für diese Interventionen, um die ADL-Performanz bei Menschen mit Apraxie nach Schlaganfall zu verbessern.

5.1.4 Interventionen bei Gedächtnisverlust

Die Evidenz belegt den Nutzen von computergestützten Gedächtnis-Trainingsprogrammen zur Verbesserung der Gedächtnisleistung von Schlaganfall-Betroffenen. Der Einfluss dieser Verbesserungen auf die Betätigungsperformanz ist jedoch begrenzt (Hildebrandt, Gehrmann, Mödden et al., 2011; Westerberg et al., 2007). Begrenzte Evidenz belegt den Nutzen der Ecologically Oriented Neurorehabilitation of Memory (EON-MEM)-Intervention, um bei der Verbesserung der Gedächtnisleistung nach Schlaganfall zu unterstützen. Ihr Einfluss auf die Betätigungsperformanz wurde jedoch nicht erhoben (Stringer & Small, 2011). Schließlich fanden Rand et al. (2010 [Level III]) begrenzte Evidenz für den Nutzen eines Bewegungs- und Freizeitprogramms, um das Gedächtnis nach Schlagannfall zu verbessern.

Obwohl all diese Studien einen positiven Effekt auf die Gedächtnisleistung fanden, wurde der Effekt dieser generellen Zugewinne auf die Betätigungsperformanz entweder nicht oder mit laborgestützten Messinstrumenten erhoben. Deshalb ist die Evidenz zur Verbesserung der ADL bei Menschen mit schlaganfallbedingtem Gedächtnisverlust begrenzt.

5.1.5 Interventionen bei Aufmerksamkeitsdefiziten

Nur eine Studie entsprach den Einschlusskriterien des systematischen Reviews in diesem Bereich. In dieser Level I-Studie fanden Barker-Collo et al. (2009) unzureichende Belege für den Nutzen eines Aufmerksamkeitstrainings bei Menschen mit Schlaganfall. Es fanden sich keine signifikanten Gruppenunterschiede bei den Erhebungen zu Alltagskognition und der Aufmerksamkeit. Deshalb gibt es für Interventionen zur Verbesserung der Betätigungsperformanz bei Aufmerksamkeitsdefiziten nach Schlaganfall begrenzte bis keine Evidenz, die deren Wirksamkeit belegt.

5.1.6 Interventionen bei Sehstörungen

Evidenz aus 3 Level I-Studien (ein systematischer Review, 2 RCTs) untermauert den Nutzen von Kompensationstraining bei Gesichtsfeldausfall nach Schlaganfall (Keller & Lefin-Rank, 2010; Pollock et al., 2011; Roth et al., 2009). Obwohl der systematische Review damit schließt, dass die Evidenz für diese Ansätze sehr begrenzt ist (Pollock et al., 2011), kamen beide RCTs zu dem Ergebnis, dass Kompensationstraining zwar das Gesichtsfeld der Teilnehmer nicht unbedingt vergrößerte, ihre Ausführung in manchen Betätigungsperformanz-Bereichen jedoch verbesserte (soziale Alltagsaktivitäten, selbst berichtete ADL's; Keller & LefinRank, 2010; Roth et al., 2009). Weitere Evidenz, die den Einsatz von Kompensationstraining begrenzt unterstützt, kommt aus einer Level I-Studie (Mödden et al., 2012). Diese belegt, dass sowohl Kompensationstraining, restoratives Training als auch Standard-Ergotherapie nach Abschluss der Interventionen zu Verbesserungen in den ADL geführt hatten; allerdings ohne statistisch signifikante Gruppenunterschiede. Die Evidenz zu visuellen Übungsprogrammen ist gemischt, da sie im Hinblick auf das jeweils interessierende Outcome und die eingesetzte Intervention stark variiert. Kang et al. (2009 [Level I]) lieferten etwas Evidenz für computergestütztes visuelles Wahrnehmungstraining zur Verbesserung der ADLs, erhoben mittels Barthel-Index (BI). Limitierte Evidenz aus einer Level III-Studie (Bergsma & van der Wildt, 2010) unterstützt den Einsatz von visuellem Restitutionstraining zur Erweiterung des Sichtfeldes. Dies beinhaltete die Stimulation des blinden Halbfeldes mittels Goldmann-Perimeter, was zu verbesserter Lesefähigkeit generalisieren kann. Es wurde keine Evidenz gefunden, die den Nutzen von Dynavision (ein Tool, um die Schädigungen der visuomotorischen Funktion zu erheben und zu behandeln) zur Verbesserung der visuelle Verarbeitung oder der Fahrfähigkeit untermauert (Crotty & George, 2009). Auch fand sich keine Evidenz für ein psychologischbasiertes visuelles Restitutionsprogramm, um die ADL-Performanz zu verbessern (Taylor, Poland, Harrison et al., 2011). Insgesamt gibt es nur begrenzte Evidenz für den Nutzen von Kompensationstrainings zur Verbesserung der Betätigungsperformanz von Menschen mit Sehstörungen nach Schlaganfall. Derzeit ist die Evidenz zum Nutzen von visuellen Restitutionstrainings bei Sehstörungen, und ob diese zu Verbesserungen in funktionsorientierten Erhebungsverfahren führen, gemischt.

5.1.7 Interventionen bei unilateralem Neglect

Prismenadaptation

Drei Studien lieferten Level I-Evidenz, die den Einsatz der Prismenadaptation bei unilateralem Neglect nach Schlaganfall unterstützt. Dabei varriierte allerdings der Effekt auf die funktionsorientierten Outcomes (Mizuno et al., 2011; Nys, de Haan, Kunneman et al., 2008; Turton, O'Leary, Gabb et al., 2010). Turton et al. (2010) fanden funktionale Verbesserungen bei der Beobachtung von Alltagssituationen (über die Catherine Bergego Skala), aber bei diesen keine Unterschiede zwischen experimenteller und Kontrollgruppe. Nys et al. (2009) kamen zu dem Ergebnis, dass Teilnehmer sich zwar in den Assessment-Verfahren, die sich auf den unilateralen Neglect bezogen (zum Beispiel Sterne durchstreichen), verbesserten, im Vergleich mit den Kontrollgruppen-Teilnehmern letztlich jedoch keine signifikant andere Verbesserung bei funktionsbezogenen Outcomes aufwiesen. Mizuno et al. (2011) fanden heraus, dass Prismenadaptation zu Verbesserungen in den ADL führte, was über den FIM erhoben wurde. Sie fanden jedoch keine Unterschiede zwischen der Gruppe, die die Prismenadaptation erhalten hatte und der Kontrollgruppe. Vier Level II-Studien lieferten zusätzliche Belege für den Nutzen von Prismenadaptation zur Verbesserung der Betätigungsperformanz: Fortis et al. (2010) fanden Evidenz, dass Prismenadaption die ADL-Performanz verbessern kann. Angeli et al. (2004) zeigten, dass Prismenadaptation die Leseperformanz verbessern kann. Serino et al. (2006) kamen zu ähnlichen Resultaten, die bis drei Monate nach der Behandlung andauerten. Watanabe und Amimoto (2010) belegten, dass Prismenadaptation die Rollstuhlmobilität verbessern kann. Shiraishi et al. (2010, Level III) konnten zeigen, dass die positiven Effekte der Prismenadaptation auf die Funktion (zum Beispiel die Augenbewegung beim Video schauen) bis zu 3,5 Jahre anhalten können. Zusammengefasst liefern diese Ergebnisse gemischte Evidenz dafür, dass Prismenadaptation die Zugewinne in funktionsorientierten (zum Beispiel Rollstuhlmobilität) und nicht funktionsorientierten Assessments zum unilateralen räumlichen Neglect steigert. Die Ergebnisse dieser Studien sind jedoch inkonsistent, aufgrund der unterschiedlichen Assessment-Instrumente, die verwendet wurden. Einige vergleichbare Studien, die auch vergleichbare Outcome-Assessments verwendet haben, wie zum Beispiel das Ausführen von Leseaufgaben, kamen zu widersprüchlichen Ergebnissen. Deshalb kann Prismenadaptation nicht als effektivere Behandlungsform als konventionelle Therapien angesehen werden.

Visuelles Explorationstraining
Fünf Studien – 3 RCT's (Level I) und 2 kontrollierte Studien (Leven II) – liefern starke Hinweise auf den Nutzen von visuellem Explorationstraining (Katz et al., 2005; Kerkhoff et al. 2006; Luukkainen-Markkula et al. 2009; Pizzamiglio et al., 2004; Polanowska et al. 2009). Mit Ausnahme von Kerkhoff et al. (2006) wiesen all diese Studien in den Ergebnismessungen Verbesserungen durch visuelles Explorationstraining nach und liefern somit starke Evidenz für das visuelle Explorationstraining.

Andere Interventionen
Die Evidenz zum Nutzen von Spiegeltherapie zur Verbesserung der Betätigungsperformanz von Menschen mit unilateralem räumlichem Neglect ist unzureichend. Obwohl zahlreiche Level I-Studien gezeigt haben, dass Spiegeltherapie einen positiven Effekt auf die ADL-Performanz haben kann, fanden sich in diesen Studien keine statistisch signifikanten Unterschiede zwischen denen, die Spiegeltherapie erhalten hatten und den Kontrollgruppen-Teilnehmern (Dohle et al., 2009; Thieme et al., 2012). Zwei Studien erforschten, wie nützlich das Abdecken der rechten Gesichtsfeldhälfte zur Verbesserung der Betätigungsperfomanz von Menschen mit unilateralem räumlichen Neglect nach Schlaganfall ist. Obwohl beide Studien eine Besserung der Neglect-Symptome nachweisen konnten, liefern sie dennoch keine schlüssige Evidenz für die Intervention. Denn die Anhaltspunkte dafür, dass die Intervention die ADL-Performanz verbesserte, waren widersprüchlich und uneindeutig (Fong et al., 2007; Tsang, Sze, &Fong, 2009). Unzureichende Evidenz gibt es schließlich auch zum Einsatz von Nackenmuskelvibration und den Einbezug von Familienmitgliedern als Inerventionen zur Verbesserung der ADL-Performanz (Kamada, Shimodozono, Hamada et al., 2011; Osawa & Maeshima, 2010) sowie zu räumlichen Cues, um die Rollstuhlmobilität zu verbessern (Punt, Kitadono, Hulleman et al., 2011).

5.2 Interventionen bei motorischen Schädigungen

Insgesamt 156 Artikel wurden in dem systematischen Review (Nilsen et al., 2014, 2015) zu Interventionen eingeschlossen, die auf motorische Beeinträchtigungen nach einem Schlaganfall abzielen. Sieben weitere Artikel wurden dieser Übersicht hinzugefügt (6 Level I, ein Level II), was insgesamt 135 Level I-Artikel, 19 Level II-Artikel und zwei Level III-Artikel ergab. Die Evidenz wurde in sechs Hauptthemen unterteilt:
1. aufgabenorientiertes Training
2. erweiterte aufgabenorientierte Trainingsinterventionen mittels kognitiver Strategien,
3. Trainingsinterventionen mit Hilfsmitteln
4. Kräftigung und Übung
5. begleitende Interventionen und
6. Telerehabilitation.

Die Evidenz wurde weiter danach unterteilt, ob die Intervention die Outcomes bezüglich der Funktionen der oberen Extremität (OE), bezüglich Gleichgewicht und Mobilität oder bezüglich Aktivität und Partizipation verbesserte. Wenngleich keine vollständige Liste, wurden u.a. folgende Outcome-Assessments eingeschlossen:

Zur OE-Funktion:
- ARAT, Box and Block Test, Chedoke Arm and Hand Activity Inventory, Frenchay Arm Test, Jebsen Taylor Handfunktionstest, Activity Log Function und WMFT

- Gleichgewicht und Mobilität: Berg Balance Scale (BBS), 6-Minuten Gehtest, Timed up and go (TUG)
- Aktivitäten und Teilhabe: BI, COPM, FIM und Stroke Impact Skala (SIS).

5.2.1 Aufgabenorientierte Trainingsinterventionen

Im Rahmen dieser Leitlinie bezeichnet aufgabenorientiertes Training diejenigen Therapien, welche die dynamische Interaktion zwischen Mensch, Aufgabe und Umwelt nutzen, um die Betätigungsperformanz zu verbessern. Interventionen wie zum Beispiel aufgabenspezifisches repetitives Training, Constraint-Induced Movement Therapy (CIMT), modified Constraint-Induced Movement Therapy (mCIMT) und bilaterales Training (BT) verwenden allesamt aufgabenorientiertes Training als Kernkomponente der Intervention. Die Evidenz zu jeder der hier genannten Interventionen wird in den folgenden Abschnitten vorgestellt.

Aufgabenspezifisches repetitives Training (RTP)

Aufgabenspezifisches repetitives Training ist ein umfassender Begriff für Trainingsansätze, welche die Ausführung zielgerichteter, individualisierter Aufgaben mit intensiver Wiederholung aufgabenbezogener oder aufgabenspezifischer Bewegungen umfassen (French et al., 2008).

18 Level I-Studien (Allison & Dennett, 2007; Arya et al., 2012; Chan, Chan, & Au, 2006; Cirstea & Levin, 2007; Cirstea, Ptito, & Levin, 2006; English & Hillier, 2011 [systematischer Review]; Feys et al., 2004; French et al., 2008, 2010 [systematische Reviews]; Harris, Eng, Miller et al., 2009; McClellan & Ada, 2004; Michaelsen, Dannenbaum, & Levin, 2006; Platz et al., 2009; Thielman, 2010; Thielman, Dean, & Gentile, 2004; Thielman, Kaminski, & Gentile, 2008; Tung, Yang, Lee et al., 2010; Yelnik et al., 2008) und sechs Level II-Studien (Buschfort et al., 2010; Byl, Pitsch, & Abrams, 2008; Harris, Eng, Miller et al., 2010; Kawahira et al., 2010; Schneider, Münte, Rodriguez-Fornells et al., 2010; Schneider, Schönle, Altenmüller et al., 2007) berichten zur Wirksamkeit verschiedener Arten aufgabenspezifischer repetitiver Interventionen (zum Beispiel aufgabenspezifisches Training, aufgabenbezogenes Training, aufgabenspezifisches repetitives Training, repetitives motorisches Üben, Zirkeltraining), um Komponenten der Betätigungsperformanz nach Schlaganfall zu verbessern. 17 Studien beinhalteten Assessment-Instrumente, die sich auf die Funktionen der oberen Extremität bezogen, 13 davon berichteten positive Ergebnisse und dies zugunsten des aufgabenspezifischen repetitiven Trainings (Arya et al., 2012; Buschfort et al., 2010; Byl et al., 2008; Cirstea & Levin, 2007; Feys et al., 2004; French et al., 2008; Harris et al., 2009; Michaelsen et al., 2006; Platz et al., 2009; Schneider et al., 2007, 2010; Thielman, 2010; Thielman et al., 2004). Neun Studien bezogen Assessment-Instrumente zu Gleichgewicht und Mobilität ein. Sieben dieser Studien berichteten positive Effekte auf die Verbesserung des Gleichgewichts und der Mobilität durch aufgabenspezifisches repetitives Training (Allison & Dennett, 2007; Byl et al., 2008; Chan et al., 2006; English & Hillier, 2011; French et al., 2008, 2010; McClellan & Ada, 2004). Sechs Studien verwendeten Assessment-Instrumente, die sich auf Aktivitäten/Teilhabe bezogen, vier davon berichteten, dass aufgabenspezifisches repetitives Training einen positiven Effekt auf Aktiviäten bzw. Partizipation hat (Chan et al., 2006; French et al., 2008, 2010; Yelnik et al., 2008).

Insgesamt gibt es also starke Evidenz, die die Wirksamkeit von aufgabenspezifischem repetitiven Training untermauert, um die OE-Funktionen, das Gleichgewicht und die Mobilität sowie Aktivität/Teilhabe von Menschen mit schlaganfallbedingten motorischen Schädigungen zu verbessern.

CIMT und mCIMT

CIMT ist eine Übungsmethode, die die Restriktion der nicht geschädigten Extremität für ca. 90 % der Wachzeit beinhaltet. Dadurch wird der Einsatz der geschädigten Extremität bei den üblichen ADLs erzwungen. Die andere Komponente von CIMT umfasst Shaping und intensives aufgabenspezifisches repetitives Training unter Einsatz der betroffenen Hand/des betroffenen Arms für ca. sechs Stunden täglich über zwei Wochen (Shi, Tian, Yang et al., 2011).

mCIMT ist eine Adaptation des originären CIMT-Protokolls. Die Dauer für das intensive Training der betroffenen Extremität und/oder die Restriktion der nicht betroffenen Extremität werden entweder verkürzt oder über einen längeren Zeitraum verteilt. Die intensiven Übungseinheiten dauern bei mCIMT zum Beispiel zwischen 30 min bis zu drei Stunden pro Einheit und die Trainingshäufigkeit schwankt zwischen zwei bis fünf Tagen pro Woche. Die Dauer der Hemmung der nicht betroffenen Extremität ist grundsätzlich kürzer als sechs Stunden täglich und die Länge der gesamten Intervention variiert zwischen zwei und 10 Wochen (Shi et al., 2011). Bei mCIMT wird davon ausgegangen, dass es die Adhärenz verbessert und mögliche unerwünschte Effeke, die mit einer längeren Restriktionsdauer verbunden sein könnten, reduziert werden (Shi et al., 2011).

Sechzehn Level I-Studien (Bonaiuti, Rebasti, & Sioli, 2007 [systematischer Review]; Brogårdh & Lexell, 2010; Brogårdh & Sjö∂lund, 2006; Corbetta, Sirtori, Moja et al., 2010 [systematischer Review]; Hakkennes & Keating, 2005 [systematischer Review]; Hayner, Gibson, & Giles, 2010; Kim et al., 2008; Lin et al., 2010; Peurala et al., 2012 [systematischer Review]; Shi et al., 2011 [systematischer Review]; Sirtori, Corbetta, Moja et al., 2009 [systematischer Review]; Wang, Zhao, Zhu et al., 2011; Wolf et al., 2010; Woodbury et al., 2009; Wu, Chuang, Lin et al., 2011; Yen, Wang, Chen et al., 2005) und vier Level II-Studien untersuchten die Wirksamkeit von CIMT oder mCIMT im Hinblick auf die Verbesserung von Aspekten der Betätigungsperformanz (Azab et al., 2009; Barzel et al., 2009; Taub et al., 2006; Uswatte, Taub, Morris et al., 2006). Von 20 Studien schlossen 19 Assessment-Verfahren ein, die sich auf die OE-Funktionen bezogen (Barzel et al., 2009; Bonaiuti et al., 2007; Brogårdh & Lexell, 2010; Brogårdh & Sjölund, 2006; Corbetta et al., 2010; Hakkennes & Keating, 2005; Hayner et al., 2010; Kim et al., 2008; Lin et al., 2010; Peurala et al., 2012; Shi et al., 2011; Sirtori et al., 2009; Taub et al., 2006; Uswatte et al., 2006; Wang et al., 2011; Wolf et al., 2010; Woodbury et al., 2009; Wu et al., 2011; Yen et al., 2005). Alle berichteten positive Ergebnisse in wenigstens einem Outcome-Assessment, was darauf hindeutet, dass CIMT oder mCIMT die OE-Funktion verbessern. Sieben Studien verwendeten Assessment-Verfahren, die Aktivitäten bzw. Teilhabe adressierten. Sechs von ihnen (Azab et al., 2009; Hayner et al., 2010; Peurala et al., 2012; Shi et al., 2011; Sirtori et al., 2009; Wolf et al., 2010) berichteten positive Effekte von CIMT oder mCIMT in wenigstens einem Outcome-Assessment bezüglich Aktivitäten/Teilhabe. Zahlreiche Studien berichteten, dass die durch CIMT erreichten Verbesserungen der OE-Funktion (e.g., Hayner et al., 2010; Taub et al., 2006; Wolf et al., 2010) oder bezüglich Aktivitäten/Teilhabe (e.g., Azab et al., 2009; Hayner et al., 2010) im Zeitverlauf erhalten blieben. Darüber hinaus verglichen Barzel et al. (2009) ein vierwöchiges häusliches mCIMT-Programm (zwei Stunden/Tag, fünf Tage/Woche intensives Üben, mit einer Immobilisierung der nichtbetroffenen Extremität für ca. 60 % der Wachzeit) mit dem originären CIMT-Protokoll für chronische Schlaganfall-Betroffene. Sie fanden heraus, dass sich beide Gruppen signifikant in den Messungen der OE-Funktion verbesserten, jedoch ohne Gruppenunterschiede. Diese Verbesserungen wurden in beiden Gruppen bis zum Follow-up nach sechs Monaten beibehalten. Dies deutet darauf hin, dass die Fortschritte, die durch beide Protokolle erreicht werden konnten, vergleichbar waren. Demnach gibt es starke Evidenz für die Wirksamkeit von CIMT und mCIMT zur Verbesserung der Funktionen der oberen Extremität und der Aktivität oder Partizipation bei Menschen mit schlaganfallbedingten motorischen Schädigungen.

Bilaterales Training (BT)
BT ist ein bewegungsbasiertes Training, das die nichtbetroffene Extremität nutzt, um die funktionelle Genesung der betroffenen Extremität zu unterstützen, indem beide bei der simultanen Ausführung gleicher Aktivitäten eingesetzt werden (Coupar, Pollock, van Wijck et al., 2010). Manchmal wird diese Art des Trainings durch den Einsatz von Geräten unterstützt (Cauraugh, Lodha, Naik et al., 2010; Whitall et al., 2011) oder mit EMG-getriggerte Elektrostimulation kombiniert (Cauraugh et al., 2010).

Zwei der drei eingeschlossenen systematischen Reviews (Level I) fanden positive Effekte durch BT, d.h. verbesserte Arm- und Handfunktionen nach der Intervention (Cauraugh et al., 2010; Stewart, Cauraugh, & Summers, 2006). Dementgegen fand ein Review im Hinblick auf Aktivitätsbeeinträchtigungen oder die Reduktion motorischer Schädigungen keine statistisch signifikanten Vorteile durch BT im Vergleich zur herkömmlichen Versorgung (Coupar et al., 2010). Ein interessantes Ergebnis ist, dass die Art, wie das BT unterstützt wird, möglicherweise mit seiner potenziellen Wirksamkeit verknüpft ist. Cauraugh et al. (2010) fanden beispielsweise einen großen und signifikanten positiven Effekt von BT bezüglich der Minderung von Aktivitätsbeeinrächtigungen und Schädigungen der oberen Extremität. Konkreter gesagt, zeigte ihre Meta-Analyse signifikante Effekte für bilaterales Armtraining in Kombination mit rhythmischen auditiven Cues (BATRAC) und BT in Kombination mit EMG-getriggerter neuromuskulärer Aktivierung. Die Ergebnisse für reines bilaterales Training oder Interventionen von aktivem oder passivem Bewegungstraining (einschließlich Robotik) waren jedoch nicht signifikant. Im Einklang damit fand eine RCT, die die Wirksamkeit von bilateralem Armtraining mit BATRAC mit in der Dosierung entsprechenden therapeutischen Übungen erforschte, statistisch signifikante Effekte zugunsten von BATRAC, und zwar in Bezug auf die funktionsbezogene

Erholung der OE bei Schlaganfall-Betroffenen. Diese Verbesserungen konnten über vier Monate aufrechterhalten werden (Whitall et al., 2011 [Level I]). Zwei Studien verglichen die Wirksamkeit von BT mit der von CIMT. Hayner et al. (2010 [Level I]; s. Abschnitt „CIMT und mCIMT") verglichen die Wirksamkeit des traditionellen CIMT mit der von einem bilateralen Training gleicher Intensität bei Schlaganfall-Betroffenen mit chronischer Dysfunktion der oberen Extremität. Sie fanden heraus, dass hochintensive Ergotherapie, die einen der beiden Ansätze anwendete, die OE-Funktion zur Nachher-Messung verbessert hatte. Diese Verbesserungen waren auch zum Follow-up nach sechs Monaten noch vorhanden. Im Gegensatz dazu verglichen Wu et al. (2011 [Level I]; siehe Abschnitt „CIMT und mCIMT") die Wirksamkeit einer modifizierten Form von CIMT mit einem bilateralen Training der gleichen Intensität bei chronischen Schlaganfall-Betroffenen. Sie fanden heraus, dass sich im Vergleich mit der Kontrollgruppe nur die Teilnehmer, die mCIMT erhalten hatten in den Outcome-Assessments zur OE-Funktion verbessert hatten.

Begrenzte Evidenz untermauert also die Wirksamkeit von BT (ohne zusätzlichen Geräteinsatz) zur Verbesserung der OE-Funktionen oder der Aktivitäten/Teilhabe. Moderate Evidenz gibt es hingegen zu gerätegestütztem BT, um die OE-Funktion bei Menschen mit schlaganfallbedingten motorischen Schädigungen zu verbessern.

Wirksamkeit von aufgabenorientiertem Training im Vergleich zu neurophysiologischer Behandlung
Zwei Level II-Studien verglichen die Wirksamkeit von aufgabenorientiertem Training und neurophysiologischer Behandlung (NDT; Hafsteinsdóttir, Algra, Kappelle et al., 2005; Hafsteinsdóttir, Kappelle, Grypdonck et al., 2007). Die Ergebnisse beider Studien zeigen keinen signifikanten Vorteil von NDT im Vergleich zum aufgabenorientierten Training. Diese Resultate stimmen mit dem systematischen Review von Kollen et al. (2009 [Level I]) überein. Nach ihrer Untersuchung von 16 Studien (von denen die meisten eine Variante des aufgabenorientierten Trainings als Vergleichsintervention verwendeten) mit insgesamt 813 Teilnehmern kamen sie zu dem Schluss, dass es keine Evidenz für die Überlegenheit von Bobath-basierter Therapie oder NDT bezüglich einer Verbesserung der sensomotorischen Kontrolle der oberen und unteren Extremität, der Handgeschicklichkeit, der Mobilität, der ADL's, der gesundheitsbezogenen Lebensqualität (HRQOL) oder der Kosteneffektivität gibt. Darüber hinaus führten Arya et al. (2012 [Level I]; s. Abschnitt „Aufgabenspezifisches repetitivesTraining") eine RCT zum Vergleich von bedeutungsvollem aufgabenspezifischem Training der OE mit NDT durch. Im Vergleich mit der NDT-Gruppe zeigten sich in der Gruppe, die das aufgabenspezifische Training erhalten hatte, sowohl statistisch signifikante als auch klinisch relevante Verbesserungen bezüglich der OE-Funktion. Derzeit deutet die Evidenz darauf hin, dass aufgabenorientiertes Training besser als NDT ist.

5.2.2 Erweitertes aufgabenorientiertes Training mittels kognitiver Strategien

Aufgabenorientiertes Training kann mit mentalen Techniken kombiniert werden, um die Aktivitäten des Klienten von Beobachtung-Simulation und Ausführung zu aktivieren. Interventionen wie mentales Training, virtuelle Realität (VR), Spiegeltherapie und Handlungsbeobachtung erfordern verschiedene Grade multimodaler sensorischer Verarbeitung und bauen in hohem Maße auf Aufmerksamkeit und Arbeitsgedächtnis auf. Zusammenfassungen der zentralen Ergebnisse zu diesen Interventionen werden in den folgenden Abschnitten dargestellt.

Mentales Üben
Mentales Training ist eine Übungsmethode, bei der ein Mensch eine physische Fertigkeit ohne die tatsächlichen Bewegungen kognitiv übt (Jackson, Lafleur, Malouin et al., 2001). Auf diese Weise beinhaltet das mentale Training aufgabenorientiertes Training, wobei vorgestellte Objekte in imaginären Umwelten genutzt werden.

Zehn Level I-Studien untersuchten die Wirksamkeit dieser Trainingsart (Barclay-Goddard, Stevenson, Poluha et al., 2011 [systematischer Review]; Bovend'Eerdt, Dawes, Sackley et al., 2010; Braun et al., 2012; Cho, Kim, & Lee, 2013; Ietswaart et al., 2011; Liu, Chan, Lee et al., 2004; Liu et al., 2009; Nilsen, Gillen, DiRusso et al., 2012; Nilsen, Gillen, & Gordon, 2010 [systematischer Review]; Page, Dunning, Hermann et al., 2011). Sieben Studien schlossen dabei Assessment-Instrumente ein, die sich auf die OE-Funktion beziehen. Von diesen sieben Studien berichteten drei positive Ergebnisse zugunsten des mentalen Trainings in den Outcome-Assessments zur OE-Funktion (Barclay-Goddard et al., 2011; Nilsen et al., 2010, 2012). Sieben Studien schlossen Assessment-Instrumente mit Bezug zu Aktivitäten/

Teilhabe ein. Drei der sieben Studien berichteten positive Ergebnisse zugunsten des mentalen Trainings in den verwendeten Outcome-Assessments zu Aktivitäten oder Teilhabe (Barclay-Goddard et al., 2011; Liu et al., 2004, 2009). Darüberhinaus legen die Ergebnisse einer Studie nahe, dass die Verbesserungen im Bereich der Aktivitäten oder Teilhabe, die durch mentales Training erzielt wurden, im Zeitverlauf bestehen blieben. (Liu et al., 2004). Auch Cho et al. (2013) untersuchten die Wirksamkeit einer Kombination aus Bewegungsvorstellung vom Gehen und Gangtraining auf dem Laufband im Vergleich zu einem Gangtraining auf dem Laufband ohne Bewegungsvorstellung. Die Ergebnisse deckten signifikante Effekte in allen Outcome-Assessments mit Bezug zu Gleichgewicht und Mobilität auf, und zwar zugunsten der dem Gangtraining hinzugefügten Bewegungsvorstellung.

Zusammengefasst lässt sich sagen, dass moderate Evidenz darauf hindeutet, dass mentales Üben eine wirksame Intervention zur Verbesserung der OE-Funktion, des Gleichgewichts und der Mobilität sowie von Aktivität/Teilhabe bei Menschen mit schlaganfallbedingten motorischen Schädigungen ist.

Virtuelle Realität (VR)
Bei der VR-Therapie partizipieren die Teilnehmer an zielgerichten Aktivitäten in einer computerbasierten, interaktiven und multisensorisch stimulierenden Umwelt, die entworfen wurde, um reale Erfahrungen zu replizieren. VR-Umwelten können immersiv (starkes Präsenzgefühl der Person in der computergenerierten Welt) oder nicht immersiv (zum Beispiel Videospiel-Systeme, wie die Wii) sein.

Vier Level I-Studien untersuchten die Wirksamkeit dieser Art von Training (da Silva Cameirão, Bermúdez I Badia, Duarte et al., 2011; Henderson, Korner-Bitensky, Levin, 2007 [systematischer Review]; Laver, George, Thomas et al., 2011 [systematischer Review]; Saposnik & Levin, 2011 [systematischer Review]) und eine Level II-Studie (Mouawad, Doust, Max et al., 2011). Alle eingeschlossenen Studien berichteten positive Ergebnisse zugunsten von VR in wenigstens einem der verwendeten Assessment-Verfahren zur OE-Funktion. Eine von zwei Studien, die Assessment-Instrumente zu Aktivität/Teilhabe verwendete, berichtete ebenfalls positive Resultate zugunsten der VR (Laver et al., 2011 [Level I]).

Moderate Evidenz legt also nahe, dass virtuelle Realität eine wirksame Intervention zur Verbesserung der OE-Funktion und von Aktivität/Teilhabe bei Menschen mit schlaganfallbedingten motorischen Schädigungen ist.

Spiegeltherapie
Bei der Spiegeltherapie führt eine Person eine Bewegung mit der nicht betroffenen Extremität aus oder wird an dieser berührt. Dabei sieht sie sich selbst im Spiegel zu und konzentriet sich auf das Spiegelbild. Der Spiegel deckt außerdem gleichzeitig die betroffene Seite ab. Dieses Vorgehen erschafft eine visuelle Illusion, durch die die Aktivitäten der involvierten Extremität der nicht aktiven Extremität zugeschrieben werden. (Ramachandran & Altschuler, 2009). Die Ausführung von Bewegungen reicht von einfachen aktiven ROM-Übungen bis zu funktionalen Bewegungen mit Objekten. Der aktive Einsatz der nicht sichtbaren betroffenen Extremität wird oft aber nicht immer während der Behandlung gefördert.

Fünf Level I-Studien untersuchten die Wirksamkeit dieser Übungsform (Invernizzi et al., 2013; Lee, Cho, & Song, 2012; Thieme et al., 2012, 2013 [systematischer Review]; Wu, Huang, Chen et al., 2013). Alle diese Studien verwendeten Assessment-Verfahren, die sich auf die Funktion der oberen Extremität bezogen, vier dieser Studien berichteten positive Ergebnisse zugunsten der Spiegeltherapie (Invernizzi et al., 2013; Lee et al., 2012; Thieme et al., 2012; Wu et al., 2013). Thieme et al. berichteten zudem, dass Verbesserungen der OE-Funktion durch Spiegeltherapie bis zum Follow-up nach sechs Monaten aufrechterhalten werden konnten. Vier Studien schlossen auch Assessment-Instrumente zu Aktivität/Teilhabe ein, zwei dieser Studien (Invernizzi et al., 2013; Thieme et al., 2012) berichteten positive Erkenntnisse zugunsten der Spiegeltherapie. Demgegenüber fanden Thieme et al. (2013) in einer Studie, die bei Schlaganfall-Betroffenen mit schwerer distaler Armparese Spiegeltherapie in einem Einzel- oder Gruppensetting mit einer Kontrollintervention verglich, keine signifikanten Gruppenunterschiede in den Outcome-Assessments, die sich auf motorische Schädigungen der oberen Extremität oder auf die ADL-Funktion bezogen. Sie stellten fest, dass ein möglicher Grund der geringere zeitliche Umfang der Spiegeltherapie war. Denn diese war in vorangegangenen Studien, mit positiven Ergebnissen mit den Teilnehmern häufiger durchgeführt worden.

Fazit ist, dass es moderate Evidenz gibt, die nahelegt, dass Spiegeltherapie eine effektive Intervention ist, um die OE-Funktion und Aktivitäten/Teilhabe bei Menschen mit schlaganfallbedingten motorischen Schädigungen zu verbessern.

Handlungsbeobachtung

Bei der Handlungsbeobachtung schauen die Teilnehmer einer anderen Person bei der Ausführung gewöhnlicher funktionaler Handlungen zu (meist per Video), mit der Absicht, die beobachteten Handlungen nachzumachen (Ertelt et al., 2007). Entsprechend folgt auf die Handlungsbeobachtung die konkrete Aufgabenausführung.

Vier Level I-Studien berichteten zur Wirksamkeit der Handlungsbeobachtung (Cowles et al., 2013; Ertelt et al., 2007, Franceschini et al., 2012; Lee, Roh, Park et al., 2013). Alle diese Studien verwendeten Assessment-Instrumente mit Bezug zur OE-Funktion. Zwei dieser Studien berichten positive Ergebnisse zugunsten der Handlungsbeobachtung, und zwar nach Interventionsende und auch zum Langzeit-Follow-up (Ertelt et al., 2007; Franceschini et al., 2012). In Übereinstimmung damit fanden Lee et al. (2013) heraus, dass diejenigen, die fünf Minuten der Handlungsausführung „Trinken" zugeschaut, und dies anschließend für fünf Minuten konkret ausgeführt hatten, das Trinken aus einer Tasse nach der Intervention signifikant besser ausführen konnten. Interessant ist, dass diese Verbesserungen sich nicht signifikant von denen der Teilnehmer unterschieden, die über die gesamten zehn Minuten die Aufgabe physisch geübt hatten (Lee et al., 2013).

Insgesamt belegt also moderate Evidenz, dass Handlungsbeobachtung die OE-Funktion nach einem Schlaganfall verbessern kann.

5.2.3 Training mit Hilfsmitteln

Training mit Hilfsmitteln kann durch den Einsatz externer Geräte, wie zum Beispiel elektrisches oder mechanisches Equipment, unterstützt werden. Dazu werden auch Interventionen wie elektische Stimulation (ES) und Robotik gezählt. Die Hauptergebnisse zu diesen Interventionen werden in den folgenden Abschnitten zusammengefasst dargestellt.

Elektrische Stimulation (ES) und sensorische Stimulation

Vierundzwanzig Level I-Studien untersuchten die Wirksamkeit von ES als Intervention in der Rehabilitation nach Schlaganfall (Alon, Levitt, & McCarthy, 2007, 2008; Barker, Brauer, & Carson, 2008; Bello, Rockson, & Olaogun, 2009; Bhatt et al., 2007; Chan, Tong, & Chung, 2009; de Kroon & IJzerman, 2008; Fil, Armutlu, Atay et al., 2011; Handy, Salinas, Blanchard et al., 2003 [systematischer Review]; Hara, Ogawa, Tsujiuchi et al., 2008; Hsu et al., 2010; Kimberley et al., 2004; Kowalczewski, Gritsenko, Ashworth et al., 2007; Lourenção, Battistella, de Brito et al., 2008; Mangold, Schuster, Keller et al., 2009; Meilink, Hemmen, Seelen et al., 2008 [systematischer Review]; Popovic, Popovic, Sinkjaer et al., 2003, 2004; Price & Pandyan, 2000 [systematischer Review]; Ring & Rosenthal, 2005; Rosewilliam, Malhotra, Roffe et al., 2012; Thrasher, Zivanovic, McIlroy et al., 2008; Weber et al., 2010; Yozbatiran, Donmez, Kayak et al., 2006). Diese Studien untersuchten eine Vielzahl von ES-Arten, einschließlich der funktionellen elektrischen Stimulation, der transkutanen elektrischen Nervenstimulation und der EMG-getriggerten neuromuskulären elektrischen Stimulation. Ungeachtet des ES-Typs, wird diese oft mit aufgabenorientiertem, aufgabenbezogenem (e.g., Alon et al., 2007, 2008; Hara et al., 2008; Kowalczewski et al., 2007) oder bilateralem Training (Chan et al., 2009) kombiniert oder der Standardversorgung hinzugefügt (Bello et al., 2009; Hsu et al., 2010; Lourenção et al., 2008). Zusätzlich dazu evaluierte eine RCT die Wirksamkeit peripherer Nervenstimulation (Conforto et al., 2010) und eine weitere RCT untersuchte die Wirksamkeit von Vibration auf die OE-Funktion (Marconi et al., 2011). Drei Studien untersuchten schließlich die Wirkung von visuellem Feedback durch Balance-Trainingsgeräte auf Gleichgewicht und Mobilität (Cheng, Wang, Chung et al., 2004 [Level II]; Goljar, Burger, Rudolf et al., 2010 [Level I]; Van Peppen, Kortsmit, Lindeman et al., 2006 [Level I systematischer Review]). In allen Studien, welche die Wirksamkeit elektrischer Stimulation untersuchten, wurde mindestens ein Assessment-Instrument verwendet, das sich auf die Genesung der oberen Extremität bezog. 16 dieser Studien berichteten positive Ergebnisse zugunsten der ES in wenigstens einem Outcome-Assessment (Alon et al., 2007; Bello et al., 2009; Bhatt et al., 2007; Chan et al., 2009; de Kroon & IJzerman, 2008; Handy et al., 2003; Hara et al., 2008; Hsu et al., 2010; Kimberley et al., 2004; Kowalczewski et al., 2007; Lourenção et al., 2008; Popovic et al., 2003, 2004; Ring & Rosenthal, 2005; Thrasher et al., 2008; Yozbatiran et al., 2006). Dies deutet darauf hin, dass ES zur Verbesserung der OE-Genesung nach Schlaganfall effektiv war. Nur drei Studien enthielten in ihrer Analyse auch Outcome-Assessments zur Erhebung von Aktivität/Teilhabe, wobei nur eine Studie) positive Ergebnisse zugunsten von ES berichtete (Thrasher et al., 2008). In Bezug auf repetitive periphere Nervenstimulation, appliziert am N. medianus, ergab eine RCT, die die Wirkung unterschiedlicher

Stimulusintensitäten untersucht hatte, dass sich die JTTHF-Werte einen Monat nach Interventionsende in der Gruppe, die eine weniger intensive Stimulation erhalten hatte, signifikant stärker verbessert hatten, als in der Gruppe, die Stimuli höherer Intensität erhalten hatte (Conforto et al., 2010). Marconi et al. (2011 [Level I]) untersuchten, ob wiederholte Muskelvibration, ein starker propriozeptiver Stimulus, der mit niedriger Amplitude am M. flexor carpi radialis und dem M. biceps braccii angebracht wird, langanhaltende Veränderungen der oberen Extremität einleiten kann.

Die Ergebnisse zeigten, dass wiederholte Muskelvibration plus Therapie im Vergleich zu Therapie allein die Spastik signifikant mindern und die Funktion der OE verbessern konnten. In Bezug auf die Wirksamkeit von visuellem Feedback zur Verbesserung von Gleichgewicht und Mobilität berichtete nur eine der drei Studien positive Ergebnisse, zugunsten von visuellem Feedback beim dynamischen Gleichgewicht im Stehen nach Schlaganfall (Cheng et al., 2004 [Level II]).

Abschließend lässt sich sagen, dass es moderate Evidenz gibt, die bekräftigt, dass ES eine effektive Intervention zur Verbesserung der OE-Funktion ist. Die Evidenz ist jedoch begrenzt bezüglich der Wirksamkeit auf Aktivität und Teilhabe bei Menschen mit schlaganfallbedingten motorischen Schädigungen.

Limitierte Evidenz bekräftigt außerdem die Wirksamkeit von wiederholter Muskelvibration oder peripherer Nervenstimulation zur Verbesserung der OE-Funktion sowie von visuellem Feedback, um Gleichgewicht und Mobilität nach Schlaganfall zu verbessern.

Robotik
13 Artikel untersuchten die Wirksamkeit von Armrobotern auf die Erholung der OE-Funktion oder die Verbesserung der ADLs nach Schlaganfall, elf mit Level I-Evidenz (Burgar et al., 2011; Conroy et al., 2011; Housman, Scott, & Reinkensmeyer, 2009; Hsieh et al., 2011; Kutner, Zhang, Butler, Wolf et al., 2010; Kwakkel, Kollen, & Krebs, 2008 [systematischer Review]; Masiero, Armani, & Rosati, 2011; Masiero, Celia, Armani et al., 2006; Mehrholz, Platz, Kugler et al., 2009 [systematischer Review]; Péter, Fazekas, Zsiga et al., 2011 [systematischer Review]; Prange, Jannink, Groothuis Oudshoorn et al., 2006 [systematischer Review]), einer mit Level II-Evidenz (Takahashi, Der-Yeghiaian, Le et al., 2008) und einer mit Level III-Evidenz (Stein, Bishop, Gillen et al., 2011. Die Armrobot-Systeme unterschieden sich in den einzelnen Studien erheblich: einige Geräte fokussierten proximale Armbewegungen (zum Beispiel Schulter- und Ellenbogenbewegung; zum Beispiel Burgar et al., 2011; Conroy et al., 2011; Housman et al., 2009; Masiero et al., 2006, 2011), während andere sich auf distale Bewegungen des Unterarms, des Handgelenks und der Hand konzentrierten (zum Beispiel Hsieh et al., 2011; Kutner et al., 2010; Stein et al., 2011; Takahashi et al., 2008). In acht Studien wurden Outcome-Assessments eingesetzt, die sich auf die OE-Funktion bezogen, von diesen berichteten drei Studien (Hsieh et al., 2011 [Level I]; Stein et al., 2011 [Level III]; Takahashi et al., 2008 [Level II]) positive Ergebnisse, zugunsten von Robotik. Elf Studien verwendeten Outcome-Assessments, die sich auf Aktivität/Teilhabe bezogen, fünf von ihnen berichteten positive Ergebnisse zugunsten von Robotik (Burgar et al., 2011 [Level I]; Conroy et al., 2011 [Level I]; Masiero et al., 2006 [Level I]; Péter et al., 2011 [Level I]; Takahashi et al., 2008 [Level II]).

Demnach wurde begrenzte Evidenz für die Wirksamkeit von Robotik als Intervention zur Verbesserung der OE-Funktion oder von Aktivität bzw. Teilhabe bei Menschen mit motorischen Schädigungen nach Schlaganfall gefunden.

5.2.4 Kräftigung und Übungen

Alle Arten von Kräftigung und Bewegung, einschließlich Yoga und Tai Chi, wurden in der Kategorie „Kräftigung und Übungen" zusammengefasst.

15 Level I-Studien (Ada, Dorsch, & Canning, 2006 [systematischer Review]; Au-Yeung, Hui-Chan, &Tang, 2009; Brazzelli, Saunders, Greig et al., 2011 [systematischer Review]; Galvin, Murphy, Cusack et al., 2008 [systematic review]; Harrington et al., 2010; Harris & Eng, 2010 [systematischer Review]; Hart et al., 2004; Holmgren, Lindström, Gosman-Hedström et al., 2010b; Langhammer, Stanghelle, & Lindmark, 2008, 2009; Mead et al., 2007; Olney et al., 2006; Pak & Patten, 2008 [systematischer Review]; Pang, Harris, & Eng, 2006; Schmid et al., 2012) und eine Level II-Studie (Stuart et al., 2009) lieferten Evidenz zur Wirksamkeit von Kräfigung und Übung. Speziell drei Reviews untersuchten die Wirksamkeit von Kräftigung. Ada et al. (2006) führten einen systematischen Review und eine Meta-Analyse durch, um zu ermitteln, ob Krafttraining nach Schlaganfall effektiv, schädlich oder lohnend ist. In ihrem Review und der Analyse kamen sie zu dem Schluss, dass Interventionen zur Kräftigung einen kleinen, aber positiven Effekt auf Kraft und Aktivität haben. Einen sehr kleinen

Effekt fanden sie bezüglich der Spastizität. Ganz ähnlich kommen Pak und Patten (2008) zu dem Ergebnis, dass es Evidenz dafür gibt, dass Widerstandtrainings zu mehr Kraft, höherer Ganggeschwindigkeit, verbesserten funktionalen Outcomes und einer gesteigerten Lebensqualität führt, ohne dass es zu einer Exazerbation der Spastizität kommt. Auch Harris et al. (2010) führten eine Meta-Analyse durch, um die Evidenz zum Krafttraining der paretischen oberen Extremität im Hinblick auf Verbesserungen der Kraft, Funktion und der ADLs zu untersuchen. Ihre Ergebnisse zeigen, dass Kräftigung (bei Menschen mit leichten bis moderaten Schädigungen) positive Effekte auf die Greifkraft und die OE-Funktion hatte, jedoch keine Effekte auf die ADL. Brazzelli et al. (2011) führten ein Review durch, um die Wirkung von Fitnesstraining auf die Genesung nach einem Schlaganfall zu untersuchen. Obwohl der Großteil der Effektschätzungen nicht signifikant war, verbesserte kardiorespiratorisches Training, einschließlich Walking, die maximale Gehgeschwindigkeit, die bevorzugte Gehgeschwindigkeit und die Leistungsfähigkeit bei Gehen. Gemischtes Training, einschließlich Walking, steigerte die bevorzugte Gehgeschwindigkeit und die Leistungsfähigkeit beim Gehen. Schließlich untersuchten auch Galvin et al. (2008) die Wirkung einer Steigerung der Übungsdauer. Obwohl eine zusätzliche Bewegungstherapie keine signifikanten Effekte auf zahlreiche Outcome-Assessments für die obere und untere Extremität hatte, hatte sie einen kleinen, aber signifikanten Effekt auf die ADLs nach der Intervention und zum Follow-up nach sechs Monaten, erhoben über den BI. Au-Yeung et al. (2009) untersuchten die Wirkung von Tai-Chi auf die Balance im Stehen bei Menschen mit chronischem Schlaganfall. Sie wiesen ein verbessertes Gleichgewicht nach, konnten aber keine Generalisierung auf die Mobilität nachweisen (TUG). Hart et al. (2004) untersuchten ebenfalls die Wirksamkeit von Tai-Chi. Sie kamen zu dem Schluss, dass diejenigen, die an der Tai-Chi-Intervention teilgenommen hatten – im Vergleich zur Kontrollgruppe, die ein traditionelleres Gleichgewichtstraining erhalten hatte –, ihre soziale und allgemeine Funktionsfähigkeit verbessern konnten. Holmgren et al. (2010b) untersuchten die Wirkung von hochintensiven Übungen auf Menschen mit Sturzrisiko nach Schlaganfall. Obwohl sie keine Gruppenunterschiede in der BBS und bei der Anzahl der Stürze fanden, hatten sich die Ergebnisse der experimentellen Gruppe nach sechs Monaten im BI und der Falls Efficacy Scale im Vergleich zur Kontrollgruppe verbessert. Die Wirkung von Yoga auf das geschädigte Gleichgewicht nach einem Schlaganfall wurde von Schmid et al. (2012) untersucht. Und obwohl diese keine Unterschiede zwischen den Teilnehmern, die Yoga gemacht hatten, und den Kontrollen auf der Warteliste fanden, zeigten sich in der Analyse der Teilnehmerdaten der Yoga-Gruppe signifikant bessere Ergebnisse in der BBS sowie eine geringere Sturzangst. Vier Studien untersuchten Übungsprogramme, die im häuslichen oder Gemeindeumfeld erbracht wurden. Stuart et al. (2009) untersuchten, ob adaptierte körperliche Aktivität, ein wohnortnahes Übungsprogramm für Menschen mit Hemiparese nach Schlaganfall, die Funktionsfähigkeit in der Gemeinde verbesserten. Zum Follow-up nach sechs Monaten hatten sich die Teilnehmer der Interventionsgruppe verbessert. Die Teilnehmer der Kontrollgruppe hatten sich bezüglich Ganggeschwindigkeit, Gleichgewicht und in der Domain „Partizipation" der SIS hingegen verschlechtert. Teilnehmer mit Symptomen einer Depression zum Baseline-Zeitpunkt verbesserten sich, Teilnehmer der Kontrollgruppe blieben unverändert. Keine Verbesserungen wurden im BI oder bei der Belastung der Pflegepersonen festgestellt. Pang et al. (2006) untersuchten ein gemeindebasiertes Übungsprogramm, das speziell auf die Erholung der oberen Extremität abzielte. Ganz allgemein zeigten sich in der experimentellen Gruppe mehr signifikante Verbesserungen in Bezug auf die Behinderung (Fugl-Meyer Assessment [FMA]) und die OE-Funktion (WMFT). Diejenigen mit einer moderaten Schädigung des Arms profitierten am meisten von dem Programm. Harrington et al. (2010) evaluierten ein gemeindebasiertes Übungs- und Edukationsprogramm für Schlaganfall-Betroffene. Nach neun Wochen und einem Jahr fanden sie einen signifikanten Unterschied in den Ergebnissen im Subjective Index of Physical and Social Outcome wie auch bezüglich des psychischen Wohlbefindens zugunsten der Interventionsgruppe. Olney und Kollegen (2006) verglichen ein zehnwöchiges supervidiertes Konditionsprogramm mit einem nicht supervidierten häuslichen Programm. Nach einem Jahr hatten sich beide Gruppen signifikant im 6-Minuten-Gehtest bezüglich der Gehgeschwindigkeit und im MOS 36-Item Short Form Health Survey (SF-36) verbessert. Mead und Kollegen (2007) untersuchten Machbarkeit und Wirkung eines abgestuften Bewegungstrainings nach Schlaganfall im Vergleich zu Entspannung. Nach drei Monaten waren die Werte bezüglich der körperlichen Rollenfunktion (SF-36), im TUG und die Gehökonomie in der Bewegungsgruppe signifikant besser. Nach sieben Monaten waren zwischen beiden Gruppen nur noch die Werte zur körperlichen Rollenfunktion (SF-

36) signifkant verschieden. Langhammer et al. (2008, 2009) analysierten ihre RCT in zweierlei Hinsicht. Sie verglichen normale Bewegung (selbst-initiiert, ohne vorgeschriebenen zeitlichen Rahmen) mit intensiver Bewegung (80 Stunden mit 70–80 % Ausdauer, 50–60 % der Kraft und Anforderungen an das Gleichgewicht). Sie kamen zu dem Schluss, dass die Gruppe, die die selbst-initiierte, normale Bewegung gemacht hatte zu besseren HRQOL-Werten tendierte. Nach 12 Monaten hatten sich beide Gruppen in einer Vielzahl funktioneller Outcome-Assessments verbessert. Die Gruppe, welche die selbst-initiierte Bewegung ausgeführt hatte, konnte jedoch signifikant länger und schneller gehen. Insgesamt schlossen sechs Studien auf die OE-Funktion bezogene Outcome-Assessments ein, fünf davon (Ada et al., 2006; Harris & Eng, 2010; Langhammer et al., 2009; Pak & Patten, 2008; Pang et al., 2006) berichteten positive Ergebnisse zugunsten von Kräftigung und Bewegung zur Verbesserung der OE-Funktion. Acht von elf Studien berichteten positive Ergebnisse zu Kräftigung und Bewegung in gleichgewichts- und mobilitätsbezogenen Outcome-Assessments (Ada et al., 2006; Brazzelli et al., 2011; Langhammer et al., 2009; Mead et al., 2007; Olney et al., 2006; Pak & Patten, 2008; Schmid et al., 2012; Stuart et al., 2009). 13 Studien verwendeten auch Outcome-Assessments zu Aktivität/Teilhabe, elf davon berichteten positive Effekte durch Kräfigung und Bewegung zur Verbesserung von Aktivität bzw. Partizipation (Ada et al., 2006; Galvin et al., 2008; Harrington et al., 2010; Hart et al., 2004; Holmgren et al., 2010b; Langhammer et al., 2008, 2009; Mead et al., 2007; Olney et al., 2006; Pak & Patten, 2008; Stuart et al., 2009).

Starke Evidenz untermauert also, dass zahlreiche Arten von Kräftigung und Bewegung die OE-Funktion, Gleichgewicht und Mobilität sowie Aktivität/Teilhabe bei Menschen mit schlaganfallbedingten motorischen Schädigungen verbessern können.

5.2.5 Begleitende Interventionen

Begleitende Interventionen unterscheiden sich substanziell von den zuvor dargestellten Interventionen, weil sie den Klienten nicht aktiv einbinden. Vielmehr ist der Klient passiver Empfänger der Intervention. Im Falle von Interventionen, wie dem Anlegen von Schulterstützen oder Orthesen oder beim Dehnen kann die Intervention von einem Ergotherapeuten erbracht werden. Andere Interventionen müssen dagegen von einer ausgebildeten medizinischen Fachkraft erbracht werden (zum Beispiel Botulinumtoxin Typ A [BtxA] und Hirnstimulation). Obwohl das Verabreichen von BtxA und Hirnstimulation nicht in den ergotherapeutischen Arbeitsbereich fallen, arbeiten Praktiker oft mit Klienten, die diese Interventionen zeitgleich erhalten. Daher wird die Evidenz zu solchen Interventionen hier eingeschlossen.

Dehnen, Mobilisation, Schulterunterstützung, Orthesen und Positionierung

Sechs Level I-Studien zu Dehnen, Mobilisation und Positionierung wurden gesichtet, da sie mit Kontrakturprophylaxe und der Erholung der Funktion in Zusammenhang stehen (de Jong, Nieuwboer, & Aufdemkampe, 2006; Gustafsson & McKenna, 2006; Horsley, Herbert, & Ada, 2007; Hunter et al., 2011; Katalinic et al., 2010 [systematischer Review]; Winter, Hunter, Sim, & Crome, 2011 [systematischer Review]). Katalinic et al. (2010) erstellten einen systematischen Review und eine Meta-Analyse, um die Wirkung des Dehnens bei Menschen mit Kontrakturen oder mit Kontrakturrisiko zu untersuchen.

Sie überprüften 35 Studien und kamen zu dem Schluss, dass Dehnen einen geringen oder keinen Effekt auf Schmerzen, Spastizität, Aktivitäts- und Teilhabeeinschränkungen sowie die Lebensqualität (QOL) hat. Ähnlich auch ein systematischer Review über drei RCT's von Winter et al. (2011), der herauszufinden versuchte, ob therapeutische Hands-on-Interventionen, die motorische Aktivität und Funktion der OE nach einem Schlaganfall steigern. Ihre Ergebnisse legen nahe, dass die Evidenz zum Nutzen von Dehnen, passiver Bewegung und Mobilisation der OE begrenzt ist. Um zu ermitteln, ob 30 Minuten täglichen Dehnens der Handgelenks- und Fingerflexoren Kontrakturen vorbeugt oder diese wieder löst, Schmerzen mindert oder die Aktivität der OE verbessert, führten Horsley et al. (2007) eine RCT durch und nutzten die herkömmliche Therapie als Kontroll-intervention. Es fanden sich in keinem Outcome-Assessment signifikante Gruppenunterschiede. De Jong et al. (2006) untersuchten die Wirksamkeit einer Positionierung für den hemiplegischen Arm, die Kontrakturen vorbeugen sollte, zusätzlich zur herkömmlichen Therapie bei subakuten Schlaganfall-Betroffenen. Fünf Stunden pro Woche wurde der Arm durch ein Kissen unterstützt und in größtmöglich tolerierter Schulterabduktion und Außenrotation, Ellbogenextension und Supination des Unterarms gelagert. Nach fünf Wochen war die Schulterabduktion in der experimentellen Gruppe signifikant besser, ebenso der FMA-Score. Keine Unterschiede wurden jedoch im Hinblick auf Schmerz, das passive ROM (PROM) oder die ADLs festgestellt. Hunter et al. (2011) führten eine RCT (Level I) mit 76 Teilnehmern durch. Sie wollten die effektivste und praktikabelste Dosierung von Mobilisation und taktiler Stimulation, einschließlich Gelenk- und Weichteilmobilisation, herausfinden, mit dem Ziel, willkürliche Muskelkontraktionen zu steigern. Vier Gruppen erhielten Therapie: Gruppe 1 war die Kontrollgruppe, die Gruppen 2, 3 und 4 erhielten Mobilisation und taktile Stimulation für 30, 60 oder 120 Minuten. In beiden Outcome-Assessments (Motricity Index, ARAT) zeigten sich keine signifikanten Gruppenunterschiede. Gustafsson und McKenna (2006) überprüften schließlich ein stationäres Programm zur Positionierung der betroffenen Schulter bezüglich seiner Effekte zum Follow-up nach sechs Monaten. Und obwohl sie in keinem Outcome-Assessment signifikante Gruppenunterschiede fanden, berichteten Teilnehmer der Dehnungsgruppe zum Entlassungszeitpunkt und beim Follow-up größere Schmerzen bei Bewegung. Zwei Studien untersuchten die Wirksamkeit von Stützen der Schulter. Acar und Karatas (2010 [Level III]) erforschten die Wirkung einer Armschlinge auf das Gleichgewicht der Patienten mit Hemiplegie nach Schlafanfall. Die Teilnehmer verbesserten sich signifikant in allen Outcome-Assessments (statisches Gleichgewicht, BBS, Functional Reach Test), während sie die Armschlinge trugen. Griffin und Bernhardt (2006 [Level I]) überprüften, ob das Taping (therapeutisch oder Placebo) der gefährdeten Schulter, die Entwicklung einer hemiplegischen schmerzhaften Schulter besser verhinderte oder herauszögerte als die Standardversorgung. Patienten in der therapeutischen Taping-Gruppe berichteten von signifikant mehr schmerzfreien Tagen als die Gruppe, die die Standardversorgung erhalten hatte. Zu guter Letzt untersuchten auch zwei Level I-Studien den Nutzen von Handgelenksorthesen nach Schlaganfall. Der systematische Review mit Meta-Analyse von Tyson und Kent (2011) erforschte, ob eine Orthese die Funktion oder die Schädigung nach einem Schlaganfall verbessern kann. Ihr Review schloss vier Studien ein und fand keine signifikanten Effekte durch das Tragen der Orthese in den Erhebungen zu OE-Funktion, Bewegungsausmaß oder Schmerzen. Suat, Engin, Nilgün et al. (2011) evaluierten die Wirkung einer reflexhemmenden Handschiene auf das Gleichgewicht und auf die funktionale Mobilität nach Schlaganfall. Sie stellten fest, dass sich die experimentelle Gruppe in einem mobilitätsbezogenen Outcome-Assessment (TUG) sechs Monaten nach der Schienennutzung signifikant verbessert hatte.

Insgesamt scheint die Evidenz zum Nutzen von Positionierungsmaterialien, Orthesen und Dehnung begrenzt. Keine der eingeschlossenen Studien berichtete signifikante Verbesserungen der OE-Funktion und Aktivität bzw. Teilhabe. Allerdings gibt es Hinweise darauf, dass Schulterunterstützung Gleichgewicht und Mobilität verbessern könnte.

Botulinumtoxin Typ A (BtxA)
Vier Level I-Studien (Jahangir et al., 2007; Meythaler, Vogtle, & Brunner, 2009; Shaw et al., 2010, 2011; Sun et al., 2010) und zwei Level II-Studien (Chang et al., 2009; Levy et al., 2007) untersuchten die Wirkung von BtxA, das mit verschiedenen Therapieansätzen kombiniert wurde, auf die motorische Erholung der OE und auf die ADLs nach Schlaganfall. Vier der eingeschlossenen Studien beinhalteten Outcome-Assessments, die sich auf die OE-Funktion bezogen, drei davon (Chang et al., 2009; Meythaler et al., 2009; Sun et al., 2010) berichteten positive Ergebnisse zugunsten von BtxA. Drei Studien schlossen Outcome-Assessments ein, die sich auf Aktivität/Teilhabe bezogen, eine der Studien (Shaw et al., 2010) berichtete positive Effekte zugunsten von BtxA. Levy et al. (2007) untersuchten, ob die Kombination von BtxA und Bewegungstherapie die motorische Funktion verbessern und die Spastizität mindern kann, um eine Beteiligung an CIMT zu gestatten. Dann evaluierten sie die Wirksamkeit von CIMT. Von den 12 Teilnehmern erfüllten vier die Mindestvoraussetzungen, um an der CIMT-Grupppe teilzunehmen. Die CIMT-Gruppe verbesserte sich im Vergleich zu ihren Ausgangswerten im Motor Activity Log und WMFT. Die Zugewinne gingen jedoch nach 24 Wochen, als die Spastik wiederkam, zurück.

Insgesamt bekräftigt limitierte Evidenz die Wirksamkeit von BtxA, wenn es mit therapeutischen Interventionen zur Verbesserung der OE-Funktion oder der Aktivitäten/Teilhabe nach einem Schlaganfall kombiniert wird.

Hirnstimulation
Fünf Level I-Studien untersuchten Hirnstimulation kombiniert mit Therapie (Bolognini et al., 2011; Huang et al., 2008; Kim et al., 2010; Lindenberg, Renga, Zhu et al., 2010; Malcolm et al., 2007). Die eingesetzten Hirnstimulationstechniken waren transkranielle direkte Stimulation (Bolognini et al., 2011; Kim et al., 2010; Lindenberg et al., 2010), kortikale Stimulation (Huang et al., 2008) und repetitive transkranielle Magnetstimulation (Malcolm et al., 2007). Vier Studien verwendeten Outcome-Assessments,

die sich auf die OE-Funktion bezogen, drei davon (Bolognini et al., 2011; Huang et al., 2008; Lindenberg et al., 2010) berichteten positive Effekte zugunsten der Hirnstimulation in Kombination mit anderen Therapieformen (zum Beispiel CIMT, Ergotherapie). Dagegen schlossen zwei Studien Outcome-Assessments zu Aktivität/Teilhabe ein. Beide berichteten keine signifikanten Ergebnisse (Huang et al., 2008; Kim et al., 2010).

Die Evidenz dazu, dass Hirnstimulation zusätzlich zu einer Therapie die OE-Funktion und Aktivität/Teilhabe verbessert, ist daher uneinheitlich.

5.2.6 Telerehabilitation

Zwei Studien untersuchten den Nutzen von Telerehabilitation zur Verbesserung der motorischen Funktion und der ADLs bei Menschen mit schlaganfallbedingten motorischen Schädigungen.

Benvenuti et al. (2014 [Level II]) versuchten die Sicherheit, Adhärenz und Wirksamkeit eines gemeindenahen aufgabenorientierten Trainingsprogramms, unterstützt durch Telerehabilitation, im Vergleich zur Standardversorgung festzustellen. Sie verpflichteten Probanden zur Teilnahme an individualisierten Trainingsprogrammen zu Hause. Signifikante Ergebnisse zugunsten der aufgabenorientierten Übungen fanden sich sowohl in den Outcome-Assessments zur OE-Funktion als auch bezüglich Aktivität/Teilhabe. Zudem wiesen die Ergebnisse darauf hin, dass Telerehabilitation machbar ist und die Adhärenz gegenüber dem Therapieprogramm gesteigert haben könnte. Denn diejenigen, die sich stark an das Programm hielten, hatten die Kioske häufiger aufgesucht, als diejenigen mit durchschnittlicher oder niedriger Adhärenz. Ähnlich fanden auch Chumbler et al. (2012 [Level I]) heraus, dass chronische Schlaganfall-Betroffene, die Instruktionen zu funktionsorientierten Übungen und adaptiven Strategien aus der Ferne (telefonisch oder über ein häusliches Mittelungssystem) erhielten, signifikant größere Verbesserungen in den Outcome-Assessments zu Aktivitäten/Teilhabe aufwiesen.

Daher bekräftigt moderate Evidenz, dass Telerehabilitation effektiv genutzt werden kann, um die Bereitstellung von funktionsorientierten Trainingsprogrammen nach Schlaganfall zu steigern.

5.3 Interventionen bei psychischen Beeinträchtigungen

Insgesamt 39 Artikel wurden in den systematischen Review (Hildebrand, 2014, 2015) eingeschlossen, der psychosoziale und emotionale Beeinträchtigungen nach Schlaganfall adressiert: 37 Level I-Artikel, einen Level II-Artikel und ein Level III-Artikel. Die Evidenz, die sich auf Interventionen bei psychosozialen Beeinträchtigungen nach Schlaganfall bezieht, wurde anhand der Interventionsart in sechs thematische Bereiche eingeteilt:

1. Bewegung
2. Verhaltenstherapie und Schlaganfall-Schulung (Edukation)
3. ausschließlich Verhaltenstherapie
4. ausschließlich Schlaganfall-Edukation
5. Unterstützung und Koordination von Pflege/Betreuung und
6. gemeindenahe Rehabilitationsinterventionen, einschließlich Ergotherapie.

Wenn nötig, wurden die Interventionen in ihren Themenbereichen weiter unterteilt.

5.3.1 Übungsprogramme (einteilig)

Interventionen wurden als einfache Programme klassifiziert, wenn sie nur einen Typ von Übungen beinhalteten (zum Beispiel PROM, Ergometrie).

Obwohl acht Level I-Studien in diese Kategorie passten, lieferten nur zwei limitierte bis keine Evidenz für den Nutzen von einfachen Übungsprogrammen, um nach einem Schlaganfall die Betätigungsperformanz, psychosoziale Beeinträchtigungen oder beides zu verbessern. Cumming, Collier, Thrift et al. (2008 [Level I]) stellten fest, dass Klienten, die eine sehr frühe Mobilisation erhielten (den Patienten aufrichten und zweimal täglich innerhalb der ersten 24 Stunden nach Ereignis aus dem Bett mobilisieren) laut Irritability, Depression, and Anxiety Scale weniger depressiv und ängstlich waren als Klienten in der Standardversorgung. Bei Erhebungen nach sieben Tagen und 12 Monaten stellten sie jedoch keine statistisch signifikanten Unterschiede mehr zwischen den Teilnehmern fest. In einer anderen Level I-Studie, in der ältere Schlaganfall-Patienten ein pflege-geleitetes PROM-Übungsprogramm in einer Langzeit-Pflegeeinrichtung erhielten, erzielten diese signifikant bessere Werte in der chinesischen Version der Geriatrischen Depressionskala (GDS) als die Standardversorgungsgruppe am Ende der vierwöchigen Intervention (Tseng, Chen, Wu et al., 2007). Allerdings erhielt die Gruppe mit der Standardversorgung keine gleichwertige Intervention. Die verbleibenden Studien dieser Kategorie evaluierten unilaterale Übungen für die OE, Arm-Ergometrie, progressives Krafttraining für die obere oder untere Extremität, Tai-Chi und Laufband-Training, fanden jedoch im Hinblick auf psychosoziale Outcomes keine Gruppenunterschiede (Lennon, Carey, Gaffney et al., 2008; Morris et al., 2008; Ouellette et al., 2004; Sims et al., 2009; Smith & Thompson, 2008; Taylor-Piliae & Coull, 2012).

Insgesamt gibt es also nur begrenzte Evidenz und wenig Konsens bezüglich einfacher (einteiliger) Bewegungsprogramme.

5.3.2 Übungsprogramme (mehrteilig)

Interventionen wurden als mehrteilig klassifiziert, wenn sie aus einer Kombination verschiedener Übungsarten bestanden (zum Beispiel Kraft- und Gleichgewichtstraining). Fünf Level I-Studien, eine Level II-Studie und eine Level III-Studie, die in diese Kategorie passten, wurden überprüft. Sechs Studien (fünf Level I, eine Level II) lieferten moderate Unterstützung für den Einsatz mehrteiliger Übungsprogramme zur Verbesserung der Betätigungsperformanz und psychosozialer Beeinträchtigungen nach Schlaganfall. In einer Level I-Studie fanden Lai et al. (2006) heraus, dass – im Vergleich zur Kontrollgruppe mit Standardversorgung – ein 12-wöchiges, mehrteiliges Übungsprogramm drei Monate nach Ende der Intervention zu signifikant geringeren Depressionswerten in der GDS und verbesserten Ergebnissen in der Subskala „Emotionale Rollenfunktion" des SF-36 geführt hatte. Allerdings waren die Werte neun Monate nach Interventionsende nicht mehr signifikant verschieden. In einer weiteren Level I-Studie fanden Olney et al. (2006) statistisch signifikante Verbesserungen des psychischen Wohlbefindens (SF-36) bei Menschen mit Schlaganfall, die an einem supervidierten zehnwöchigen Übungsprogramm teilgenommen hatten. Dies galt im Vergleich zu den Kontrollen, die eine Woche lang an einer Übungsgruppe teilgenommen, und im Anschluss neun Wochen ein Heimübungsprogramm absolviert hatten. Allerdings waren die Unterschiede nach sechs und 12 Monaten nicht mehr statistisch signifikant. In einer Level I-Studie verglichen Holgren et al. (2010b) ein physiotherapeutisch geleitetes intensives Übungsprogramm mit einer ergotherapeutisch geleiteten Diskussionsgruppe (Edukation). Sie fanden einen signifikanten Gruppenunterschied bezüglich des psychischen Wohlbefindens (SF-36) zugunsten der ET-geleiteten Diskussionsgruppe beim Follow-up nach drei Monaten, jedoch keine Gruppenunterschiede in der GDS. Mead et al. (2007 [Level I]) untersuchten den Effekt eines 12-wöchigen und dreimal wöchentlich stattfindenden Gruppenübungsprogramms, das von einem Fitnesstrainer geleitet wurde, im Vergleich zu einer im gleichen zeitlichen Umfang stattfindenden angeleiteten Entspannungsgruppe. Endpunkte waren Depression, Angst und Lebensqualität. Beide Gruppen verbesserten sich bezüglich der Angst laut Hospital Anxiety and Depression Scale (HADS) und im psychischen Wohlbefinden (SF-36). Aber sowohl drei als auch sieben Monate nach der Intervention fanden sich zwischen den Gruppen keine signifikanten Unterschiede mehr. Schließlich ergab auch die Level II-Studie von Stuart et al. (2009), dass Teilnehmer, die einen Schlaganfall und eine Depression hatten, im Vergleich zu Probanden, die nur die Standardintervention erhalten hatten, nach sechs Monaten signifkante Verbesserungen in der Hamilton Depression Rating Scale (HDRS) aufwiesen. Die zwei verbleibenden Studien dieser Kategorie, eine Level I-Studie, die ein mehrteiliges physiotherapeutisches Übungsprogramm evaluierte, und eine Level II-Studie, die ein gemeindenahes Übungsprogramm untersuchte, das von Fitnesstrainern durchgeführt wurde, fanden zwischen den Gruppen keine statistisch signifikanten Verbesserungen der psychosozialen Outcomes (Langhammer et al., 2008; Rand et al., 2010).

5.3.3 Verhaltenstherapie und Schlaganfall-Schulung (Edukation)

Fünf Level I-Studien, die Verhaltenstherapie und Schlaganfall-Edukation kombinierten, wurden geprüft. Nur eine Studie fand einen statistisch signifikanten Unterschied zwischen den Teilnehmern bezüglich Angst, Depression und psychischem Wohlbefinden zugunsten der Gruppe, die ein Beratungsprogramm (ein verhaltenstherapeutisches und einen Informationsteil zum Schlaganfall) absolviert hatte. (Chang, Zhang, Xia et al., 2011). Die Ergebnisse dieser Studie unterscheiden sich von denen von Ellis, Rodger, McAlpine et al. (2005), die keine statistisch signifikanten Gruppenunterschiede fanden, als sie die Kombination aus einem verhaltenstherapeutischen und einem Schlaganfall-Edukationsprogramm mit der Standardversorgung verglichen. Zwei weitere Level I-Studien, die Interventionen aus Verhaltensanpassung und Schlaganfall-Edukation untersuchten, fanden nach den jeweiligen Interventionen keine statistisch signifikanten Unterschiede zwischen den Gruppen (Johnston et al., 2007; Kendall et al., 2007). Schließlich fand auch eine Level I-Studie, die die Wirkung eines Programms aus familiärer Beratung und Schlaganfall-Edukation durch einen Sozialarbeiter mit einer Kontrollintervention verglich, keine statistisch signifkanten Unterschiede ziwschen den Gruppen in der HADS oder bezüglich dem psychischen Wohlbefinden (SF-36) (Clark, Rubenach, & Winsor, 2003).

Diese Resultate liefern demnach begrenzte bis keine Evidenz für die Kombination aus Verhaltenstherapie und Schlaganfall-Edukation zur Verbesserung psychosozialer Outcomes nach Schlaganfall.

Verhaltenstherapie
In fünf Level I-Studien wurde mit Schlaganfall-Betroffenen ausschließlich Verhaltenstherapie durchgeführt. Mitchell et al. (2009) untersuchten eine kurze Verhaltensintervention mit dem Schwerpunkt Problemlösetechniken für Schlaganfall-Betroffene. Alle Teilnehmer hatten eine diagnostizierte Depression und erhielten Antidepressiva. Die Interventionsgruppe[11] wies im Vergleich zur Kontrollgruppe nach einem Jahr signifikant bessere HDRS-Werte auf. Robinson et al. (2008) verglichen drei Gruppen über ein Jahr: eine Gruppe, die ausschließlich Antidepressiva erhielt, eine Gruppe, die eine Problemlösetherapie erhielt, und eine Placebo-Kontrollgruppe. Die Placebo-Kontrollgruppe hatte eine 4,5 mal höhere Wahrscheinlichkeit eine Depression zu entwickeln als die Gruppe, die Antidepressiva erhielt und eine 2,2 mal höhere Wahrscheinlichkeit als die Problemlösegruppe. Watkins et al. (2007) verglichen den Nutzen von Motivierender Gesprächsführung (Motivational Interviewing/MI) bei Patienten in den ersten drei Monaten nach Schlaganfall mit einer Kontrollgruppe. Sie fanden signifikante Verbesserungen im General Health Questionnaire und im Yale Depression Screen bei den Klienten, die im Vergleich zu den Kontrollen das MI abgeschlossen hatten. Lincoln und Flannaghan (2003) verglichen Patienten, die kognitve Verhaltenstherapie erhielten mit zwei Kontrollgruppen, die entweder keine Intervention oder eine Placebo-Intervention (Aufmerksamkeit) erhielten. Sie fanden zwischen den Gruppen keine signifikanten Unterschiede im Beck Depression Inventory oder dem Wakefield Self Assessment Depression Inventory nach drei und sechs Monaten. In einer sehr kleinen Studie verglich Davis (2004) Teilnehmer, die einer Lebensrückblick-Therapie/Life Review Therapy (Teilen von Erinnerungen und Sprechen über wichtige Ereignisse und Erinnerung im eigenen Leben) zugeteilt waren mit einer Kontrollgruppe und fand signifikante Unterschiede zwischen beiden in der Zung Scale for Depression zugunsten der Life Review-Therapie.

Diese Ergebnisse liefern limitierte bis moderate Evidenz zum Nutzen von Verhaltenstherapie zur Verbesserung psychosozialer Outcomes nach Schlaganfall.

Schlaganfall-Edukation
Zwei Level I-Studien führten mit Schlaganfall-Betroffenen ausschließlich Schlaganfall-Edukation durch. Smith, Forster und Young (2004) verglichen die Bereitstellung eines Manuals/Handbuchs mit Informationen zum Schlaganfall und Informationsveranstaltungen durch ein multidisziplinäres Team mit der Standardversorgung. Nach drei und sechs Monaten waren die HADS Angst-Werte in der Interventionsgruppe signifikant besser als in der Kontrollgruppe. Keine Unterschiede fanden sich zwischen den Gruppen jedoch im Hinblick auf die Depressionswerte. In einer Studie von Hoffmann, McKenna, Worrall et al. (2007) erhielten die Teilnehmer der Interventionsgruppe bei Aufnahme in eine stationäre Rehabilitationseinrichtung ein individuell zugeschnittenes Edukationspaket zum Schlaganfall. Die Angstwerte in der HADS verbesserten sich in der Kontrollgruppe stärker als bei den Patienten, die das Informationsmaterial erhalten hatten. Bezüglich der Depressionswerte fanden sich keine signifikanten Gruppenunterschiede.

Gemeinsam betrachtet liefern diese beiden Studien keine ausreichende Evidenz dafür, dass Interventionen, die ausschließlich aus Schlaganfall-Edukation bestehen, die psychosozialen Outcomes nach einem Schlaganfall effektiv verbessern können.

5.3.4 Unterstützung und Koordination von Pflegeunterstützung

Sechs Level I-Studien, die in die Kategorie Unterstützung und Koordination von Betreuung und Pflegeunterstützung passten, wurden geprüft. Drei dieser Studien lieferten moderate Evidenz, die den Nutzen solcher Maßnahmen zur Verbesserung der Betätigungsperformanz und psychosozialer Beeinträchtigungen nach Schlaganfall bekräftigt.

---

11 Ist im Original im Plural. Nach dem Abstract https://www.ncbi.nlm.nih.gov/pubmed/19661478 (Zugriff am 20.04.2017) gab es nur eine Interventionsgruppe. (Anm. der Übersetzerinnen)

Boter (2004) untersuchte die Wirksamkeit einer Intervention bestehend aus drei von Pflegekräften initiierten Telefonkontakten und einem Hausbesuch einer Stroke Nurse im Vergleich zur Standardversorgung. Die Interventionsgruppe hatte signifikant niedrigere Angstwerte in der HADS als die Gruppe, die die Standardversorgung erhalten hatte. Burton and Gibbon (2005) verglichen das Anbieten einer Pflegeschulung und von freundlichem Kontakt für zwei Monate ab Entlassung mit der Standardversorgung. Sie fanden heraus, dass die Interventionsgruppe nach drei und 12 Monaten signifikant niedrigere Werte von emotionalem Distress im Nottingham Health Profile zeigten als die Teilnehmer der Kontrollgruppe. Claiborne (2006) verglich Versorgungskoordination für die ersten drei Monate ab Entlassung aus dem Krankenhaus, die von einem Sozialarbeiter erbracht wurde, mit der Standardversorgung. Die Teilnehmer der Interventionsgruppe verbesserten sich signifikant mehr bezüglich des psychischen Wohlbefindens (SF-36) und der Depressionswerte (GDS) als die Kontrollgruppen-Teilnehmer. Die verbleibenden drei Artikel in dieser Kategorie evaluierten Pflege und Koordinationsdienstleister im United Kingdom Family Support Organizer Program (Programm zur Unterstützung von Familien in GB) und pflegerisches Fallmanagement. Sie fanden keinerlei statistisch signifikante Verbesserungen der psychosozialen Outcomes durch diese Interventionen (Lincoln, Francis, Lilley et al., 2003; Mayo et al., 2008; Tilling, Coshall, McKevitt et al., 2005).

Die in dieser Kategorie überprüften Studien liefern begrenzte bis moderate Evidenz für den Nutzen von Unterstützung und Koordination von Pflegeunterstützung und Betreuung zur Verbesserung psychosozialer Outcomes nach Schlaganfall.

5.3.5 Wohnortnahe Rehabilitation

Fünf Level I-Studien, die in die Kategorie der ambulanten Rehabilitation-Interventionen passten, wurden überprüft. Drei dieser Studien lieferten moderate Evidenz, die den Nutzen wohnortnaher Rehabilitation-Interventionen zur Verbesserung der Betätigungsperformanz und psychosozialer Beeinträchtigungen nach einem Schlaganfall bestätigt. Um dieser Gruppe zugeordnet zu werden, mussten die untersuchten Interventionen psychosoziale Symptome, Aktivität/Teilhabe oder beide adressieren und Ergotherapie als primäre Rehabilitationsdisziplin enthalten sein. Die Ergotherapie musste entweder gemeindenah oder – als Teil eines multiprofessionellen Reha-Teams – im häuslichen Setting erfolgen.

Ryan, Enderby und Rigby (2006) verglichen Patienten, die eine intensive Gesundheitsintervention im häuslichen Umfeld erhielten (sechs oder mehr Hausbesuche) mit einer weniger intensiven Kontrollintervention (drei oder weniger Besuche). Die Intensivgruppe hatte signifikant bessere Werte im EuroQol bezüglich Angst und Niedergeschlagenheit und in der HADS bezüglich Depression und Angst. Desrosiers et al. (2007) verglichen Teilnehmer, die eine gemeindenahe Intervention mit Freizeitaktivitäten und Edukation erhielten mit einer Kontrollgruppe. Die Freizeitaktivitäten-Gruppe wies im Vergleich zur Kontrollgruppe signifikante Verbesserungen der depressiven Symptome auf, keine Unterschiede gab es jedoch beim psychischen Wohlbefinden. Egan, Kessler, Laporte et al. (2007) verglichen ebenfalls ein ergotherapeutisch geleitetes, klientenzentriertes, betätigungsbasiertes Gemeindeprogramm mit einer Kontrollgruppe und fanden einen signifikanten Unterschied zwischen den Gruppen bezüglich des psychischen Wohlbefindens (SF-36). Die verbleibenden Studien dieser Kategorie (Corr, Phillips, & Walker, 2004; Logan et al., 2004), die ein gemeindebasiertes Programm mit bedeutungsvollen Aktivitäten für jüngere Menschen mit Schlaganfall und ein Mobilitätsprogramm vor Ort evaluierten, fanden keine statistisch signifikanten Verbesserungen der psychosozialen Outcomes.

5.4 Interventionen bei Einschränkungen der ADL und IADL

Insgesamt 40 Studien, die Interventionen zur Verbesserung von Beeinträchtigungen im Bereich der ADL und IADL nach Schlaganfall untersuchten, wurden überprüft: 27 Level I-Sudien, vier Level II-Studien und neun Level III-Studien (Wolf, Chuh, Floyd et al., 2015; Wolf, Chuh, McInnis et al., 2014). Die Publikationen in dieser Gruppe wurden dann in fünf Betätigungsbereiche, entsprechend dem Framework (AOTA, 2014b), unterteilt:
1. ADLs
2. IADLs
3. Freizeit
4. Partizipation/soziale Teilhabe und
5. Erholung und Schlaf.

Wenn möglich wurden die Artikel im Rahmen des jeweiligen Betätigungsbereichs auch nach dem Behandlungssetting, in dem die Studie durchgeführt wurde, unterteilt in stationär, ambulant, häuslich und in der Gemeinde.

5.4.1 Aktivitäten des täglichen Lebens

Überprüft wurden 21 Artikel, die auf die ADL-Performanz abzielten: 15 Level I-Studien, zwei Level II-Studien und vier Level III-Studien. Die Publikationen wurden weiterhin nach dem praktischen Bereich, in dem sie durchgeführt wurden, unterteilt.

ADL-Interventionen in stationären Settings
Sieben Studien (drei Level I, zwei Level II, zwei Level III) evaluierten den Nutzen betätigungsbasierter Interventionen zur Verbesserung der ADL-Performanz im stationären Setting. In einer Level I-Studie fanden Haslam und Beaulieu (2007) begrenzte Evidenz, die die Überlegenheit von funktionalem (Aufgabentraining) gegenüber restitutiven (nicht aktivitätsbasierten) Interventionen zur Verbesserung der ADL-Performanz bekräftigt. In einer weiteren Level I-Studie fanden Abizanda et al. (2011) keinen Unterschied zwischen einer kombinierten Intervention aus Ergotherapie (ADL-Training unter Einbezug der Familie) und herkömmlicher Therapie (Medikamente und Physiotherapie) gegenüber herkömmlicher Therapie allein. Eine kleine Level I-Studie (n = 4) von Mew (2010) berichtete, dass eine Bobath-basierte Bewegungsintervention zur Tonusnormalisierung und Vermeidung abnormaler Bewegungen mit besserer motorischer Erholung assoziiert war. Funktionale Interventionen wie das Nutzen von Umweltadaptationen, Hilfsmitteln oder Kompensationsstrategien bei der Ausführung von ADL waren mit größerer Selbstständigkeit in den ADLs verbunden. In einer Level II-Studie untersuchten Sonoda, Saitoh, Nagai et al. (2004), ob das Full-time Integrated Treatment (FIT)-Rehabilitationsprogramm (hochintensive, hochdosierte Ergo- und Physiotherapie zu je 40 min/Einheit, sieben Tage/Woche) im Hinblick auf die ADL-Funktionsfähigkeit bei Entlassung dem Standardversorgungsmodell (weniger intensive Gang- und Übungspraxis bezogen auf die ADL-Ausführung zu je 40 min/Einheit, fünf Tage/Woche mit Ergo- und Physiotherapie) überlegen war. Die Studie bewies die Überlegenheit der intensiven, hochdosierten FIT-Intervention zur Verbesserung der ADL-Funktionsfähigkeit bei Entlassung im Vergleich zur Standardversorgung. In einer Level III-Studie evaluierten Teasell, Foley, Bhogal et al. (2005) ein interprofessionelles Rehabilitationsprogramm (Ergotherapie, Physiotherapie, Sprachtherapie, Sozialarbeit, Diätetik und Medikation), das auch therapeutische Freizeitgestaltung und einen Rehabilitationsspezialisten einschloss. Die Ergebnisse dieser Studie zeigten, dass die Teilnehmer in den ADLs unabhängiger waren und ihre FIM-Scores von der Aufnahme bis zur Entlassung verbessern konnten. In einer Level II-Studie verglichen Mount et al. (2007) den Nutzen einer Intervention mit fehlerfreiem Lernen (errorless learning) und einer Trial-and-Error-Lernintervention für Menschen mit schlaganfallbedingten Gedächtnisdefiziten. Im Hinblick auf die ADL-Performanz fanden sich keine signifikanten Unterschiede zwischen den Gruppen. Schließlich verglichen auch Gustafsson und McKenna (2010) zwei Rehabilitationseinheiten in zwei unterschiedlichen Einrichtungen. Station A verfügte bei seinem Personal auch über Ergotherapie-Assistenten, die die individuelle Therapie durch das Angebot betätigungsbasierter Gruppen ergänzten. Die durchgeführten Gruppen umfassten die tägliche Zubereitung des Frühstücks, Alltagsfertigkeiten und wöchentliches Einkaufen im Ort. Auf Station B wurden individuelle Therapie und eine wöchentliche Freizeit-Kochgruppe angeboten. Zwischen den Gruppen konnten keine signifikanten Unterschiede gefunden werden. Fazit ist, dass moderate Evidenz den Nutzen betätigungsbasierter Interventionen zur Verbesserung der ADL-Performanz im stationären Setting untermauert.

ADL-Interventionen in ambulanten Settings
Sechs Studien (vier Level I, eine Level II, eine Level III) evaluierten betätigungsbasierte Interventionen, die die Verbesserungen der ADL-Performanz in einem ambulanten Setting zum Ziel hatten. Vier Level I-RCT lieferten keine ausreichende Evidenz, um den Nutzen spezifischer aktivitätsbasierter Interventionen zur Verbesserung der Betätigungsperformanz zu bestätigen. Guidetti, Andersson, Andersson et al. (2010) sowie Guidetti und Ytterberg (2011) fanden keine Unterschiede zwischen einer klientenzentrierten Intervention zur Selbstversorgung, basierend auf der Cognitive Orientation to daily Occupational Performance (CO-OP) Strategie, und einem Standard-Selbstversorgungstraining bezüglich der ADL-Performanz. Die Studie von Katz et al. (2005) fand in der ADL-Checkliste keine Unterschiede zwischen virtueller Realität und computerbasiertem Explorationstraining. Schmid et al. (2012) untersuchten den Effekt einer achtwöchigen Yoga-Intervention auf die Lebensqualität von Menschen mit Schlaganfall und fanden keine Unterschiede zwischen der Yoga- und der Kontrollgruppe, weder bezüglich der Lebensqualität (QOL-Rating) noch in der Modifizierten Rankin Skala. Die Ergebnisse dieser vier Level I-Studien stehen denen einer Level II-Studie von Bode,

Heinemann, Zahara et al. (2007) entgegen. Diese verglich die ADL-Performanz von Menschen, die an einer tagesklinischen Rehabilitation teilgenommen hatten mit Menschen, die nach Schlaganfall an einem ambulanten Programm teilgenommen hatten. Sie fanden signifikante Unterschiede zwischen diesen Programmen bezüglich der ADL-Performanz. Eine Level III-Studie von Hershkovitz, Beloosesky, Brill et al. (2004) lieferte zusätzliche Evidenz für ADL-basierte Interventionen im ambulanten Setting: Sie fanden bei Menschen, die an einem Rehabilitationsprogramm in einer Tagesklinik teilgenommen hatten bezüglich der funktionalen Selbstständigkeit signifikante Verbesserungen vom Zeitpunkt der Aufnahme bis zur Entlassung.

Die hier überprüften Studien liefern also begrenzte Evidenz für betätigungsbasierte Interventionen, um die ADL-Performanz im ambulanten Setting zu verbessern.

ADL-Interventionen in häuslichen Settings

Drei systematische Reviews (Level I) und zwei RCT's (Level I) lieferten starke Evidenz für die Wirkung von häuslichen Interventionen für die ADL-Performanz von Erwachsenen mit Schlaganfall. Eine RCT von Chiu und Man (2004) verglich das Training mit assistiven Technologien (AT) im häuslichen Umfeld mit einem Standard-AT-Training und fand heraus, dass die FIM-Scores beider Gruppen im Anschluss besser waren. Die Gruppe, die das häusliche Training erhalten hatte, nutzte die AT jedoch häufiger als die Kontrollgruppe. Sahebalzamani, Aliloo und Shakibi (2009) kamen in ihrer RCT zu dem Ergebnis, dass ein Edukationsprogramm zur Selbstversorgung im Vergleich zur Standardversorgung die ADL-Performanz verbesserte. Drei systematische Reviews (Level I) fanden heraus, dass ADL-spezifische Interventionen im häuslichen Umfeld mit größerer Selbstständigkeit in den ADLs einhergehen und die Wahrscheinlichkeit schlechter Outcomes oder vorzeitigem Tod erniedrigt ist. (Legg, 2004; Legg, Drummond, & Langhorne, 2006; Legg et al., 2007). Eine Level I-RCT lieferte mangelhafte Evidenz, um den Effekt einer im häuslichen Umfeld erbrachten, erweiterten Dienstleistung einer Stroke-Unit (ESUS) mit frühzeitiger unterstützter Entlassung im Vergleich zur Standardversorgung zu untermauern (Askim, Rohweder, Lydersen et al., 2004). Diese Studie verglich die ESUS-Gruppe (bestehend aus frühzeitiger Entlassung mit Hausbesuchen durch Pflegekraft, Physiotherapeutin, Ergotherapeutin und Arzt) mit einer Gruppe, die standardmäßig aus der normalen Schlaganfallversorgung entlassen wurde. Es wurden keine Unterschiede im Hinblick auf funktionale Zugewinne zwischen den Gruppen gefunden (Askim et al., 2004).

ADL-Interventionen in Gemeindesettings

Starke Evidenz aus einem systematischen Review und einer Metaanalyse von RCT's (Level I) bekräftigt die Wirkung ergotherapeutischer Interventionen zur Verbesserung der ADL-Performanz von Erwachsenen mit Schlaganfall (Walker et al., 2004; Wilkins, Jung, Wishart et al., 2003).

Wilkins et al. (2003) fanden heraus, dass ergotherapeutische Schulungs- und Trainingsprogramme effektiv sind, vor allem gemeindenahe Kurzzeit-Interventionen, die sich auf bestimmte Performanzprobleme bei älteren Erwachsenen mit Schlaganfall beziehen. Walker et al. (2004) fanden auf Basis ihrer Metaanalyse von Daten aus acht RCT heraus, dass Ergotherapie im Vergleich zur Standardversorgung die ADL-Performanz signifikant verbesserte. Eine RCT (Level I) lieferte unzureichende Evidenz für den Effekt eines Übungs- und Schulungsprogramms in Bezug auf die Wiedereingliederung und die Lebensqualität (Harrington et al., 2010). Harrington et al. (2010) fanden heraus, dass die 16 Einheiten dauernde Übungs- und Edukationsintervention (eine Stunde Üben und eine Stunde interaktive Edukation), die Lebensqualität und die Wiedereingliederung nach 12 Monaten im Vergleich zur Kontrollintervention (Standardversorgung und ein Informationsblatt) nicht verbesserten. Allerdings fehlte der Intervention das Spezifische (ein breites Themenspektrum wurde adressiert) und die Attrition-Rate (Ausfallrate) war hoch.

5.4.2 Instrumentelle Aktivitäten des täglichen Lebens

Es wurden ein systematischer Review (Level I), vier RCT (Level I), zwei kontrollierte Studien (Level II) und fünf Level III-Studien gefunden, die die Wirkung von aktivitäts- oder betätigungsbasierten Interventionen auf die IADL-Performanz von Erwachsenen mit einem Schlaganfall evaluierten.

IADL-Interventionen in stationären Settings

Saposnik et al. (2010 [Level I]) fanden vier Wochen nach einer Intervention signifikante Unterschiede (Verbesserung der oberen Extremität) zugunsten von Aufgabensimulation mittels virtueller Realität (Wii sports and Wii cooking) gegenüber einer Freizeittherapie (Brettspiele). Song, Oh, Kim et al. (2011 [Level I]) fanden heraus, dass ein Rehabilitationsprogramm zur Sexualität die Häufigkeit der Partizipation der Teilnehmer an und die Zufriedenheit mit der sexuellen Aktivität im Vergleich zur Wartekontrollgruppe verbesserte. In einer Kohortenstudie (Level II) untersuchten Kim et al. (2007) eine VR-Intervention (ein auf dem Kopf getragenes VR-Display) im Vergleich zu zwei Kontrollinterventionen. Im Fokus standen zahlreiche Fertigkeiten, die für die Sicherheit beim Überqueren der Straße essentiell sind. Sie fanden dabei signfikante Verbesserungen bei den Patienten, die an der VR-Gruppe teilgenommen hatten und zwar bezüglich der Reaktionszeit, dem Bedarf an visuellen und auditiven Cues und dem erfolgreichen Überqueren der Straße. Devos et al. (2009 [Level I]) verglichen Fahrsimulationstraining (lebensgroße computergenerierte Bilder und individuell angepasste Fahrszenarien) mit kognitivem Training (handelsübliche Spiele zum Training der kognitiven Fertigkeiten). Die Interventionsgruppe zeigte signfikant verbesserte visuell-integrierende und operative Manövrierfertigkeiten beim Fahren, durch das Antizipieren von Schildern und das Einhalten der Position auf der Straße. Keine signfikanten Gruppenunterschiede gab es bezüglich der operativen und taktischen Ausführung. Mountain et al. (2010 [Level III]) evaluierten den Nutzen eines Rollstuhltrainings, zur Vermittlung von Fertigkeiten im Umgang mit dem Elektro-Rollstuhl. Die Autoren fanden nach der Teilnahme an dem Programm signfikante Verbesserungen der Performanz (zum Beispiel beim Manövrieren, beim Aufbau, dem Erreichen von Objekten aus dem Stuhl und Transfers). Rand et al. (2009 [Level III]) evaluierten eine krankenhausbasierte VR-Plattform zur Verbesserung der exekutiven Funktionsfähigkeit und des Multitaskings bei Einkaufsaufgaben. Den Autoren zufolge ließen sich nach der Intervention bei allen Teilnehmern allgemeine Verbesserungen erkennen. Allerdings war die Stichprobe zu klein, um die Hypothesen statistisch zu überprüfen.

IADL-Interventionen in ambulanten Settings
Logan et al. (2004 [Level I]) verglichen eine ergotherapeutische Intervention, in der Teilnehmern Mobilitätshilfen gezeigt wurden und sie eine allgemeine Schulung zu Mobilität in der Gemeinde erhielten, mit einer Intervention, die ausschließlich Informationsmaterial zu lokalen Mobilitätsangeboten zur Verfügung stellte. Die Interventionsgruppe machte zu jedem Erhebungszeitpunkt signfikant mehr Ausflüge. Yip und Man (2009 [Level III]) evaluierten ein VR-Reha-Training (computerbasiertes Programm mit einem Joystick, um die Bewegung zu kontrollieren) zur Steigerung der Mobilität in der Gemeinde. Das Training führte zu positiven, aber nicht signfikanten Veränderungen der Mobilitätsfertigkeiten in der Gemeinde (weniger Zeitbedarf, um zum Supermarkt zu kommen und ein Rückgang zahlreicher gefährlicher Verhaltensweisen).

IADL-Interventionen in wohnortnahen Settings
Begrenzte bis moderate Evidenz unterstützt wohnortbasierte Interventionen zur Verbesserung der Betätigungsperformanz.

Graven, Brock, Hill et al. (2011 [Level I]) evaluierten aktivitäts- und betätigungsbasierte Interventionen bei depressiven Symptomen, verminderter Teilhabe und Lebensqualität nach einem Schlaganfall. Sie fanden heraus, dass ein umfassendes Rehabilitationsprogramm (regelmäßige Besuche einer Tagesklinik oder einer Ambulanz) oder eine Rehabiliation, die Freizeitaktivitäten adressierte, zu geringeren depressiven Symptomen und einer verbesserten Teilhabe und Lebensqualität führten. Dagegen fanden sie keine Evidenz für den Nutzen von Selbstmanagement-Programmen, die Versorgung durch ein interdisziplinäres Team (periodische Hausbesuche und Anrufe) oder für die Bereitstellung von Informationen. Hartman-Maeir et al. (2007 [Level II]) verglichen ein kommunales Rehabilitationsprogramm mit der Nichtteilnahme an jedem laufenden Rehabilitationsprogramm. Ihre Ergebnisse zeigten einen signifikanten Anstieg der Aktivitäten/Teilhabe und Zufriedenheit unter den Programmteilnehmern, aber eine geringere Handlungsfähigkeit als in der Kontrollgruppe. Pettersson, Törnquist und Ahlström (2006 [Level III]) verglichen den Einsatz eines Elektro-Rollstuhls oder Rollers mit der Nutzung ohne Hilfsmittel. Sie fanden einen positiven Effekt durch die Verwendung eines elektrischen Hilfsmittels auf die Teilhabe am gemeinschaftlichen, sozialen und staatsbürgerlichen Leben. Schließlich evaluierten auch Söderström, Pettersson und Leppert (2006 [Level III]) ein Edukationsprogramm für Autofahrer, indem sie Unterricht und Training auf der Straße kombinierten: Von 15 Teilnehmern bestanden nach der Intervention 13 die Fahrprüfung.

5.4.3 Freizeit

Zwei RCTs und eine Metaanalyse (Level I) lieferten moderate bis starke Evidenz für aktivitäts- oder betätigungsbasierte Interventionen, um die Teilhabe an Freizeitbetätigungen zu steigern.

Corr et al. (2004) evaluierten ein Tages-Rehaprogramm (einschließlich ehrenamtlicher Freizeitaktivitäten, Ausflüge und eines Fertigkeiten-Trainings) zur Verbesserung der ADL- und IADL-Performanz. Sie fanden Verbesserungen in der Selbsteinschätzung der Performanz und der Zufriedenheit mit der durchschnittlichen Performanz in den Bereichen Selbstversorgung, Freizeit und Produktivität, jedoch nach der Intervention keine Verbesserungen in den erweiterten ADL-Werten. Desrosiers et al. (2007) evaluierten ein Freizeitprogramm aus Kanada im häuslichen Umfeld zur Verbesserung der selbstberichteten Teilhabe an und der Zufriedenheit mit den Freizeitaktivitäten. Nach der Intervention berichtete die Interventionsgruppe im Vergleich zur Kontrollgruppe signifikant zufriedener mit ihren Freizeitaktivitäten zu sein und mehr Zeit mit aktiven Freizeitaktivitäten zu verbringen (vs. passive, im häuslichen Umfeld verbrachte Freizeit, für die keine körperliche Aktivität notwendig ist) sowie einen Zuwachs bei der Anzahl der Freizeitaktivitäten. Auf Basis ihrer Metaanalyse der Daten aus acht RCTs fanden Walker et al. (2004) heraus, dass Ergotherapie die Freizeitperformanz im Vergleich zur Standardversorgung signifikant verbesserte.

5.4.4 Soziale Partizipation

Drei Level I-Studien untersuchten aktivitäts- und betätigungsbasierte Interventionen zur Steigerung der sozialen Teilhabe nach Schlaganfall. Egan et al. (2007) evaluierten eine individualisierte, betätigungsbasierte Intervention zur Verbesserung der Betätigungsperformanz. Sie fanden in der Gruppe, die Ergotherapie erhalten hatte, im Vergleich zur Kontrollgruppe mit einer Standardtherapie (die Ergotherapie typischerweise ausschloss) keinen signifikanten Anstieg in der berichteten Performanz in den Bereichen Selbstversorgung, Freizeit und Produktivität. In einer RCT (Level I) evaluierten Kendall und Kollegen (2007) den Nutzen eines Selbstmanagement-Programms zur Verbesserung der Betätigungsperformanz bei chronischen Erkrankungen (CDSMP: Chronic Disease Self-Management Program). Obwohl die CDSMP-Intervention generell mit einer stabileren Anpassung beim Erhalt der familiären Rollen, der Selbstversorgung und Arbeitsproduktivität zu vier Zeitpunkten über ein Jahr assoziiert war, waren die finalen Outcomes zwischen den Gruppen nicht signifikant verschieden. In einer weiteren RCT (Level I) verglichen Polatajko, McEwen, Ryan et al. (2012) den Nutzen von CO-OP zur Unterstützung von Betätigungsperformanzzielen mit einer Standard-Ergotherapie (component-based[12], also eine aufgabenorientierte, auf Handlung basierte Vorgehensweise, Anm. der Hrsg.). Die Interventionsgruppe zeigte signifkant größere Verbesserungen bei der selbstbewerteten Betätigungsperformanz in den identifizierten Zielbereichen.

Erholung und Schlaf

Eine RCT (Level I) von Taylor-Piliae und Coull (2012) fand keine signifikanten Verbesserungen der Schlafqualität nach der Teilnahme an einem Tai-Chi-Programm im Vergleich zu bereitgestelltem Informationsmaterial zu Trainingsmöglichkeiten in der Gemeinde.

5.5 Nutzen und Schaden

Diese Praxisleitlinie basiert auf den Ergebnissen systematischer Reviews, die für die AOTA zu Themen, die mit der Schlaganfall-Rehabilitation in Verbindung stehen, erstellt wurden. Die Studien, die den Einschlusskriterien der systematischen Reviews entsprachen, berichteten nicht explizit zu möglichen schädlichen Wirkungen oder über Nutzenerwartungen zu den untersuchten Interventionen. Vor Implementierung jeder neuen Intervention mit einem Klienten, ist es für Ergotherapeuten immer ratsam, sich den möglichen Nutzen und die möglichen Risiken der Intervention bewusst zu machen. Das Clinical Reasoning, basierend auf der umfassenden Evaluation der Stärken und Einschränkungen des Klienten und dem Verständnis der Intervention, sollte geübt werden, um den potenziellen Nutzen und Schaden einer Intervention für den individuellen Klienten beurteilen zu können.

---

12 „components" bezeichnen im CO-OP-Modell die Körperfunktionen.

6 Schlussfolgerung für Praxis, Ausbildung und Forschung

Diese Leitlinie stellt heraus, dass immer mehr Literatur die Bedeutung von Ergotherapeuten in der Arbeit mit erwachsenen Schlaganfall-Betroffenen unterstützt. Obwohl zahlreiche Forschungsfragen unbeantwortet bleiben, bekräftigt die derzeitige Literatur unsere Rolle in der Arbeit mit dieser Klientel, um ihr bei der Verbesserung der Funktionen, der Betätigungsperformanz und der Teilhabe zu helfen. Darüber hinaus hebt die Evidenz neu entstehende Interventionsstrategien hervor und wirbt um den zurückhaltenden Einsatz vormals prominenter Interventionen für Erwachsenen mit Schlaganfall.

Weil die evidenzbasierte Praxis die Integration der jeweils besten Evidenz, mit der klinischen Expertise und den Präferenzen, Werten und Überzeugungen der Klienten fordert, müssen Ergotherapeuten jede Intervention in Bezug auf ihren spezifischen Klienten bewerten.

Ergotherapie spielt im US-amerikanischen Gesundheitssystem bezüglich der Förderung von Gesundheit und Teilhabe von Erwachsenen mit Schlaganfall eine bedeutende Rolle.

6.1 Schlussfolgerung für die Praxis

Die Evidenz legt nahe, dass eine Vielzahl von Interventionen effektiv zur Verbesserung der Betätigungsperformanz bei Menschen beiträgt, die schlaganfallbedingt kognitive Schädigungen aufweisen. Die Ansätze, die sich effektiv zeigen:
- waren auf die Performanz ausgerichtet
- nutzten Techniken des Strategietrainings und
- waren ihrer Art nach kompensatorisch, wie zum Beispiel visuelles Explorationstraining, kognitives Strategietraining und Zeitdruck-Management.

Im Wesentlichen verdeutlicht die Evidenz die Notwendigkeit, mit den Klienten – ungeachtet der zugrundeliegenden kognitiven Schädigung – am Erhalt oder der Verbesserung der Betätigungsperformanz zu arbeiten. Sie unterstreicht außerdem die Notwendigkeit, in der Klinik echte Betätigungen einzusetzen, statt gestellter kognitiver Aktivitäten und Aufgaben.

Für Interventionen, die auf motorische Dysfunktionen nach einem Schlaganfall gerichtet sind, untermauert der überwiegende Teil der Evidenz die Wirksamkeit der verschiedenen Arten des aufgabenorientierten Trainings. Die Evidenz legt zum Beispiel nahe, dass aufgabenspezifisches repetitives Training, CIMT und mCIMT die OE-Funktion sowie die Aktivitäten und die Teilhabe von Schlaganfall-Betroffenen verbessern können. In Übereinstimmung mit der letzten Praxisleitlinie, die für Schlaganfall-Betroffene mit beeinträchtigter motorischer Leistungsfähigkeit (Sabari, 2008, S. 49) aufgabenbasierte Übungsgelegenheiten vorgeschlagen hatte, nutzen aufgabenorientierte Trainingsinterventionen zielgerichtete, individualisierte Aufgaben, die hohe Wiederholungen aufgabenbezogener oder aufgabenspezifischer Bewegungen fördern.

Darüber hinaus legt die Evidenz nahe, dass aufgabenorientiertes Training in der Kombination mit kognitiven Strategien die OE-Funktion und Aktivitäten/Teilhabe verbessern kann. Diese Interventionen können traditionelles aufgabenorientiertes Training ergänzen und liefern mehr Gelegenheiten für das selbstgesteuerte Üben.

Die Evidenz deutet auch darauf hin, dass zahlreiche Formen von Kräftigung und Bewegung die Betätigungsperformanz ebenfalls verbessern können. Daher kann Kräftigung entweder mit aufgabenorientierten Trainingsinterventionen verknüpft, oder ergänzend zu ihnen eingesetzt werden.

Im Hinblick auf CIMT untermauert die Evidenz den Nutzen dieser Intervention zur Verbesserung der Betätigungsperformanz bei einer ausgewählten Subgruppe von Schlaganfall-Betroffenen; nämlich denen, die noch Restfähigkeiten bei der Handgelenks- und Fingerextension der betroffenen Hand haben und die daneben auch leistungsfähig genug sind, ein solch intensives Training zu bewältigen. Deshalb können die positiven Ergebnisse, die dieser Intervention zugeschrieben werden, nicht auf alle Schlaganfall-Betroffenen übertragen werden. Und obwohl CIMT in seiner ursprünglichen Form in klinischen Settings vielfach nicht praktikabel sein könnte, haben auch mCIMT-Protokolle, die die Dauer des intensiven Trainings der betroffenen Extremität oder die Immobilisierung der nicht betroffenen Extremität reduzieren oder verteilen, bewiesen, dass sie nützlich sein, und ihre Ergebnisse, der Evidenz nach, mit denen des traditionellen CIMTs vergleichbar sein können.

Bezüglich Interventionen, die psychosoziale Veränderungen nach einem Schlaganfall adressieren, bezieht sich der Großteil der verfügbaren Evidenz auf die Effekte von Bewegung auf Depression, Angst und die gesundheitsbezogene Lebensqualität. Die Evidenz legt nahe, dass mehrteilige Übungsinterventionen den größten Effekt auf Depression oder Lebensqualität haben. Die Evidenz untermauert auch den Nutzen von Problemlösetechniken und Motivierender Gesprächsführung, um Depressionen zu adressieren. Zudem befürwortet die Evidenz edukationsbasierte Programme und unterstützungsbasierte Interventionen bei Ängsten. Ergotherapeuten in der häuslichen und gemeindenahen Arbeit sollten nicht nur die persönlichen ADL, sondern auch Freizeitaktivitäten adressieren, um die Depression von Schlagfanfall-Betroffenen zu verbessern.

Und schließlich sollten Ergotherapeuten angesichts der Evidenzlage, die zeigt, dass mehr Hausbesuche die gesundheitsbezogene Lebensqualität von Menschen mit Schlaganfall steigern und Angst und Depression mindern können, mehr Hausbesuche empfehlen und sich für diese einsetzen.

Die derzeit verfügbare Evidenz untermauert den Nutzen betätigungsbasierter Interventionen, um die Betätigungsperformanz nach einem Schlaganfall zu verbessern. Der überwiegende Anteil der Evidenz unterstützt ausdrücklich Interventionen, die sich auf die ADL-Performanz beziehen. Die Evidenz bezüglich der IADL-Performanz hingegen ist heterogen, wodurch es schwieriger ist, daraus eine eindeutige Schlussfolgerung zu ziehen. Außerhalb der ADL- und IADL-Interventionen unterstützt nur etwas neue Evidenz betätigungsbasierte Interventionen.

Derzeit hat der überwiegende Teil der verfügbaren Evidenz einen vorläufigen Charakter und methodische Schwächen, die eine Generalisierung der Ergebnisse einschränken könnten. Oder aber sie baut auf Metaanalysen von RCT auf, die vor mehr als 25 Jahren abgeschlossen wurden. Spezifischere Empfehlungen, basierend auf den Ergebnissen der systematischen Reviews zu Erwachsenen mit Schlaganfall finden sich im Abschnitt: Schlussfolgerung für die Forschung.

6.2 Schlussfolgerung für die Ausbildung

Diese Leitlinie hat für die ergotherapeutische Ausbildung im Hinblick auf die Arbeit mit Menschen, die einen Schlaganfall hatten, zahlreiche Konsequenzen. Die derzeit verfügbare Evidenz zeigt deutlich, dass Best Practice bezüglich der Arbeit mit Menschen mit schlaganfallbedingter kognitiver Dysfunktion auf die Performanz und den Einsatz von Strategien fokussieren muss, statt auf Ansätze, die auf die kognitive Wiederherstellung abzielen. Ausbildungsprogramme sollten den Nutzen echter Betätigung in der Arbeit mit Menschen mit kognitiven Ausfällen betonen.

Ein wesentlicher und einheitlicher Literaturkorpus, der noch in die Zeit der vorherigen Praxisleitlinie (Sabari, 2008) zurückreicht, hat die Überlegenheit hochintensiver aufgabenbasierter Rehabilitationsansätze gezeigt, um motorische Dysfunktionen nach Schlaganfall zu adressieren. Die Literatur lässt die Notwendigkeit erkennen, den Schwerpunkt ergotherapeutischer Ausbildungsprogramme zu verschieben: weg von neurophysiologischen Ansätzen (zum Beispiel NDT, propriozeptive Neurofazilitation), die in der ergotherapeutischen Praxis und den Curricula über viele Jahre beherrschend waren. Aus der Evidenz geht ebenfalls klar hervor, dass die Ausbildung die Rolle des Ergotherapeuten, sich mit den psychosozialen Schwierigkeiten zu befassen, die mit einem Schlaganfall einhergehen, hervorheben sollte. Ergotherapie fehlt in der diesbezüglichen Literatur weitgehend, dabei liegt dies sehr wohl im Rahmen des Arbeitsbereichs der Berufsgruppe. Schließlich empfiehlt die Evidenz den Schwerpunkt stark auf die ADLs nach einem Schlaganfall zu legen. Ein Schlaganfall ist ein lebenslanger chronischer Zustand, der die Wiedereingliederung in ein weites Spektrum von Betätigungen beeinträchtigen kann. Ergotherapeutische (Aus-)Bildungsprogramme sollten Lernenden/

Studierenden gegenüber die Notwendigkeit der umfassenden Informationssammlung betonen, wenn diese die Betätigungsprofile ihrer Klienten ausfüllen, um deren früheres Funktionsniveau und die gemeinsamen Behandlungsziele zu bestimmen.

6.3 Schlussfolgerung für die Forschung

Bezüglich Interventionen, die kognitive Dysfunktionen nach Schlaganfall adressieren, unterstreicht die Evidenz derzeit den Bedarf zu evaluieren, ob Ansätze, die das Training zugrundliegender kognitiver Fertigkeiten fokussieren, auf die Betätigungsperformanz generalisieren. Der Großteil der Studien in diesem Bereich verwendete proximale (körpernahe) Outcome-Assessments, um nur die Veränderungen der kognitiven Leistung zu erfassen. Ob der Effekt dieser Interventionen auf Outcomes übertragen werden kann, die mit der Betätigungsperformanz und der Lebensqualität in Zusammenhang stehen, ist deshalb unklar. Bezüglich Interventionen, die motorische Dysfunktionen nach Schlaganfall adressieren, ist bisher unklar, welche Komponenten aufgabenorientierter Interventionen am hilfreichsten sind, um die gewünschten Effekte zu erzielen.

Empfehlungen für ergotherapeutische Interventionen für Erwachsene, die einen Schlaganfall hatten

Interventionen zur Verbesserung der Betätigungsperformanz von Menschen mit kognitiven Schädigungen

- Visuelles Explorationstraining zur Verbesserung der Performanz (A)
- Kognitive Rehabilitation zur Verbesserung der globalen kognitiven Funktion (B)
- Visuell-räumliches Training zur Verbesserung der kognitiven Funktion (B)
- Kognitives Strategietraining zur Verbesserung der Performanz bei geübten und nicht geübten Aufgaben (B)
- Gestentraining zur Verbesserung des ideatorischen, ideomotorischen und des gestischen Verstehens, mit korrelierenden Verbesserungen der Selbstständigkeit in den ADL bei Menschen mit Apraxie (B)
- Computergestützte Gedächtnistrainings zur Verbesserung der Gedächtnisleistung und Betätigungsperformanz (C)
- EON-MEM, um bei der Verbesserung der Gedächtnisleistung zu unterstützen (C)
- Übungen und Freizeitprogramme zur Verbesserung des Gedächtnisses (C)
- Zeitdruck-Management zur Verbesserung der Geschwindigkeit bei der Ausführung von Alltagsaufgaben bei Menschen mit mentaler Verlangsamung (C)
- VMAll (virtueller Supermarkt), um Multitasking zu adressieren (C)
- Übungen oder Freizeitprogramme, um die exekutiven Funktionen zu verbessern (C)
- Kompensatorische Trainingsinterventionen zur Verbesserung der Betätigungsperformanz von Menschen mit Sehstörungen (C)
- Individualisiertes häusliches Reha-Programm zur Verbesserung der kognitiven Funktion (I)
- Aufmerksamkeitstraining, um Aufmerksamkeitsdefizite zu adressieren (I)
- Visuelle Restitutionsinterventionen zur Verbesserung visueller Dysfunktion (I)
- Prismenadaptation, um die funktionalen (einschließlich Rollstuhlmobilität) und nichtfunktionalen Ergebnisse bei unilateralem räumlichen Neglect zu steigern (I)
- Spiegeltherapie zur Verbesserung der Betätigungsperformanz bei Menschen mit unilateralem räumlichem Neglect (I)
- Abdecken des rechten visuellen Halbfeldes zur Verbesserung der Betätigungsperformanz bei Menschen mit unilateralem räumlichem Neglect (I)
- Nackenmuskelvibration vor der Ergotherapie zur Verbesserung von unilateralem räumlichem Neglect (I)
- Einbindung der Angehörigen in die Therapie zur Verbesserung von unilateralem räumlichem Neglect (I)
- Räumliches Cueing, um die Verwendung des Rollstuhls durch Menschen mit unilateralem räumlichen Neglect zu verbessern. (I)

Interventionen zur Verbesserung der Betätigungsperformanz von Menschen mit motorischen Schädigungen

- Aufgabenspezifisches repetitives Training zur Verbesserung von OE-Funktion, Gleichgewicht/Mobilität und Aktivitäten/Partizipation (A)
- CIMT oder mCIMT zur Verbesserung von OE-Funktion und Aktivität/Partizipation (A)

- Kräftigung und Übung zur Verbesserung von OE-Funktion, Gleichgewicht/Mobilität und Aktivitäten/Partizipation/soziale Teilhabe (A)
- Gerätegestütztes bilaterales Training zur Verbesserung der OE-Funktion (B)
- Virtuelle Realität zur Verbesserung der OE-Funktion und Aktivitäten/Partizipation (B)
- Mentales Üben zur Verbesserung von OE-Funktion, Gleichgewicht/Mobilität und Aktivitäten/Partizipation (B)
- Spiegeltherapie zur Verbesserung der OE-Funktion und von Aktivitäten/Partizipation (B)
- Handlungsbeobachtung zur Verbesserung der OE-Funktion (B)
- Elektrische Stimulation zur Verbesserung der OE-Funktion (B)
- Telerehabilitation um funktionsbezogene Trainingsprogramme zu ergänzen (B)
- Bilaterales Training ohne Geräteeinsatz zur Verbesserung der OE-Funktion oder von Aktivitäten/Partizipation (C)
- Elektrische Stimulation zur Verbesserung der Aktivitäten/Partizipation (C)
- Periphere Nervenstimulation zur Verbesserung der OE-Funktion (C)
- Wiederholte Muskelvibration zur Verbesserung der OE-Funktion (C)
- Visuelles Feedback zur Verbesserung von Gleichgewicht/Mobilität (C)
- Robotik zur Verbesserung der OE-Funktion oder Aktivitäten/Partizipation (C)
- Schulterunterstützung/-positionierung zur Verbesserung von Gleichgewicht und Mobilität (C)
- Positionierungshilfen, Orthesen und Dehnen zur Verbesserung der OE-Funktion und der Aktivitäten/Partizipation (C)
- Botolinumtoxin A kombiniert mit therapeutischen Interventionen zur Verbesserung der OE-Funktion oder Aktivitäten/Partizipation (C)
- Hirnstimulation zusätzlich zu einer Therapie zur Verbesserung der OE-Funktion und der Aktivitäten/Partizipation (I)
- Neurophysiologische Behandlung zur Verbesserung der OE-Funktion oder Aktivitäten/Partizipation. (D)

Intervention zur Verbesserung der Betätigungsperformanz von Menschen mit psychosozialen oder emotionalen Beeinträchtigungen

- Verhaltenstherapie um Depression zu mindern und andere psychosoziale Outcomes zu verbessern (B)
- Mehrteilige Übungsprogramme (zum Beispiel Kraft- und Gleichgewichtstraining) um psychosoziale Outcomes zu verbessern (B)
- Unterstützung und Koordination von Pflege/Betreuung um psychosoziale Outcomes zu verbessern (B)
- Gemeindenahe Rehabilitation um psychosoziale Outcomes zu verbessern (B)
- Einteilige Übungsprogramme um Angst und Depression zu mindern und das psychische Wohlbefinden zu verbessern (I)
- Verhaltenstherapie, kombiniert mit Schlaganfall-Edukation, um psychosoziale Outcomes zu verbessern (I)
- Schlaganfall-Edukation um Angst zu mindern. (I)

Interventionen zur Verbesserung von ADLs und IADLs

- Betätigungsbasierte Interventionen im häuslichen Umfeld zur Verbesserung der ADL-Performanz. (A)
- Gemeindenahe ergotherapeutische Interventionen zur Verbesserung der ADL-Performanz älterer Menschen (> 65) (A)
- Aktivitäts- und betätigungsbasierte Interventionen zur Steigerung der Teilhabe an Freizeitaktivitäten (A)
- Betätigungsbasierte Interventionen zur Verbesserung der ADL-Performanz im stationären Setting. (B)
- VR-Aufgabensimulation zur Verbesserung der OE-Funktion (B)
- Rehabilitationsprogramme zur Sexualität, um die Häufigkeit der Beteiligung und die Zufriedenheit mit der sexuellen Aktivität zu verbessern (B)
- Mobilitätsprogramme vor Ort, um die Anzahl der aushäusigen Unternehmungen zu steigern (B)
- Fahrsimulationstraining zur Verbesserung der sensorisch-visuellen integrativen Fertigkeiten beim Fahren (B)
- Betätigungsbasierte Interventionen zur Verbesserung der ADL-Performanz im ambulanten Setting (C)
- Gemeindenahe Interventionen zur Verbesserung der IADL-Performanz (C)
- VR, um die Sicherheit beim Überqueren der Straße zu verbessern (C)
- Rollstuhltraining zur Verbesserung des Umgangs mit dem Rollstuhl (C)
- Aktivitäten- und betätigungsbasierte Interventionen zur Verbesserung der sozialen Teilhabe (I)
- Übungs- und Edukationsprogramme zur Verbesserung der Wiedereingliederung und der Lebensqualität (I)

- Fahrsimulationstraining zur Verbesserung der operativen und taktischen Ausführung beim Fahren (I)
- Krankenhausbasiertes VR-Prorgamm zur Verbesserung der exekutiven Funktionsfähigkeit und des Multitaskings bei Einkaufsaufgaben (I)
- VR-Programm zur Verbesserung der Mobilität in der Gemeinde (I)
- Tai-Chi zur Verbesserung der Schlafqualität. (I)

Anmerkung
Die Kriterien bezüglich Evidenzlevel und Empfehlungsgrad (A, B, C, I, D) basieren auf den Standardbezeichnungen der U.S. Preventive Services Task Force (2012). Die vorgeschlagenen Empfehlungen basieren auf der vorhandenen Evidenz und beinhalten die klinische Einschätzung der Experten im Hinblick auf die Bedeutung ihres Nutzens.
- ADL = Aktivitäten des täglichen Lebens
- CIMT/mCIMT = constraint-induced movement therapy (Bewegungsinduktionstherapie)/modified constraint-induced movement therapy (modifizierte Bewegungsinduktionstherapie)
- EON–MEM = Ecologically Oriented Neurorehabilitation of Memory
- IADL = instrumentelle Aktivitäten des täglichen Lebens
- OE = obere Extremität
- VR = virtuelle Realität.

A: Es gibt starke Evidenz dafür, dass Ergotherapeuten in Frage kommenden Klienten diese Intervention routinemäßig anbieten sollten. Es wurde gute Evidenz dafür gefunden, dass die Intervention wichtige Outcomes verbessert und der Nutzen gegenüber einem Schaden klar überwiegt.
B: Es gibt moderate Evidenz dafür, dass Ergotherapeuten in Frage kommenden Klienten diese Intervention routinemäßig anbieten sollten. Mit hoher Sicherheit ist der reine Nutzen moderat oder es besteht moderate Gewissheit, dass der reine Nutzen moderat bis erheblich ist.
C: Es gibt schwache Evidenz dafür, dass die Intervention die Outcomes verbessern kann. Es wird empfohlen, die Intervention wahlweise, auf Grundlage des professionellen Urteils und der Klientenpräferenzen, anzubieten. Es herrscht zumindest moderate Gewissheit darüber, dass es einen geringen Nutzen gibt.
I: Es gibt keine ausreichende Evidenz, um zu entscheiden, ob Ergotherapeuten die Intervention routinemäßig anbieten sollten oder nicht. Belege dafür, dass die Intervention effektiv ist, fehlen, sind von schlechter Qualität, widersprüchlich und das Verhältnis von Nutzen und Schaden kann nicht bestimmt werden.
D: Es wird empfohlen, dass Ergotherapeuten entsprechenden Klienten die Intervention nicht anbieten. Es wurden zumindest ausreichende Hinweise darauf gefunden, dass die Intervention ineffektiv ist oder der Schaden den Nutzen überwiegt.

Es wäre hilfreich, wenn zukünftige Studien definieren würden, welche der Komponenten (zum Beispiel Dauer, Steigerung und Intensität des Übens, Beitrag der Immobilisierung des nicht betroffenen Arms und Rumpfs, Üben der Gesamtaufgabe, Üben von Aufgabenteilen, Shaping, Feedback) von CIMT, mCIMT und aufgabenspezifischem repetitivem Training der positiven Wirkung, die mit diesen Interventionen verbunden ist, am förderlichsten sind.

Zukünftig ebenfalls nötig sind kontrollierte Studien mit Studiendesigns, die über ausreichend Power und größere Stichproben verfügen, um die optimale Dosierung von kognitiven Strategien beim aufgabenorientierten Training zu bestimmen; die besten Methoden zur Unterstützung mentaler Praxis (zum Beispiel durch Töne, Video, selbst erzeugt), Handlungsbeobachtung (zum Beispiel Video oder echte Modelle) und VR (zum Beispiel immersiv versus nicht immersiv) zu ermitteln und den Einfluss des motorischen Schädigungsausmaßes auf die Wirksamkeit dieser Interventionen.

Schließlich sollte zukünftige Forschung auch den Transfer und die Generalisierung von in der Klinik gelernten motorischen Fertigkeiten in das wirkliche Lebensumfeld und Veränderungen von Aktivitäten/Teilhabe erheben.

Bei Interventionen, die auf psychosoziale Veränderungen nach einem Schlaganfall gerichtet sind, sollten sich zukünftige Studien darauf konzentrieren, klar definierte Interventionsprotokolle zu haben und die Behandlungstreue zu erheben. Ein genau definiertes Interventionsprotokoll macht Vergleiche und die Replizierbarkeit von Studien möglich. Die Erhebung der Behandlungstreue stellt sicher, dass die Ergebnisse der Intervention zugeschrieben werden können und nicht konfundierenden Faktoren oder den Fertigkeiten des Therapeuten.

Zudem muss zukünftige Forschung die Heterogenität der Schlaganfall-Population beim Festlegen ihrer Einschlusskriterien berücksichtigen (zum Beispiel Alter, Zurückliegen des Ereignisses, Versorgungssetting, Schwere des Schlaganfalls). Auch schließen die meisten Studien Menschen mit Aphasie oder kognitiven Defiziten aus. Diese Menschen haben jedoch ein hohes Risiko für Angst und Depression nach einem Schlaganfall.

Zu guter Letzt waren an den meisten Studien keine Ergotherapeuten beteiligt. Es ist wichtig für die Ergotherapie, in diesem Forschungsbereich aktiver zu werden.

In Studien zu Interventionen, die auf Veränderungen der Betätigungsperformanz nach einem Schlaganfall abzielen (mit Ausnahme der Studien, die die ADL-Performanz evaluierten), wurden ungleiche und manchmal nicht ausreichend entwickelte Assessment-Instrumente zur Ergebnismessung verwendet. Dies spricht für die Notwendigkeit innerhalb der ergotherapeutischen Profession, gut validierte, sensitive und performanzbasierte Ergebnismessinstrumente zu entwickeln, die zur Erhebung von Behandlungs- und Forschungsergebnissen genutzt werden können. Die Entwicklung der Wissenschaft in der Ergotherapie wird solange blockiert bleiben, bis wir angemessene Werkzeuge haben, um ihre Interventionen zu evaluieren. Ein weiteres Fazit diesen evidenzbasierten Reviews markiert die Überbetonung der ADL-Performanz. Wie durch die Ergebnisse dieses Reviews belegt, fokussiert die ergotherapeutische Profession unabhängig von der Diagnose zu stark die ADL-Performanz. Das begrenzt unsere Rolle im Hinblick auf die anderen Betätigungsbereiche, die für unsere Klienten bedeutungsvoll sind. Interventionen, die auf die IADLs, die Freizeit, die soziale Teilhabe, Erholung und Schlaf, Arbeit und Produktivität usw. abzielen, müssen in Zukunft entwickelt und evaluiert werden.

Schließlich gibt es einen akuten Bedarf, ergotherapeutische Interventionen präziser zu entwickeln und zu beschreiben, und zwar mit Betonung des originären Wertes der Profession. Dieser kann durch die Forschungsgemeinschaft adressiert werden. Ein Großteil der Evidenz in diesem Bereich beschreibt Interventionen in vagen Begriffen, was die Generalisierbarkeit der Ergebnisse und die Replizierbarkeit in zukünftigen Arbeiten einschränkt.

7 Anhänge

A Vorbereitung und Qualifikationen von Ergotherapeuten und Ergotherapie-Assistenten

Wer sind Ergotherapeuten?
Um als Ergotherapeutin zu praktizieren, hat die Person in den Vereinigten Staaten:
- das vom Accreditation Council for Occupational Therapy Education (ACOTE®) bzw. seinen Vorgängerorganisationen zertifizierte ergotherapeutische Programm absolviert;
- erfolgreich einen Zeit lang Praxiserfahrung unter Begleitung eines erfahrenden Ergotherapeuten gesammelt in einer dafür anerkannten Bildungseinrichtung, die den akademischen Anforderungen an ein Bildungsprogramm für Ergotherapeuten, das durch die ACOTE bzw. Vorgängerorganisationen zertifiziert worden ist, anerkannt wurde;
- hat einen national anerkannten Aufnahmetest für Ergotherapeuten bestanden; und
- erfüllt die staatlichen Anforderungen für die Zulassung, Zertifizierung bzw. Registrierung.

Bildungsprogramme für Ergotherapeuten
Diese beinhalten Folgendes:
- Biologie, Physische-, Sozial- und Verhaltenswissenschaften
- Grundprinzipien der Ergotherapie
- Theoretische Perspektiven der Ergotherapie
- Screening-Erfassung
- Formulierung und Implementierung eines Interventionsplanes
- Kontext von Berufsausübung
- Management der ergotherapeutischen Dienste (Master-Abschluss)
- Mitarbeiterführung und Management (Doktorabschluss)
- Berufsethik, Werte und Verantwortlichkeiten

Die praktische Arbeit als Bestandteil des Programmes wurde dafür entworfen, kompetente und generalistische Berufseinsteiger in der ergotherapeutischen Ausbildung zu entwickeln, indem eine Vielzahl an Erfahrung über Klienten aller Altersgruppen in einer Vielzahl von Behandlungssettings vermittelt wird. Die praktische Arbeit ist ein integraler Bestandteil des Curriculums des Kurses, beinhaltet vertiefte Erfahrung in der Anwendung von ergotherapeutischer Behandlung gegenüber Klienten und fokussiert die Anwendung von zielgerichteter und aussagekräftiger Betätigung beziehungsweise Forschung, Administration und Management von ergotherapeutischen Dienstleistungen. Die Erfahrungen aus der praktischen Arbeit dienen der Förderung des Clinical Reasoning und der reflektierenden Praxis, um die Werte und Vorstellungen, die die ethische Praxis ermöglichen, zu leiten und Professionalismus sowie Kompetenzen in Karrierezuständigkeiten zu entwickeln. Von Doktoranden wird verlangt, eine empirische Untersuchung durchzuführen, die sie in die Lage versetzt, erweiterte Kompetenzen, über das generalistische Niveau hinaus, zu entwickeln.

Wer sind Ergotherapie-Assistenten?
Um als Ergotherapie-Assistent zu arbeiten, hat die Person in den Vereinigten Staaten:
- das vom ACOTE bzw. seinen Vorgängerorganisationen zertifizierte Programm für Ergotherapie-Assistenten absolviert
- erfolgreich einen Zeit lang Praxiserfahrung unter Begleitung eines erfahrenden Ergotherapeuten gesammelt in einer dafür anerkannten Bildungseinrichtung, die den akademischen Anforderungen an ein Bildungsprogramm für Ergotherapeuten, das durch die ACOTE bzw. Vorgängerorganisationen zertifiziert worden ist, anerkannt wurde

- einen national anerkannten Aufnahmetest für Ergotherapeuten bestanden und
- erfüllt die staatlichen Anforderungen für die Zulassung, Zertifizierung bzw. Registrierung.

Bildungsprogramme für den Ergotherapie-Assistenten

Diese beinhalten Folgendes:
- Biologie, Physische-, Sozial- und Verhaltenswissenschaften
- Grundprinzipien der Ergotherapie
- Theoretische Perspektiven der Ergotherapie
- Screening-Erfassung
- Formulierung und Implementierung eines Interventionsplanes
- Kontext von Berufsausübung
- Assistenz im Organisieren von Ergotherapie

Die praktische Arbeit als Bestandteil des Programmes wurde dafür entworfen, kompetente und generalistische Berufseinsteiger in der ergotherapeutischen Ausbildung zu entwickeln, indem eine Vielzahl an Erfahrung über Klienten aller Altersgruppen in einer Vielzahl von Behandlungssettings vermittelt wird. Die praktische Arbeit ist ein integraler Bestandteil des Curriculums von dem Kurs und beinhaltet vertiefte Erfahrung in der Anwendung von ergotherapeutischer Behandlung gegenüber Klienten und fokussiert die Anwendung von zielgerichteter und aussagekräftiger Betätigung. Die Erfahrungen aus der praktischen Arbeit dienen der Förderung des Clinical Reasoning und der reflektierenden Praxis, um die Werte und Vorstellungen, die die ethische Praxis ermöglichen, zu leiten und Professionalismus sowie Kompetenzen in Karrierezuständigkeiten zu entwickeln.

Regulierung der ergotherapeutischen Praxis

Alle Ergotherapeuten und Ergotherapie-Assistenten müssen nach föderalem und staatlichem Gesetz agieren. Derzeit haben 50 Staaten, der District of Columbia, Puerto Rico und Guam Gesetze zur Regulierung der ergotherapeutischen Praxis beschlossen.

B Selected *ICD–9* Codes

Selected ICD–9 Codes	
Subarachnoid hemorrhage	430
Intracerebral hemorrhage	431
Nontraumatic extradural hemorrhage	432.0
Subdural hemorrhage	432.1
Occlusion and stenosis of precerebral arteries	433
Occlusion and stenosis of basilar artery with cerebral infarction	433.01
Occlusion and stenosis of carotid artery with cerebral infarction	433.11
Occlusion and stenosis of vertebral artery with cerebral infarction	433.21
Occlusion of cerebral arteries	434
Cerebral thrombosis with cerebral infarction	434.01
Cerebral embolism with cerebral infarction	434.11
Cerebral artery occlusion, unspecified with cerebral infarction	434.91
Late effects of cerebrovascular disease	438
Late effects of cerebrovascular disease, cognitive deficits	438.0
Late effects of cerebrovascular disease, hemiplegia affecting dominant side	438.21
Late effects of cerebrovascular disease, hemiplegia affecting nondominant side	438.22
Late effects of cerebrovascular disease, monoplegia of upper limb affecting dominant side	438.31
Late effects of cerebrovascular disease, monoplegia of upper limb affecting nondominant side	438.32
Late effects of cerebrovascular disease, disturbances of vision	438.7
Other late effects of cerebrovascular disease	438.8
Other late effects of cerebrovascular disease, apraxia	438.81
Other late effects of cerebrovascular disease, dysphagia	438.82
Other late effects of cerebrovascular disease, facial weakness	438.83
Other late effects of cerebrovascular disease, ataxia	438.84
Other late effects of cerebrovascular disease, vertigo	438.85

Note. ICD = International Classification of Diseases; *ICD–9–CM* = *ICD, 9th Revision, Clinical Modification*. The last regular, annual updates to *ICD–9–CM* and *ICD–10* code sets were made on October 1, 2011. On October 1, 2012, October 1, 2013, and October 1, 2014, there were only limited code updates to both the *ICD–9–CM* and *ICD–10* code sets to capture new technologies and diseases as required by section 503(a) of the Medicare Prescription Drug, Improvement, and Modernization Act of 2003 (Pub. L. 108–173). The following updates are scheduled:

- On October 1, 2015, there will be only limited code updates to *ICD–10* code sets to capture new technologies and diagnoses as required by section 503(a) of Pub. L. 108–173. There will be no updates to the *ICD–9–CM,* as it will no longer be used for reporting.
- On October 1, 2016 (1 year after implementation of the *ICD–10*), regular updates to the *ICD–10* will begin.

The *ICD–9–CM* 2011 codes referenced in this document do not represent all of the possible codes that may be used in occupational therapy evaluation and intervention. Refer to the 2011 *ICD–9–CM* and http://www.cms.gov/Medicare/Coding/ICD9Provider-DiagnosticCodes/index.html for additional cod- ing instructions.

Practitioners should use codes that most accurately reflect a patient's condition and diagnosis. For example, with a patient who has vertigo after a stroke, one should start with 438 (late effects of cerebrovascular disease), then find the most descriptive term for the next digit, which is 438.8 (other late effects of cerebrovascular disease), followed by the next most descriptive term, which is 438.85 for vertigo. Thus, 438.85 is the most appropriate and accurate code for this patient, rather than the nonspecific code 780.4, which describes only the symptom.

Sources. Centers for Medicare and Medicaid Services (2014); ICD9Data.com (2015).

C Selected CPT™ Codes for Occupational Therapy Evaluations and Interventions for Adults with Stroke

The following chart can guide occupational practitioners in making clinically appropriate decisions when selecting the most relevant *CPT ™* code to describe occupational therapy evaluation and intervention for adults with stroke. Occupational therapy practitioners should use the most appropriate code from the current *CPT* manual on the basis of specific services provided, individual patient goals, payer coding and billing policy, and common usage.

Examples of Occupational Therapy Evaluation and Intervention	Suggested *CPT* Code
Evaluation	
Initial evaluation of patient status, including performance in occupations, performance skills, performance patterns, context and environment, and/or client factors. • Develop occupational profile and use standardized and nonstandardized assessments. (See Table 2 for examples.)	97003—Occupational therapy evaluation.
Formal reassessment of changes in condition and/or performance in occupations, performance skills, performance patterns, context and environment, and/or client factors in order to identify needed modifications to the intervention plan. • Reevaluate using standardized and/or nonstandardized assessments. (See Table 2 for examples.)	97004—Occupational therapy reevaluation.

(Continued)

C Selected CPT™ Codes for Occupational Therapy Evaluations and Interventions for Adults with Stroke

Examples of Occupational Therapy Evaluation and Intervention	Suggested *CPT* Code
• Assess neuromusculoskeletal and movement-related functions, presence of movement dysfunction (e.g., spasticity, flaccidity, rigidity, ataxia). (See Table 2 for examples.)	97750—Physical performance test or measurement (e.g., musculoskeletal, functional capacity), with written report, each 15 minutes.
• Administer cognitive test(s), such as the Rivermead Behavioural Memory Test, to determine extent of memory impairments in everyday activities and need for occupational therapy intervention related to cognitive skills.	96125—Standardized cognitive performance testing (e.g., Ross Information Processing Assessment) per hour of a qualified health professional's time, both face-to-face time administering tests to the patient and time interpreting these test results and preparing the report.
• Assess body structure and functions that influence feeding, eating, and environmental positioning.	92610–92612—Clinical evaluation of swallowing function. Flexible fiberoptic endoscopic evaluation of swallowing. (See *CPT* for precise descriptions of possible tests.) 92613, 92614, 92615—Flexible fiberoptic endoscopic evaluation, laryngeal, sensory testing. (See *CPT* for precise descriptions of each code.)
• Assess upper-extremity function for use of arm control device for eating. • Assess home office for use of environmental control unit for work-related activities.	97755—Assistive technology assessment (e.g., to restore, augment, or compensate for existing function; optimize functional tasks; and/or maximize environmental accessibility), direct one-on-one contact, with written report, each 15 minutes.
Intervention	
• Develop and instruct in compensatory strategies for completion of daily home management activities such as meal preparation and laundry. • Train in methods of adapting bathing routine and habits to improve safety and independence for bathing tasks. • Design and implement graded activities of daily living (ADLs) to improve performance (e.g., coordination needed to complete grooming activities).	97535—Self-care and home management training (e.g., ADLs and compensatory training, meal preparation, safety procedures, instructions in use of assistive technology devices and adaptive equipment), direct one-on-one contact by the provider, each 15 minutes.
• Assess needs for specialized mobility equipment, such as power wheelchairs or scooters, for community mobility. • Provide recommendations for wheelchair modifications to ensure optimal sitting posture to maintain skin integrity and prevent pressure sores. • Provide instruction in safe mobility and functioning in the wheelchair when performing kitchen tasks.	97542—Wheelchair management (e.g., assessment, fitting, training), each 15 minutes.
• Design and train in an individualized exercise program to improve strength and range of motion in order to participate in desired occupations (e.g., gardening). • Develop individualized home exercise program to maintain strength and range of motion gained during skilled therapy. • Assist in correct performance of exercises to increase endurance necessary for returning to work.	97110—Therapeutic procedure, one or more areas, each 15 minutes; therapeutic exercises to develop strength and endurance, range of motion, and flexibility.

(Continued)

Examples of Occupational Therapy Evaluation and Intervention	Suggested *CPT* Code
• Design and train in a daily aquatic exercise program to improve function. • Train in an aquatic maintenance program to be completed in the community (e.g., at a public pool or health club).	97113—Aquatic therapeutic procedure, one or more areas, each 15 minutes; aquatic therapy with therapeutic exercises.
• Design graded repetitive task practice to increase coordination and balance. • Provide training in proper use of adaptive equipment to assist with balance and facilitate mobility.	97112—Therapeutic procedure, one or more areas, each 15 minutes; neuromuscular reeducation of movement, balance, coordination, kinesthetic sense, posture, and/or proprioception for sitting and/or standing activities.
• Design and train in the use of a computerized cognitive training program to improve attention. • Develop and instruct in the use of smartphone applications to compensate for memory deficits. • Provide strategies that can be used to increase accuracy and effciency of recall and attention and compensate for cognitive problems through role-playing.	97532—Development of cognitive skills to improve attention, memory, problem solving (includes compensatory training), direct (one-on-one) patient contact by the provider, each 15 minutes.
• Provide occupation-based activities (e.g., self-management strategies, development of daily routines) to increase ability to perform avocational or work tasks. • Train in the use of guided mental imagery and other cognitive compensation techniques to improve performance and increase ability to function in home, community, and work environments.	97530—Therapeutic activities, direct (one-on-one) patient contact by the provider (use of dynamic activities to improve functional performance), each 15 minutes.
• Train in the use of compensatory strategies, appropriate positioning of adaptive equipment, and food textures to maximize oral intake and nutritional status.	92526—Treatment of swallowing dysfunction and/or oral function for feeding.
• Teach energy conservation techniques to facilitate increased community participation. • Modify daily routines, roles, and habits to reintegrate client into independent shopping. • Instruct and train in new skills to compensate for visual impairment during driving. • Analyze essential job functions to develop and teach strategies to facilitate return to work.	97537—Community and work reintegration training (e.g., shopping, transportation, money management, avocational activities, work environment modification analysis, work task analysis, use of assistive technology devices and adaptive equipment), direct one-on-one contact by the provider, each 15 minutes.
• Assess, fit, and train in the use of a wrist splint to compensate for weak wrist extensors and facilitate effective hand positioning during functional tasks.	97760—Orthotic(s) management and training (including assessment and fitting when not otherwise reported), upper extremity(ies), lower extremity(ies), and/or trunk, each 15 minutes. 97762—Checkout for orthotic/prosthetic use, established patient, each 15 minutes.
• Provide joint mobilization to the wrist and fingers to maintain joint integrity in order to grasp utensils and other items such as pens and toothbrush.	97140—Manual therapy techniques (e.g., mobilization, manipulation, manual lymphatic drainage, manual traction), in one or more regions, each 15 minutes.

(Continued)

Examples of Occupational Therapy Evaluation and Intervention	Suggested *CPT* Code
• Direct stroke education group to identify preventable risk factors and develop healthy lifestyle choices to prevent a secondary stroke. • Provide training to small group focusing on disease self-management, coping strategies, and psychological and social well-being. • Provide training in kitchen safety, meal planning and preparation, and home management as part of a cooking group.	97150—Therapeutic procedure(s), group (2 or more individuals). Group therapy procedures involve constant attendance of the physician or therapist, but by definition do not require one-on-one patient contact by the physician or therapist.
• Apply functional electrical stimulation to the wrist to improve grasping abilities to carry out daily activities.	97032—Application of a modality to one or more areas; electrical stimulation (manual), each 15 minutes. (See *CPT* for other potential physical agent modalities.)

Note. Not all payers will reimburse for all codes. For example, medical team conferences are not billable to Medicare but may be useful for reporting productivity. Codes shown refer to *CPT* 2015 (American Medical Association. [2014]. *Current procedural terminology (CPT) 2015 standard*. Chicago: American Medical Association Press.) and do not represent all of the possible codes that may be used in occupational therapy evaluation and intervention. Refer to *CPT* 2015 for the complete list of available codes. *CPT* codes are updated annually and become effective January 1. *CPT* is a trademark of the American Medical Association. *Current Procedural Terminology* five-digit codes, two-digit codes, modifiers, and descriptions only are copyright © 2014 by the American Medical Association. All rights reserved.

D Evidenzbasierte Praxis

Methodik des Reviews

Ergotherapeuten und Ergotherapie-Assistenten sehen sich, wie viele andere Gesundheitsberufe auch, zunehmend mit den Anforderungen von Kostenträgern, Regulierungsbehörden und Konsumenten konfrontiert, klinische Wirksamkeit zu beweisen. Zudem sind sie bemüht, Dienstleistungen anzubieten, die klientenzentriert und evidenzbasiert sind und effizient und kosteneffektiv erbracht werden. Seit 25 Jahren gilt die evidenzbasierte Praxis (EBP) als ein Ansatz, die Effektitvität von Gesundheitsdienstleistungen zu gewährleisten.

Seit 1998 hat der amerikanische Ergotherapie-Verband (AOTA) eine Reihe von EBP-Projekten durchgeführt, um die Mitglieder bei der Herausforderung zu unterstützen, Literatur zu finden und zu prüfen, um Wirksamkeitsnachweise ausfindig zu machen, und diese Evidenz im Gegenzug für eine informierte Praxis zu nutzen (Lieberman & Scheer, 2002). Die AOTA-Projekte, die dem Evidenzverständnis von Sackett, Rosenberg, Muir Gray, Haynes und Richardson (1996) folgen, basieren auf dem Grundsatz, dass die EBP in der Ergotherapie auf der Integration von Informationen aus drei Quellen beruht:
1. Klinische Erfahrung und Reasoning
2. Vorlieben von Klienten und ihren Familien und
3. Ergebnisse der besten verfügbaren Forschung.

Ein Schwerpunkt der AOTA-EBP-Projekte ist ein Programm, bei dem fortlaufend und systematisch die multidisziplinäre wissenschaftliche Literatur geprüft wird. Dazu werden gebündelte Fragen und ein standardisiertes Prozedere genutzt/verwendet, um praxisrelevante Evidenz zu finden, die dann bezüglich ihrer Auswirkungen auf Praxis, Ausbildung und Forschung diskutiert wird. Eine evidenzbasierte Perspektive gründet auf der Annahme, dass wissenschaftliche Nachweise für die Wirksamkeit von ergotherapeutischen Interventionen als mehr oder weniger aussagekräftig und valide bewertet werden können – entsprechend der hierarchischen Einteilung von Forschungsdesigns, einer Bewertung der Studienqualität oder beidem. Die AOTA nutzt einen an der evidenzbasierten Medizin orientierten Evidenzstandard. Dieses Modell standardisiert und ordnet den Wert wissenschaftlicher Belege aus der Biomedizin, nach dem abgestuften System, das auf der Arbeit von Sackett et al. (1996) basiert. In diesem System umfasst das höchste Level der Evidenz, Level I, systematische Reviews, Meta-Analysen und randomisierte kontrollierte Studien (RCT). In RCT werden die Teilnehmer per Randomisierung (Zufallsprinzip) entweder der Interventionsgruppe oder der Kontrollgruppe zugewiesen. Die Outcomes beider Gruppen werden verglichen. Andere Evidenzlevel umfassen Level II-Studien, bei denen die Zuordnung zur Behandlungs- oder Kontrollgruppe nicht zufällig erfolgt (Kohortenstudie); Level III-Studien, die keine Kontrollgruppe haben; Level IV-Studien mit experimentellem Einzelfall-Design, was manchmal genutzt wird, um über mehrere Teilnehmern zu berichten; und Level V-Studien, welche Fallstudien und Expertenmeinungen sind, die narrative Literaturreviews sowie Konsensus-Statements enthalten.

Die systematischen Reviews zu Schlaganfall wurden von der AOTA als Teil des EBP-Projekts unterstützt. Die AOTA hat sich verpflichtet, die Rolle der Ergotherapie in diesem wichtigen Bereich der Praxis zu unterstützen. Vorherige Reviews deckten den Zeitraum von 1980–2002 ab. Die aktuellen systematischen Reviews wurden für den Zeitraum von 2003 bis März 2012 aktualisiert. Denn Ergotherapeutenbrau-

Tabelle D-1: Evidenzlevels der Resultate in der ergotherapeutischen Forschung

Evidenzlevel	Definition
I	Systematische Übersichten, Meta-Analysen, randomisierte kontrollierte Versuche
II	Zwei Gruppen, nicht randomisierte Untersuchungen (zum Beispiel Kohorten, Fall-Kontroll-Studien)
III	Eine Gruppe, nicht randomisiert (zum Beispiel vorher-nachher, Prätest und Posttest)
IV	Beschreibende Studien mit Analyse der Resultate (zum Beispiel Einzelfallstudien, Fallserien)
V	Fallbeschreibungen und Meinungen der Experten mit beschreibenden Literaturübersichten und konsensgestützten Empfehlungen

Quelle: Aus „Evidence-Based Medicine: What It Is and What It Isn't," von D.L. Sackett, W.M. Rosenberg, J.A. Muir Gray, R.B. Haynes, & W.S. Richardson, 1996, British Medical Journal, 312, pp. 71–72. Copyright © 1996 durch die British Medical Association. Angepasst mit Erlaubnis.

chen Zugang zu den Ergebnissen der aktuellsten und besten Literatur, um die Interventionen, die zum ergotherapeutischen Aufgabenspektrum gehören, zu unterstützen.

Die vier Fragestellungen, die für diesen aktualisierten Review entwickelt wurden, basieren auf der Suchstrategie des vorangegangenen Reviews. Sie wurden von den Review-Autoren, einer beratenden Gruppe von Experten auf diesem Gebiet, den AOTA-Mitarbeitern und dem Berater des AOTA EBP-Projekts überprüft. Die Reviews zur Ergotherapie bei Erwachsenen mit Schlaganfall folgten den folgenden vier Leitfragen:

1. Welche Evidenz gibt es für die Wirksamkeit von Interventionen, um die Betätigungsperformanz von Menschen mit kognitiven Schädigungen nach einem Schlaganfall zu verbessern?
2. Welche Evidenz gibt es für die Wirksamkeit von Interventionen, um die Betätigungsperformanz von Menschen mit motorischen Schädigungen nach einem Schlaganfall zu verbessern?
3. Welche Evidenz gibt es für die Wirksamkeit von Interventionen, um die Betätigungsperformanz von Menschen mit psychosozialen und/oder emotionalen Beeinträchtigungen nach einem Schlaganfall zu verbessern?
4. Welche Evidenz gibt es für die Wirksamkeit von aktivitäts- und betätigungsbasierten Interventionen, um Betätigungsbereiche und die soziale Teilhabe nach einem Schlaganfall zu verbessern?

Methodik

Die Suchbegriffe für die Reviews wurden vom Methodologie-Berater des AOTA–EBP-Projekts und den AOTA Mitarbeitern, in Absprache mit den Autoren der jeweiligen Frage entwickelt und von der Beratergruppe geprüft. Die Suchbegriffe wurden nicht nur entwickelt, um geeignete Artikel zu finden, sondern auch um sicherzustellen, dass die für den spezifischen Wortschatz der jeweiligen Datenbank relevanten Begriffe enthalten sind. **Tabelle D-2** zeigt die Suchbegriffe, die in den systematischen Reviews bezüglich Population und Intervention enthalten sind. Ein medizinisch-wissenschaftlicher Bibliothekar mit Erfahrung in der Durchführung von Recherchen für systematische Reviews führte alle Suchen durch, bestätigte und verbesserte die Suchstrategien.

Zu den durchsuchten Datenbanken und Websites gehörten Medline, PsycINFO, CINAHL, AgeLine und OTseeker. Zusätzlich wurden konsolidierte Informationsquellen, wie die Cochrane Database of Systematic Reviews und die Campbell Collaboration in die Suche einbezogen. Diese Datenbanken enthalten peer-reviewte Zusammenfassungen von Fachartikeln und bieten Klinikern und Wissenschaftlern ein System, um evidenzbasierte Reviews zu ausgewählten klinischen Fragen und Themen durchzuführen. Darüber hinaus wurden die Literaturverzeichnisse von Artikeln, die in den systematischen Reviews enthalten waren und ausgewählte Zeitschriften manuell durchsucht, um sicherzustellen, dass alle passenden Artikel enthalten sind.

Ein- und Ausschlusskriterien sind von größter Wichtigkeit für den systematischen Reviewprozess, weil sie die Struktur für Qualität, Art und Veröffentlichungsjahr der einbezogenen Literatur vorgeben/festlegen. Der Review zu allen vier Fragen war auf peer-reviewte, wissenschaftliche und in englischer Sprache veröfflichte Literatur beschränkt.

Die untersuchten Interventionsansätze lagen innerhalb des Spektrums der Ergotherapie und enthielten performanzbasierte Outcome-Assessments. Die Literatur dieses Reviews wurde zwischen 2003 und März 2012 veröffentlicht und umfasste Studienteilnehmer mit Schlaganfall. Der vorangegange Review umfasste zwischen 1980 und 2002 veröffentlichte Studien. Der Review schloss Daten aus Präsentationen, Tagungsberichten, aus nicht peer-reviewter Forschungsliteratur, aus Dissertationen und Diplomarbeiten aus. Einzelstudien aus in diesen Review eingeschlossenen systematischen Reviews wurden nicht individuell analysiert. Die eingeschlossenen Studien entsprechen den Evidenzleveln I, II und III. Level IV- und Level V-Studien wurden nur eingeschlossen, wenn zu dem Thema keine Literatur eines höheren Evidenzlevels gefunden werden konnte.

Insgesamt wurden 12674 Quellen und Abstracts in diesen Review aufgenommen. Für die Frage zu den motorischen Schädigungen gab es 4930 Referenzen, zur Frage nach Schädigungen der Kognition und der Wahrnehmung fanden sich 1382 Referenzen., zur Frage zu betätigungs-und aktivitätsbasierten Interventionen 4101 Referenzen und zur Frage nach psychosozialen Schädigungen 2261 Referenzen.

Der methodische Berater des EBP-Projekts hat mit dem Aussortieren der Referenzen anhand von Quellenangabe und Abstrakt begonnen. Die vier systematischen Reviews wurden als akademische Partnerschaften, zwischen der Fakultät und den Absolventen, die die Reviews erstellt haben, durchgeführt. Die Review-Teams komplettierten die Auswahl der Literatur anhand von Quellenangabe und Abstrakt. Die Volltextversionen potenziell relevanter Artikel wurden abgerufen und die Review-Teams beurteilten den

Tabelle D-2: Suchbegriffe für systematische Reviews zum Schlaganfall

Kategorie	Schlüsselsuchbegriffe (engl.)	Schlüsselsuchbegriffe (dt)
Schlaganfall	Cerebrovascular accident, cerebrovascular disorders, hemiparesis, hemiplegia, stroke	zerebrovaskulärer Insult, zerebrovaskuläre Krankheiten, Hemiparese, Hemiplegie, Apoplex
Kognitive Frage		
kognitive Komponente	Adaptation, agnosia, anosognosia, aphasia, apraxia, attention, awareness, body neglect, communication, compensatory, dual tasking, dysexecutive function, executive function, field cut, hemianopsia, inattention, insight, intellectual function, judgment, memory, motor planning, multitasking, organization, orientation, perception, personal neglect, problem solving, reasoning, sequencing, spatial neglect, spatial relations, vision, visual motor, visual processing, visuospatial	Adaptation, Agnosie, Anosognosie, Aphasie, Apraxie, Aufmerksamkeit, Awareness, körperbezogener Neglect, Kommunikation, Kompensation, Dual Tasking/Doppelaufgaben, dysexekutive Funktion, exekutive Funktionen, Gesichtsfeldausfall, Hemianopsie, Unaufmerksamkeit, Einsicht, intellektuelle Funktion, Urteilsvermögen, Erinnerung/Gedächtnis, motorische Planung (Bewegungsplanung), Multitasking, Organisation, Orientierung, Perzeption/Wahrnehmung, personal Neglect, Problemlösen, logisches/schlussfolgerndes Denken/Reasoning, Sequenzieren, räumlicher Neglect, räumliche Beziehungen, Sehen, visuomotorisch, visuelle Verarbeitung, visuell-räumlich
kognitive Intervention	Activities of daily living, adaptation, cognitive rehabilitation, cognitive reorganization, cognitive retraining, cognitive retraining model, comprehensive rehabilitation, employment, errorless learning, goal management, instrumental activities of daily living, multicontext approach, neurofunctional approach, occupational therapy, quadraphonic approach, rehabilitation, remediation, strategy training, time pressure management, training, transfer of training, work	Aktivitäten des täglichen Lebens, Adaptation, kognitive Rehabilitation, kognitive Reorganisation, kognitive Umstrukturierung, Modell des kognitiven Trainings, umfassende Rehabilitation, Beschäftigung/Arbeitsplatz, fehlerfreies Lernen, Zielmanagement, instrumentelle Aktivitäten des täglichen Lebens, multikontextueller Ansatz, neurofunktionaler Ansatz, Ergotherapie, Quadrophonie Ansatz, Rehabilitation, Wiederherstellung, Strategietraining, Zeitdruck-Management, Training, Transfer des Gelernten, Arbeitskomponente
Motorische Frage		
motorische Komponente	Ambulation, arm, balance, contracture, edema, hand, gait, kinematics, lower extremity, lower limb, mobility, motor recovery, pain, postural control, recovery, spasticity, subluxation, transfers, trunk, trunk control, upper extremity, upper limb, upper limb activity, upper limb function, weakness	Gehfähigkeit, Arm, Gleichgewicht, Kontraktur, Ödem, Hand, Gang, Kinematik, untere Extremität, untere Gliedmaße, Mobilität, motorische Erholung, Schmerz, posturale Kontrolle, Genesung, Spastizität/Spastik, Subluxation, Transfer, Rumpf, Rumpfkontrolle, obere Extremität, obere Gliedmaße, Aktivität der oberen Gliedmaße, Funktion der oberen Gliedmaße, Schwäche
Motorische Intervention	Activities of daily living, bilateral training, biofeedback, Bobath, Brunnstrom's movement therapy, constraint induced movement therapy, EMG, exercise, forced use, functional electrical stimulation, gravity loading, instrumental activities of daily living, intensity, learning, massed practice, mental practice, mirror therapy, motor behavior, motor control, motor learning, NDT, neurodevelopmental treatment, occupational therapy, orthotics, physical therapy, positioning, practice, progressive resistive exercise, proprioceptive neuromuscular facilitation, repetitive task practice, robot assisted, robotics, Rood's approach, sling, splinting, strapping, strengthening, taping, task oriented, task related practice, task specific practice, treadmill training, upper limb training, user computer interface	Schwerpunktverlagerung, instrumentelle Aktivitäten des täglichen Lebens, Intensität, Lernen, intensives Üben, mentales Üben, Spiegeltherapie, motorisches Verhalten, motorische Kontrolle, motorisches Lernen, NDT, neurophysiologische Behandlung, Ergotherapie, Orthesen, Physiotherapie, Positionierung, Üben, progressives Krafttraining, propriozeptive neuromuskuläre Fazilitation, aufgabenspezifisches repetitives Training, robotergestützt, Robotik, Ansatz nach Roods, Schlinge, Schienen, Kräftigung, Taping, aufgabenorientiert, aufgabenbezogenes Üben, aufgabenspezifisches Üben, Laufbandtraining, Armtraining, Benutzerschnittstelle, Videospiele, virtuelle Realität

D Evidenzbasierte Praxis

Kategorie	Schlüsselsuchbegriffe (engl.)	Schlüsselsuchbegriffe (dt)
Frage zu psychischen und emotionalen Beeinträchtigungen		
psychische Komponente	Affective disorders, anxiety disorders or anxiety, apathy, attention deficit hyperactivity disorder, behavior disorders, catastrophic reaction, chronic pain, delusions, depression, emotional disorders, emotional lability, generalized anxiety disorders, hallucinations, major depression, mania, mood disorders, motivation, neuropsychiatric disorders or syndromes, pain, paranoia, personality change, poststroke dementia, poststroke mania, posttraumatic stress disorder, psychosis, suicidal ideation	affektive Störungen, Angststörungen oder Angst, Apathie, Aufmerksamkeitsdefizit-/Hyperaktivitätsstörung, Verhaltensstörungen, katastrophisierende Reaktion, chronischer Schmerz, Enttäuschung, Depression, emotionale Störungen, emotionale Labilität, generalisierte Angststörung, Halluzinationen, Major Depression, Manie, Gemütsstörungen, Motivation, neuropsychiatrische Erkrankungen oder Syndrome, Schmerz, Paranoia, Persönlichkeitsveränderung, Demenz nach Schlaganfall/vaskuläre Demenz, schlaganfallbedingte Depression und Manie, posttraumatische Belastungsstörung, Psychose, suizidale Gedanken
psychologische Intervention	Activities of daily living, cognitive behavior therapy, exercise, instrumental activities of daily living, motivational interviewing, neuropsychiatry, neuropsychology, occupational therapy, physical therapy, problem solving, rehabilitation	Aktivitäten des täglichen Lebens, kognitive Verhaltenstherapie, Übung/Bewegung, instrumentelle Aktivitäten des täglichen Lebens, motivierende Gesprächsführung, Neuropsychiatrie, Neuropsychologie, Ergotherapie, Physiotherapie, Problemlösen, Rehabilitation
Betätigungsbasierte Frage		
betätigungsbasierte Intervention	Activities of daily living, activity, adaptation, adaptive equipment, assistive devices, automobile driving, bathing, bicycling, bonding human-pet, bowel and bladder management, caregiving, child rearing, community mobility, cooking, cultural activity, daily living, dressing, driving, eating, emergency medical service communication services, employment, feeding, financial management, functional mobility, gardening, health maintenance, health management, home maintenance, instrumental activities of daily living, leisure (include specific leisure such as watching television, reading, travel), leisure activities, leisure time physical activity, mobility, occupational therapy, participation, passive leisure time, personal hygiene, pet care, physical activity, recreation, recreational activity, religion, rest, retirement, safety, sexual activity, shopping, showering, sleep, socialization, social participation, social pursuits, spirituality, sports, toileting, travel, volunteer, work	Aktivitäten des täglichen Lebens, Aktivität, Adaptation, adaptive Ausstattung, Hilfsmittel, Auto fahren, Baden, Fahrrad fahren, Mensch-Tier-Bindung, Blasen- und Darmmanagement, Pflege/Betreuung, Kindererziehung, Mobilität in der Gemeinde, Kochen, kulturelle Aktivitäten, Alltagsleben, Anziehen, Fahren, Essen, notärztliche Versorgung, Kommunikationsdienste, Beschäftigung/Arbeit, Füttern, Finanzmanagement, funktionale Mobilität, Gärtnern, Gesundheitserhalt, Gesundheitsmanagment, Instandhaltung der Wohnung, instrumentelle Aktivitäten des täglichen Lebens, Freizeit (einschließlich spezifischer Freizeit, wie Fernsehen, Lesen, Reisen) Freizeitaktivitäten, freie Zeit, körperliche Aktivität, Mobilität, Ergotherapie, Teilhabe/Partizipation, passive freie Zeit, persönliche Hygiene, Haustierversorgung, körperliche Aktivität, Erholung, Aktivitäten zur Erholung, Religion, Ausruhen, Renteneintritt/Pensionierung, Sicherheit, sexuelle Aktivität, Einkaufen, Duschen, Schlaf, Kontaktpflege, soziale Teilhabe, soziale Beschäftigung, Spiritualität, Sport, Toilettenbenutzung, Reisen, Ehrenamt, Arbeit

Tabelle D-3: Anzahl der Artikel pro Evidenzlevel pro Review

Review	Evidenzlevel					Gesamtzahl je Review
	I	II	III	IV	V	
kognitiv und perzeptiv	27	9	10	0	0	46
motorisch	135	19	2	0	0	156
psychische und emotionale Beeinträchtigung	37	1	1	0	0	39
beätigungs- und aktivitätsbasiert	27	4	9	0	0	40
insgesamt	226	33	22	0	0	281

endgültigen Einschluss der Studien anhand vorab festgelegter Ein- und Ausschlusskriterien. Insgesamt 281 Artikel wurden in den finalen Review einschlossen. **Tabelle D-3** zeigt Anzahl und Evidenzlevel der eingeschlossenen Artikel zu jeder Reviewfrage. Die Teams, die die jeweilige Frage bearbeiteten, bewerteten die Artikel bezüglich ihrer Qualität (wissenschaftlicher Rigor und Bias) und ihres Evidenzlevels. Zu jedem Artikel, der in den Review eingeschlossen wurde, wurde dann, unter Verwendung einer Evidenztabelle, ein Auszug angefertigt. Dieser liefert einen Überblick über die Methoden und Ergebnisse der Studie und gibt eine Einschätzung bezüglich ihrer Stärken und Schwächen, auf Basis des Studiendesigns und der Methodik. Das AOTA-Team und der EBP-Projektberater überprüften die Evidenztabellen, um eine Qualitätskontrolle zu garantieren. Diese Praxisleitlinie wurde von einer Expertengruppe für Erwachsene mit Schlaganfall begutachtet, was einen Patientenvertreter einschloss.

Die systematischen Reviews zum Schlaganfall, die in dieser Praxisleitlinie vorgestellt wurden, haben zahlreiche Stärken und schließen viele Aspekte der ergotherapeutischen Praxis mit dieser Klientel ein. Wie schon erwähnt, umfassen die Reviews 281 Artikel. Davon liefern 90 % Level I- und Level II-Evidenz, die Evidenz bewegt sich also auf höchstem Niveau. Die Reviews folgten zudem einer systematischen Methodik und beinhalteten auch Maßnahmen zur Qualitätskontrolle. Einschränkungen der systematischen Reviews ergeben sich aus dem Design und den Methoden der jeweiligen Studien, wie zum Beispiel kleine Stichproben, fehlenden Aussagen zur Behandlungstreue, Heterogenität der Teilnehmercharakteristika, Interventionsprotokolle und Assessment-Instumente. Zudem schlossen zahlreiche der Studien in den Reviews gleichzeitig stattfindende Interventionen ein, was das saubere Trennen der Effekte einer einzelnen Intervention erschweren kann.

E Übersicht zur Evidenz

Table E1. Evidence for the Effectiveness of Interventions to Improve Occupational Performance for Those With Cognitive Impairments After Stroke

Author/Year	Study Objectives	Level/Design/ Participants	Intervention and Outcome Measures	Results	Study Limitations
Angeli, Benassi, & Làdavas (2004)	To examine the eye movements made by those with neglect during a reading task before and after prism adaptation	Level II Nonrandomized clinically controlled trial $N = 13$ adults (8 men, 5 women) with right brain damage and left hemispatial neglect. Experimental group, $n = 8$ (age range = 52–84 yr; time postillness = 2–19 mo). Control group, $n = 5$ (age range = 58–71; time postillness 1–72 mo). 14 neurologically healthy participants were tested to provide normative data on eye movements.	*Intervention* Both intervention and control groups participated in pointing tasks (invisible pointing to 15 targets after removal of goggles). The experimental group had prism goggles (rightward optical shift), and the control group had neutral goggles. *Outcome Measures* Reading errors and eye movements were determined during reading tasks before and immediately after goggle training.	Statistically significant differences were found between groups on all outcome measures pre- vs. posttreatment, favoring the experimental group, for (1) correct reading responses, (2) leftward shift in 1st saccade landing, and (3) spatial distribution of fixation time, indicating an increase in time spent inspecting the left side with a reduction in time spent inspecting the right side.	The study design was nonrandomized. There was no follow-up; unclear whether improvements were retained over time. The sample size was small.

http://dx.doi.org/10.1016/j.neuropsychologia.2004.01.007

| Barker-Collo et al. (2009) | To determine whether APT improved attention and to determine impact of APT on disability, everyday cognition, and QOL | Level I

Single-blinded RCT

$N = 78$ adults with stroke (47 men, 31 women), ≥2 wk postonset and without severe cognitive deficits (score <20 on MMSE).

Experimental group, $n = 38$.

Control group, $n = 40$. | *Intervention*
Experimental group: Standard care plus up to 30 hr of APT given 1 hr/weekday over 4 wk.

Control group: Standard care only.

Outcome Measures
• Primary: IVA–CPT, FSAQ
• Secondary: SF-36, Modified Rankin Scale, Cognitive Failures Questionnaire, General Health Questionnaire–28. | Statistically significant differences favoring APT were found between groups on IVA–CPT and FSAQ postintervention and at follow-up.

No statistically significant differences were found on any of the secondary outcome measures postintervention or at follow-up. | APT was given in addition to standard care, resulting in unequal treatment time between the groups.

The study was not powered to detect changes in secondary outcome measures.

The nature of intervention resulted in the interventionist providing APT and the participants not being blinded to group assignment. |

http://dx.doi.org/10.1161/STROKEAHA.109.558239

Bergsma, Leenders, Verster, van der Wildt, & van den Berg (2011)	To determine the effects of vision training on driver performance	Level III One-group, pretest–posttest design $n = 9$ adults with homonymous visual field deficits after stroke but without neglect (M age $= 51.9$ yr, $SD = 9.7$ yr; M time poststroke $= 33$ mo, $SD = 35$). $n = 6$ age-matched healthy and actively driving adults tested to provide normative data on eye movements and driving performance in driving simulator.	*Intervention* All participants received visual restorative function training involving covert attention shifts toward the affected hemifield. *Outcome Measures* Visual field deficits were assessed by means of a Goldmann perimeter. Eye movements were measured in driving simulator. Driving performance was measured in driving simulator. All measures were administered pre- and posttraining. Healthy control participants completed driving simulator test on 2 occasions.	Eye movements in driving simulator improved for most participants, but reached statistical significance for only 2 participants. All driving parameters measured improved; however, only improvements in average speed reached statistical significance. Statistically significant differences on several parameters were seen between participants with visual field deficits and healthy controls at pretesting. These differences were no longer seen at posttest session.	There was no control group. Participants received unequal treatment time. The sample size was small.
http://dx.doi.org/10.3233/RNN-2011-604					
Bergsma & van der Wildt (2010)	To determine how visual field enlargement occurs as a function of time after stimulating visual field borders and to assess transfer of improvements to daily activities	Level III One-group, pretest–posttest design $N = 11$ adults with visual field deficits after postchiasmal brain damage but without neglect (6 men, 5 women; M age $= 59.8$ yr, $SD = 9.2$; M time poststroke $= 3.0$ yr, range $= 0.5$–8.5).	*Intervention* Visual field training with different stimuli sets using Goldmann perimetry. *Outcome Measures* • Visual field deficits were assessed using Goldmann perimetry before training and then after every 10th training session. • Eye movements were measured for 7 of 11 participants using Eyelink II during silent reading of 2 standardized texts.	Gradual visual border shifts toward the visual field deficit were seen for most participants regardless of stimulus set. Enlargement of the visual fields ranged from $4°$–$13°$. Reading speed (words/min) significantly improved for 4 of 7 participants whose eye movements were measured.	There was no control group. The sample size was small. The intervention and primary outcome measures were the same.
http://dx.doi.org/10.1136/bjo.2008.154336					

(Continued)

Table E1. Evidence for the Effectiveness of Interventions to Improve Occupational Performance for Those With Cognitive Impairments After Stroke (cont.)

Author/Year	Study Objectives	Level/Design/ Participants	Intervention and Outcome Measures	Results	Study Limitations
Bowen, Knapp, Gillespie, Nicolson, & Vail (2011) http://dx.doi.org/10.1002/14651858.CD007039.pub2	To examine evidence for improvement in ADLs 6 mo after active perceptual intervention vs. placebo or no treatment, to determine whether 1 specific targeted intervention was more effective than another, and to determine whether the interventions were effective for a subgroup of people with stroke	Level I Systematic review and meta-analysis $N = 6$ studies (all RCTs); 4 included stroke only; 1 included stroke and TBI, 1 included TBI only. Trials selected included adult participants (ages ≥18 yr) with impaired perception after stroke or acquired brain injury (e.g., TBI, subarachnoid hemorrhage, meningitis, encephalitis). Databases used: Cochrane Stroke Group and Cochrane Infectious Disease Group, MEDLINE, EMBASE, CINAHL, PsycINFO, REHABDATA, PsycBITE.	*Intervention* Studies compared treatment groups who received 1 of the following various interventions: functional training (i.e., ADLs), sensory stimulation, strategy training, or task repetition vs. either a placebo or no treatment or an alternative perceptual intervention. *Outcome Measures* • Primary: BI, FIM, AMPS • Secondary: Independence in ADLs postintervention, performance on standardized impairment level, QOL measures, destination on discharge (institutional care or not), adverse events (death, fatigue, falls, accident rates).	The evidence was insufficient to either support or refute the use of perceptual interventions to improve ADL function. None of the trials reported data on the primary outcome measures.	The sample sizes were small. Studies were significantly heterogeneous in terms of participant characteristics, intervention protocols, and outcome measures. Risk of bias in included studies was high for blinding and either high or questionable for allocation concealment.
Bowen & Lincoln (2008) http://dx.doi.org/10.1002/14651858.CD003586.pub2	To determine the effects of cognitive rehabilitation on spatial neglect after stroke, as measured with impairment- and disability-level outcomes and discharge destination	Level I Systematic review and meta-analysis $N = 12$ studies (all RCTs). Trials selected included participants with neglect after stroke. Databases used: Trials registers of the Cochrane Stroke Group, MEDLINE, BIDS EMBASE, CINAHL, PsycINFO, National Research Register, PsycLIT, CLINPSYCH.	*Interventions* Cognitive rehabilitation was broadly defined and included various types of intervention (e.g., structured therapy, computerized therapy, prescription of aids, modifications of environment). *Outcome Measures* • Ratings on measures of functional disability: ADL scales, BI, FIM, Frenchay Activities Index, or neglect ADL measures • Performance on standardized neglect assessments and discharge destination • Subgroup comparison of type of intervention (bottom-up vs. top-down).	Effectiveness of cognitive rehabilitation for reducing disabling effects of neglect remains unknown. Insufficient evidence to support or refute any particular approach. Although outcomes after cognitive rehabilitation favored the experimental group on measures of functional disability, the overall effect size was small with a wide confidence interval and was not statistically significant. Some generalizable evidence was found for both short-term and long-term effect of cognitive rehabilitation on standardized assessments of neglect (i.e., cancellation and line bisection).	The sample sizes were small. Studies were significantly heterogeneous in terms of participant characteristics, intervention protocols, and outcome measures. Risk of bias in included studies was high for allocation concealment, with only 4 of 12 studies receiving a rating of favorable allocation.

Crotty & George (2009)	To evaluate the effectiveness of retraining visual processing skills using the Dynavision in improving driver performance after stroke	Level I RCT $N = 26$ adults ≥ 1 mo poststroke who were referred for driving assessment and met specific visual criteria (92.3% male; M age = 65.6 yr, SD = 13.1; median days poststroke = 83.5, range = 29–816 days). Experimental group, $n = 13$. Control group, $n = 13$.	*Intervention* *Experimental group:* Dynavision training administered in a standardized format for approximately 40 min/session, 3 sessions/wk for 6 wk. *Control group:* Wait listed for 6-wk period. *Outcome Measures* • Assessment of on-road ability by a professional driving instructor and a qualified OT performed at 6 wk • Abilities in Response Time Measures • Adelaide Driving Self-Efficacy Scale • Visual Scanning Analyzer.	Significant differences were found between the groups at baseline on subtests of the Visual Scanning Analyzer and Abilities in Response Time measures. Postintervention, a higher percentage of those in experimental group (76.9%) passed the on-road assessment. However, these results did not reach statistical significance. No significant differences were found between the groups on any of the secondary outcome measures.	There was no baseline assessment of the primary outcome measure. Baseline differences were found between the groups on several of the secondary outcome measures. The sample size was small.
http://dx.doi.org/10.1016/j.apmr.2009.08.143				
das Nair & Lincoln (2007)	To determine the effectiveness of cognitive rehabilitation for memory problems after stroke	Level I Systematic review Study 1, $N = 12$ stroke survivors 3–5 mo poststroke. Study 2, $N = 21$ stroke survivors). Data for stroke survivors were extracted and analyzed separately.	*Intervention* *Study 1:* A mnemonic strategy treatment group with a drill-and-practice control. *Study 2:* An imagery mnemonics program with a pragmatic memory rehabilitation control program. All participants in both studies received 30 sessions of therapy over 10 wk. *Outcome Measures* • Memory tasks that were practiced during training • Memory tasks that were not specifically practiced • Subjective ratings of everyday memory • Delayed recall of verbal material • Observer reports of memory failures • Wechsler Memory Scale • Rivermead Behavioural Memory Test • Self-report measure on the Memory Assessment Clinics Self-Rating Scale.	The results showed no significant effect of memory rehabilitation on performance of objective memory tests and no significant effects of treatment on subjective and observer-rated measures of memory. Participants in the study who received the training program did not perform better on the control memory tasks. The use of imagery mnemonics reduced observer-rated reports of memory failures. No improvement found on Wechsler Memory Scale or Memory Assessment Clinics Self-Rating Scale. Improvements were noted on select Immediate and Delayed Recall subtests of Rivermead Behavioural Memory Test.	One study had mixed etiologies. The Rivermead Behavioural Memory Test is a test of simulated everyday function.
http://dx.doi.org/10.1002/14651858.CD002293.pub2				

(Continued)

Table E1. Evidence for the Effectiveness of Interventions to Improve Occupational Performance for Those With Cognitive Impairments After Stroke (cont.)

Author/Year	Study Objectives	Level/Design/ Participants	Intervention and Outcome Measures	Results	Study Limitations
Dohle et al. (2009)	To evaluate the effects of viewing a mirror reflection of the unimpaired limb on recovery in patients with severe hemiparesis after stroke	Level I RCT $N = 36$ adults who had severe hemiparesis as the result of a 1st-ever ischemic stroke confined to the MCA. Experimental group, $n = 18$. Control group, $n = 18$.	*Intervention* Each group received standard therapy. *Experimental group (mirror MT):* Watching the mirror image of the unaffected arm performing arm, hand, and finger postures (scaled to participant's level) while simultaneously attempting to move the affected arm as well as possible. *Control group:* Same physical training as experimental group without the visual feedback provided by the mirror. *Outcome Measures* • FMA UE section • BIT • Tests of Attentional Performance • ARAT (videotaped) • Motor subscale of the FIM.	Significant improvements were found that favored the MT group postintervention on visual hemineglect, finger subsection of the FMA, and the ARAT for participants with initial distal hemiplegia. Significant improvements were found that favored the MT group postintervention on surface sensibility (light touch). No significant differences found between the groups in ADL function as assessed by the FIM postintervention.	The study did not use intention-to-treat analysis for data lost to follow-up. Whether the therapists who were providing standard care were blind to group assignment was unclear. The amount of ADL training differed between the groups, favoring the control group, which may have affected postintervention FIM scores.
Fong et al. (2007) http://dx.doi.org/10.1177/1545968308324786	To determine the effectiveness of voluntary trunk rotation and half-field EP in treating unilateral neglect	Level I Single-blinded RCT $N = 54$ adults with unilateral right ischemic or hemorrhagic stroke exhibiting left visual field inattention and neglect (34 men, 20 women; M age $= 69.7$ yr, $SD = 10.5$; M time poststroke $= 11.9$ days, $SD = 7.3$). Participants were excluded if they had severe aphasia or significant impairments in visual acuity.	*Intervention* TR group: OT plus voluntary trunk rotation. TR and EP group: OT plus half-field EP to the right hemifield during voluntary trunk rotation. Control group: OT plus hemiplegic UE training. All measures were administered at baseline, postintervention, and at 60-day follow-up by 2 blind assessors.	No significant differences were found between the groups at posttest or follow-up on any of the outcome measures.	The study did not use intention-to-treat analysis for data lost to follow-up. There was no blinding of interventionists.

Author	Study Objectives	Level/Design/Participants	Intervention and Outcome Measures	Results	Study Limitations
		Experimental (TR) group, $n = 19$. TR and half-field EP group, $n = 20$. Control group, $n = 15$.	Outcome Measures • BIT • Clock Drawing Test • FIM Motor subscale.		
http://dx.doi.org/10.1177/0269215507076391					
Fortis et al. (2010)	To compare the effects of ecologically based visual–motor training and traditional visual–motor training (pointing toward visual targets) on reducing USN	Level II Single-group, crossover design $N = 10$ adults with right-brain damage (7 women, 3 men; M age = 72.7 yr, SD = 5.19; M time poststroke = 3.4 mo, SD = 3.13; 9 with stroke, 1 with brain tumor resulting in left USN.	Intervention Traditional (control) training: Repeated pointing movements made with the right index finger with or without prismatic goggles that produced a 10° rightward shift of visual field. Ecologically based (experimental) training: Participants wore prismatic goggles while performing daily life activities. Outcome Measures Neuropsychological assessment: Cancellation tasks, five-element complex drawing, line bisection, word–nonword reading test, sentence reading test, Personal Neglect Test Functional scales: CBS, NIHSS, FIM.	Neuropsychological assessment: Significant improvements noted in participant performance in all but 1 of the tests at the end of the 1st and 2nd wk of treatment independent of group assignment. Follow-up: Cancellation scores were comparable at 1-, 2-, and 3-mo follow-up. Significant improvements were noted on the CBS, FIM, and NIHSS at the end of the 1st and 2nd wk of treatment independent of group assignment. CBS, FIM, and NIHSS scores were comparable at 1-, 2-, and 3-mo follow-up. Participants reported favoring the ecologically based treatment sessions.	There was no control group. The sample size was small. The no. of participants tested at follow-up was limited; it was unclear whether results were maintained over time. There were multiple assessors.
http://dx.doi.org/10.1037/a0019476					
Geusgens et al. (2006)	To examine the transfer of effects of a cognitive strategy training for stroke patients with apraxia from trained to nontrained tasks	Level I RCT $N = 113$ Experimental group, $n = 56$ (M age = 67.6 yr, M days since stroke = 110.2). Control group, $n = 57$ (M age = 63.3 yr, M days since stroke = 102.9).	Intervention Strategy training focused on teaching patients strategies to compensate for the presence of apraxia. The control group received OT as usual. Outcome Measures • ADL observations • BI • Apraxia Test • Functional Motor Test.	In both treatment groups, the scores on the ADL observations for nontrained tasks improved significantly after 8 wk of training compared with the baseline score. Change scores of nontrained activities were larger in the strategy training group than in the usual-treatment group.	The study was not originally designed to investigate the occurrence of transfer of training.
http://dx.doi.org/10.1080/09602010500172350					

(Continued)

Table E1. Evidence for the Effectiveness of Interventions to Improve Occupational Performance for Those With Cognitive Impairments After Stroke *(cont.)*

Author/Year	Study Objectives	Level/Design/ Participants	Intervention and Outcome Measures	Results	Study Limitations
Hildebrandt, Gehrmann, Mödden, & Eling (2011)	To determine the effectiveness of a computer training program in improving memory after stroke (Study 1)	Level I Double-blind RCT $N = 27$ adults (22 men, 5 women), 19 with ischemic or hemorrhagic stroke; 7 with hypoxia, 1 with brain tumor. All had memory impairments. Experimental group, $n = 12$ Control group, $n = 15$.	*Intervention* *Computer training*: VILAT–G software program, which trains 2 strategies: prior semantic structuring of verbal information and spaced retrieval. *Standard care*: Instruction and practicing of mnemonic strategies to learn and remember material adapted to daily situations. *Outcome Measures* • *Attention*: Alertness subtest of the Test Battery for the Assessment of Attention, Digit Span subtests of the Wechsler Memory Scale • *Memory*: CVLT, subtests of the Rivermead Behavioural Memory Test, Map Learning Test from the Test of Learning and Memory, word fluency.	There were no significant differences between the groups on any of the outcomes related to attention, visual reproduction performance, or word fluency. The computer training group showed significantly larger improvements in performance on various subtests of the CVLT.	The sample size was small. The study population was mixed; generalizability of the results to stroke is unclear. The treatment group received individual contact time with therapist, whereas the control group received group treatment.

http://dx.doi.org/10.1080/13803395.2010.511471

| Hoffmann, Bennett, Koh, & McKenna (2010) | To determine whether OT improves performance of ADLs and specific cognitive abilities in people who have cognitive impairment after stroke | Level I

Systematic review

$N = 1$ study reviewed ($N = 33$ participants). Trials included interventions focused on cognitive retraining of adults with clinically defined stroke.

Intervention group, $n = 16$ receiving cognitive skills remediation in a rehabilitation hospital setting after an acute stroke. | *Intervention*

Cognitive skills remediation based on the *Thinking Skills Workbook* 30–40 min 3×/wk for an average of 3–4 wk; comparison group received rehabilitation as usual.

Outcome Measures
• *Primary*: Assessment of basic ADLs (BI)
• *Secondary*: Assessment of IADLs, community integration, resumption of life roles, and specific cognitive abilities; only the Time Judgment Test of the *Thinking Skills Workbook* was used for the purpose of this review. | No significant differences between the groups postintervention on either the BI or the Time Judgment Test. | The systematic review included only 1 study with a small sample size. |

E Übersicht zur Evidenz 97

		Databases used: Trials registers of the Cochrane Stroke Group, Cochrane Central Register of Controlled Trials, MEDLINE, EMBASE, CINAHL, PsycINFO, PsycBITE, OTseeker, Dissertation Abstracts, SCI, SSCI. Hand search of relevant OT journals; contacted key researchers in the area. http://dx.doi.org/10.1002/14651858.CD006430.pub2		
Kamada, Shimodozono, Hamada, & Kawahira (2011)	To evaluate the effectiveness of neck-muscle vibration given before OT on USN	Level III Multiple-baseline design $N = 11$ adults with right-brain damage from stroke (7 women, 4 men; M age = 68.2 yr, $SD = 8.2$; M time poststroke = 7.5 wk, $SD = 4.1$).	*Intervention* *Session A1:* 2 wk of conventional OT without neck-muscle vibration. *Session B:* 2 wk of neck-muscle vibration to left upper posterior neck muscles before OT. *Session A2:* 2 wk of conventional OT without neck-muscle vibration. All participants also received PT daily. *Outcome Measures* • BIT • FIM.	Significant increases were found in M Conventional and Behavioral subtest scores of the BIT at the end of Session B, with no significant increases noted after Sessions A1 or A2. Relative to pretreatment scores, M BIT Conventional and Behavioral subtest scores significantly increased after Sessions B and A2. M total FIM scores significantly increased during Sessions A1 and B. Relative to pretreatment scores, M total FIM scores significantly increased after all sessions. Follow-up on 2 participants (both achieved full scores in BIT at discharge) after 2 mo reveled minor improvements in the total FIM score (1 point and 2 points, respectively).	Cannot rule out spontaneous recovery. There were multiple evaluators and no blinding of the evaluators of the BIT. Cannot rule out influence of additional treatment or therapist contact time because participants were receiving comprehensive rehabilitation throughout the study period. The sample size was small.
		http://dx.doi.org/10.3109/09638288.2011.570411		

(Continued)

Table E1. Evidence for the Effectiveness of Interventions to Improve Occupational Performance for Those With Cognitive Impairments After Stroke (cont.)

Author/Year	Study Objectives	Level/Design/ Participants	Intervention and Outcome Measures	Results	Study Limitations
Kang et al. (2009)	To determine the effectiveness of a computerized visual perception rehabilitation program	Level I Single-blind RCT $N = 16$ adults; 8 with ischemic stroke, 8 with hemorrhagic stroke, all involving the right MCA territory. All with MMSE scores >18 and MVPT score <109. Experimental group, $n = 8$. Control group, $n = 8$.	*Intervention* *Experimental group:* Computerized visual perception training using motion-based tracking technology. Tasks were similar to the ones used by the Foundation and Visuospatial sections of the PSSCogRehab. *Control group:* Trained using the Foundation and Visuospatial sections of the PSSCogRehab. *Outcome Measures* • MMSE • MVPT • K–MBI.	Both groups showed significant improvements on all of the outcome measures. The average scores of the experimental group increased more for the MVPT and the K–MBI than did those of the control group; however, these differences were not statistically significant. The experimental group expressed significantly more interest than the control group on the interest scale.	Study compared 2 treatment programs without a nontreated or customary care control group. Cannot rule out spontaneous recovery. Cannot rule out influence of additional treatment or therapist contact time because participants were recruited from an inpatient rehabilitation unit at which they were receiving additional therapy services. The interventionist was not blinded to group assignment. The sample size was small.

http://dx.doi.org/10.1177/0269215508101732

| Katz et al. (2005) | To determine whether nonimmersive interactive virtual environments are effective for training people with USN compared with standard computer VST | Level II

Nonrandomized controlled clinical trial

$N = 19$ adults with 1st right hemispheric stroke and persistent USN. All were right-hand dominant, had difficulty crossing streets, and used a wheelchair for mobility. | *Intervention*
Experimental group: Virtual environment program consisting of street crossing in a virtual environment.

Control group: Computer VST protocol. | Both groups' scores increased pre- to posttest on the Star Cancellation subtest; however, these improvements were statistically significant only for the control group. Both groups showed significant pre- to post-test increases in Mesulam Symbol Cancellation score; however, there were no statistically significant differences between the groups. Both groups' ADL checklist scores | The study design was nonrandomized.

The sample size was small.

Cannot rule out spontaneous recovery. |

| | | | | Experimental group, $n = 11$ (7 men, 4 women; M age = 62.4 yr, $SD = 14.0$; M time postonset = 47.9 days, $SD = 21.3$)

Control group, $n = 8$ (5 men, 3 women; M age = 63.3 yr, $SD = 10.8$; M time postonset = 35.6 days, $SD = 10.0$). | *Outcome Measures*
- BIT Star Cancellation subtest
- Mesulam Symbol Cancellation test
- ADL checklist
- VR street crossing test
- Real street crossing performance with an OT pushing the wheelchair and the participants indicating when it was safe to cross. | significantly decreased (indicating improvement) pre- to posttest. Significant improvements in VR street-crossing performance were noted for the VR group. M no. of times participants looked to the left during real street crossing increased for the VR group pre- to posttest, although this did not reach statistical significance. No significant changes in decision time to cross the street in either group. | Training method (virtual street environment) and 1 of the outcome measures (virtual street crossing) were similar; thus, a practice effect may have biased the results of this outcome measure in favor of the experimental group. |

http://dx.doi.org/10.1080/09638280500076079

| Keller & Lefin-Rank (2010) | To compare 2 approaches (audiovisual and visual exploration) to blind field exploration in patients in the early stages after brain injury | Level II

Nonrandomized controlled clinical trial

$N = 20$ adults with either right- or left-sided visual field deficits (either HA or QA) caused by unilateral lesions of the occipital lobes (12 men, 8 women; age range = 16–85 yr; range of time postinjury = 3–24 wk); 18 with stroke, 1 with tumor, 1 with trauma. All had normal hearing and no neglect or aphasia. | *Intervention*
AVT group: Visual and acoustic stimulation presented synchronously in the same spatial positions. Participants indicated detection of the target by pressing a response button as fast as possible.

VT group: Settings of stimuli presentation were identical to those for the AVT except the sound was turned off.

Outcome Measures
- Goldmann perimeter examination
- Visual exploration test
- Reading test
- Search task: visual exploration of board containing 18 objects
- *Evaluation of ADLs:* 5 items assessed for all participants by an OT blinded to group assignment. | No functionally relevant changes in visual field size observed for either group in Goldmann perimeter evaluation. Both groups showed statistically significant improvements in visual exploration after training. Only the AVT group showed statistically significant improvement in reading time. Both groups showed significant improvements in ADLs after training. Both groups showed significant improvement in search time, no. of saccades, and amplitude of saccades. Between-groups analysis revealed statistically significant differences in favor of the AVT group on all of the outcome measures. | The study design was nonrandomized.

The 2 treatment groups were compared without an untreated control group.

Cannot rule out spontaneous recovery.

The sample size was small.

The no. of assessors or whether they were blinded for several of the outcome measures was unclear.

No follow-up measures were included; thus, whether results were maintained over time was unclear. |

http://dx.doi.org/10.1177/1545968310372774

(Continued)

Table E1. Evidence for the Effectiveness of Interventions to Improve Occupational Performance for Those With Cognitive Impairments After Stroke (cont.)

Author/Year	Study Objectives	Level/Design/Participants	Intervention and Outcome Measures	Results	Study Limitations
Keller, Lefin-Rank, Lösch, & Kerkhoff (2009) http://dx.doi.org/10.1177/1545968308317438	To determine whether pursuit eye movement training to OKSP coupled with prism adaptation is more effective at reducing neglect symptoms than OKSP alone and to explore the influence of ipsilesional arm movements toward the neglected field during OKSP	Level III Single group, pretest–posttest design $N = 10$ adults with large unilateral right CVA (MCA territory) resulting in USN (5 men, 5 women; age range = 47–74 yr; range of time postinjury = 2–5 mo), 3 with left-sided HA determined by Goldmann perimeter examination.	*Intervention* Each participant received 4 single-session treatments of (1) OKSP (random display of yellow dots on a computer screen moving coherently toward the left side), (2) VST (same as OKSP training except that all stimuli remained stationary), (3) OKSP + P, and (4) OKSP + A. *Outcome Measures* • Line bisection • Cancellation test • Text reading • *Tactile search task*: Participants were blindfolded and had to find 9 of 18 objects within a 1-min/object time period.	Between-groups analysis revealed statistically significant improvements for all of the outcome measures in favor of the OKSP groups vs. the VST (control) group. The OKSP+P treatment resulted in a significant improvement on the cancellation task only. The OKSP+A treatment resulted in decrements of test performance between 3.5% and 20%, but none of the differences between OKSPA + A and VST were statistically significant.	The study design was nonrandomized. The no. of interventionists or whether there was blinding of the interventionists was unclear. The no. of assessors or whether they were blinded was unclear. No follow-up measures were used; thus, it is unclear whether the results were maintained over time.
Kerkhoff, Keller, Ritter, & Marquardt (2006)	To evaluate the therapeutic potential of repetitive OKSP compared with VST in neglect therapy	Level II Nonrandomized, 2-group, pretest–posttest design $N = 10$ adults with right CVA resulting in chronic left-sided USN, matched with regard to clinical and demographic variables and neglect severity (6 men, 4 women; age range = 37–69 yr; range of time postinjury = 2–5 mo).	*Intervention* Standard OT and PT were provided to both groups. *OKSP*: Participants viewed a computer-generated random display of moving dots and were encouraged to make smooth pursuit movements toward the direction of the motion. *VST*: Same as OKSP except that all stimuli remained stationary. Participants were encouraged to scan the stimuli in a systematic way. *Outcome Measures* • Cancellation tests • Line bisection • Length judgment task (size distortion) • Reading tests.	Posttreatment, the % of left-sided omissions on the cancellation test significantly decreased relative to 3rd baseline assessment, and this was maintained for OKSP group. A significant decrease in performance in line bisection from the 1st to 2nd baseline was noted in visuoperceptual horizontal line bisection for both groups. Posttreatment, right-sided deviation in line bisection performance significantly improved after OKSP therapy only compared with the 2nd baseline, and these improvements were maintained at follow-up.	The study design was nonrandomized. The no. of interventionists or whether they were blinded was unclear. The no. of assessors or whether they were blinded was unclear. The sample size was small.

				No significant changes were observed in size distortion between the 1st and 2nd baseline assessment in the OKSP group; however, after treatment, size distortion significantly decreased at post-testing, and these improvements were maintained at follow-up, whereas the VST group showed no significant changes over time. No significant changes were observed in the no. of word omissions; however, reading performance significantly improved after OKSP therapy compared with the 3rd baseline, and these improvements were maintained at follow-up. There were no improvements over time in object-based reading errors or in reading time in either group.	
Luukkainen-Markkula, Tarkka, Pitkänen, Sivenius, & Hämäläinen (2009) http://dx.doi.org/10.3233/RNN-2009-0520	To determine whether left-arm activation alone compared with traditional VST can improve hemispatial neglect	Level I RCT $N = 12$ adults with 1st single right-hemisphere stroke with hemispatial neglect. Experimental (arm activity) group, $n = 6$ (3 men, 3 women; M age = 59.5 yr, $SD = 8.4$; M time postonset = 81.0 days, $SD = 64.6$) Control (visual scanning) group, $n = 6$ (4 women, 2 men; M age = 57.8 yr, $SD = 11.8$; M time postonset = 95.5 days, $SD = 63.2$).	*Intervention* Sessions were provided in conjunction with OT and PT *Arm activity training (AA):* Comparable to CIMT or modified arm activation therapy. *VST:* Visual scanning from a wide screen, reading and copying written material, and copying drawings. *Outcome Measures* • FIM • BIT Conventional subtest • CBS • Neuropsychological Assessment • MMAS • WMFT.	Both groups' FIM scores significantly increased postintervention. Both groups' BIT scores significantly improved postintervention, and this improvement was maintained by both groups at follow-up. CBS scores improved for both groups, but this improvement was maintained only for the AA group at follow-up. Both groups' MMAS sum scores improved, indicating improved motor function. The visual scanning group significantly improved performance in construction of the Rey figure and in motor fluency at follow-up.	Treatments were provided in conjunction with additional therapies, resulting in an unequal no. of therapy hours for OT between the groups. The no. of therapists providing the intervention is unclear. Intervention protocols for those within the AA group varied considerably on the basis of motor ability, which may have influenced results. The sample size was small.

(Continued)

Table E1. Evidence for the Effectiveness of Interventions to Improve Occupational Performance for Those With Cognitive Impairments After Stroke *(cont.)*

Author/Year	Study Objectives	Level/Design/ Participants	Intervention and Outcome Measures	Results	Study Limitations
Mizuno et al. (2011) http://dx.doi.org/10.1177/1545968311407516	To determine whether PA therapy improves USN and functional outcomes in stroke patients in the subacute stage	Level I RCT $N = 38$ subacute stroke survivors with right-sided lesions and USN. Experimental group, $n = 20$ men and women (M age $= 66$ yr; M days poststroke $= 67.1$). Control group, $n = 18$ men and women (M age $= 66.6$; M days poststroke $= 64.4$).	*Intervention* *Experimental group:* Two 20-min daily sessions, 5 days/wk for 2 wk. The PA therapy consisted of a repeated pointing task performed 30× without prism glasses, followed by wearing prism glasses and repeated pointing 90 times. After PA, participants repeated pointing 60 times without prisms. *Control group:* Participants underwent the same training sessions with neutral plastic glasses instead of prism glasses. *Outcome Measures* • BIT–B • BIT–C • CBS • FIM.	Both groups had improved total scores on the BIT–B. Both groups had improved total scores on the BIT–C. In patients with mild USN (BIT–B ≥55), there was a significant difference in change on the BIT–C. Both groups improved on the CBS. As a whole, both groups improved their total FIM scores during hospitalization. FIM change was significantly larger in the prism group. In patients with mild USN, FIM gains from baseline to discharge and posttreatment to discharge were significantly larger in the prism group. In patients with severe USN, no significant differences were found between the 2 groups.	Concurrent therapies were not controlled for. Spontaneous recovery may have influenced the results. Selection bias cannot be ruled out because only a small no. of participants with severe USN were included. The sample size was small.
Mödden et al. (2012)	To compare the efficacies of CT and RT with that of standard OT in improving visual field defects during inpatient stroke rehabilitation	Level I RCT $N = 45$ adults with posterior cerebral artery stroke with resultant homonymous HA. CT group, $n = 15$ with visual field defects (9 men, 6 women; M age $= 57.1$ yr, $SD = 8.3$; M time postonset $= 4.9$ wk, $SD =$ not provided), 10 with HA, 5 with QA. RT group, $n = 15$ with visual field defects (10 men, 5 women; M age $= 58.3$ yr, $SD = 11.4$; M time postonset $= 4.7$ wk, $SD =$ not provided), 12 with HA, 3 with QA.	*Intervention* All participants received standard inpatient rehabilitation. *CT group:* PC-based therapy using the Exploration task (RehaCom). *RT group:* PC-based therapy using an integrated perimeter program. *Outcome Measures* • Test Battery of Attentional Performance (visual scanning, attention test, perimetry) • BIT (line, stars, and letter cancellation) • Wechsler Memory Test (reading ability) • German Extended BI.	Overall, the results showed no significant differences between the groups on any of the outcome measures posttreatment. However, intra-group comparisons revealed that posttreatment there was significant (1) visual field expansion for both the CT and RT groups but not for the OT group; (2) improvement in the no. of omissions on the BIT for both the CT and RT groups, but not for the OT group; (3) improvement in reading errors for the CT group only; (4) improvement in attention for both the CT and RT groups, but not for	All outcome measures were administered pre- and postintervention by an evaluator not blinded to group assignment. The sample size was small. It is unclear whether the results were maintained over time because of lack of follow-up data.

Author/Year	Study Objectives	Level/Design/Participants	Intervention and Outcome Measures	Results	Study Limitations
		OT group, n = 15 with visual field defects (7 men, 8 women; M age = 59.0 yr, SD = 11.1; M time poststroke onset = 4.3 wk, SD = not provided), 10 with HA, 5 with QA.		the OT group; (5) improvement in conjunction search during visual scanning for the CT group only; and (6) improvement in Extended BI scores for all groups.	
Nys, de Haan, Kunneman, de Kort, & Dijkerman (2008) http://dx.doi.org/10.1177/1545968311425927	To examine the effects of PA vs. placebo prism treatment during patients' stay on the stroke unit (≤4 wk poststroke)	Level I RCT N = 16 acute stroke survivors with USN documented via 4 subtasks of the BIT. Experimental group, n = 10. Control group, n = 6.	*Intervention* Participants wore a pair of goggles fitted with wide-field point-to-point prismatic lenses, inducing either a rightward optical shift of 10° (experimental group) or a shift of 0° (control group). *Outcome Measures* • *Immediate outcomes:* Line bisection, letter cancellation (BIT), scene-copying task • *Long-term (1-mo) outcomes:* BIT.	Participants in the experimental group improved more quickly on line bisection and letter cancellation assessments than the control group. The control group improved at a different rate than the experimental group, with a small benefit for the control group during the middle sessions on the scene-copying task. No differences were found between the control group and the experimental group on the BIT 1 mo posttreatment.	The sample size was small. Groups were allocated unevenly.
Osawa & Maeshima (2010) http://dx.doi.org/10.1159/000286517	To examine whether family participation can contribute to an improvement in USN after an acute stroke	Level II Two groups, nonrandomized N = 34 acute stroke survivors with USN documented with the BIT and LI. With-family group, n = 20 men and women (M age = 65.1 yr; M days poststroke = 10.1). Without-family group, n = 14 men and women (M age = 65.9; M days poststroke = 11.9).	*Intervention* All participants received conventional PT and OT for ~1 hr 1×/day, 5×/wk. All were instructed to pay attention to the left side during therapy. *With-family group:* Training 2× or 3× in the ward apart from these gym sessions with their family members. *Without-family group:* Participants were instructed to stay out of bed and interact with staff. *Outcome Measures* • BIT • LI • RMI • BI.	The BIT scores of the patients with family participation were significantly better than those of patients without family participation. The with-family group showed significant improvement in LI pre- and postevaluation on the line crossing, letter cancellation, star cancellation, and line bisection tests. The RMI and BI scores of those with family participation were significantly improved.	The sample size was small. The family participation group received multiple mobility practice sessions, and the nonfamily group did not receive the same level of attention.

(Continued)

Table E1. Evidence for the Effectiveness of Interventions to Improve Occupational Performance for Those With Cognitive Impairments After Stroke (cont.)

Author/Year	Study Objectives	Level/Design/ Participants	Intervention and Outcome Measures	Results	Study Limitations
Pizzamiglio et al. (2004) http://dx.doi.org/10.1016/S0010-9452(08)70138-2	To investigate whether it is possible to strengthen the rehabilitation of spatial hemineglect by combining specific training for spatial scanning with OKSP	Level I RCT $N = 22$ hospitalized patients with right-hemisphere brain damage and hemispatial neglect. Combined-treatment group, $n = 11$ (M age = 65.72 yr). Specific-treatment group, $n = 11$ (M age = 64.36 yr).	*Intervention* Specific training consisting of VST, reading and copying, copying line drawings, and figure description. The experimental group received this training plus OKSP. Both treatments consisted of 30 consecutive sessions. *Outcome Measures* • Line cancellation • Letter cancellation • Reading • Wundt-Jastrow Area Illusion Test • Test of Personal Neglect • Line bisection (BIT) • Semi-structured Scale for the Functional Evaluation of Extrapersonal Neglect.	Both groups significantly improved on the line and letter cancellation, Wundt-Jastrow Area Illusion Test, reading, and the Semi-structured Scale for the Functional Evaluation of Extrapersonal Neglect ($p < .000$). The addition of OKSP did not influence the results. No significant changes on the Test of Personal Neglect.	The whole group of patients comprised 3 different subgroups observed in 3 different countries with different health policies, and severity of neglect varied between countries. The sample size was small.
Polanowska, Seniów, Paprot, Leśniak, & Członkowska (2009) http://dx.doi.org/10.1080/09602010802268856	To investigate the therapeutic effectiveness of left-hand ES for patients with poststroke left visuospatial neglect	Level I RCT $N = 40$ stroke survivors with documented USN. Experimental group, $n = 20$ men and women (M age = 61.6 yr; M days poststroke = 44.4). Control group, $n = 20$ men and women (M age = 58.3 yr; M days poststroke = 46.6).	*Intervention* All participants: 4-wk program consisting of 20 45-min sessions 5 days/wk. Conventional therapy was based on visuospatial scanning training. Training consisted of saccadic training, attention, reading, drawing, and copying. *Experimental group:* Therapy was supplemented with 30-min ES of the left hand *Control group:* Therapy was supplemented with sham stimulation. *Outcome Measures* • Two cancellation subtests from the BIT and a reading-aloud task • BI.	No immediate effects of ES were noted on neglect. After 1 mo of ES, the experimental group performed significantly better on neglect subtests. No significant differences were found between groups on the BI.	A comparison of the baseline scanning variable scores indicated that control group participants had significantly better performance in scanning accuracy than those in the experimental group. It was difficult to ascertain whether the outcome was due solely to ES or whether there was a joint effect of the applied stimulation and the cognitive training. There was no generalization to ADL performance.

| Punt, Kitadono, Hulleman, Humphreys, & Riddoch (2011) | To test the effect of spatial cuing and limb activation on wheelchair use | Level III

Pretest–posttest design

Experiment 1, $N = 4$ male stroke survivors with neglect (age range = 67–76 yr; time poststroke = 1–3 yr).

Experiment 2, $N = 2$ stroke survivors with neglect (ages 72 and 73; time poststroke 6 and 7 yr). | *Intervention*
Experiment 1: Participants completed a WAC. Half of the trials were completed with the joystick on the right and half with the joystick on the left.

Experiment 2: Forty-eight trials of DAT with joystick position varying between right and left.

Outcome Measures
• Collisions on WAC
• Ability to navigate a central course on the DAT. | Although there were individual differences in Experiment 1, there was a documented decrease in the no. of left-sided errors when a left-mounted joystick was used. In Experiment 2, midline navigation improved when the joystick was mounted on the contralesional side. | The sample size was small.

The sample was heterogeneous.

There was no control group.

There was variation in Experiment 1 with regard to whether the joystick on the left was controlled by the right or left hand.

One of the 2 patients in the 2nd experiment had right neglect.

Wheelchair navigation was measured in a controlled laboratory situation.

The results for individual participants varied. |

http://dx.doi.org/10.1080/09602011.2011.559132

| Pyun et al. (2009) | To evaluate the effectiveness of a 12-wk individualized home program of rehabilitation for patients with cognitive impairment | Level III

Pretest–posttest design

$N = 6$ men and women (M age = 48.7 yr, M mo poststroke = 23). | *Intervention*
An OT-based home program that consisted of 4 mixed training programs—cognitive remediation therapy, story retelling, cognitive enhancing games, and aerobic exercise—2 hr/day, 7 days/wk for 12 wk.

Outcome Measures
• MMSE
• NCSE
• Computerized neuropsychological tests
• LOTCA
• Modified BI
• S-IADL. | The results showed that an individualized home program was beneficial for chronic stroke patients with cognitive dysfunction, in terms of IADLs. Patients showed significant improvements only on the S-IADL. | The sample size was small.

There was no control group.

The sample was heterogeneous in terms of age and time poststroke. |

http://dx.doi.org/10.1080/02699050902997862

(Continued)

Table E1. Evidence for the Effectiveness of Interventions to Improve Occupational Performance for Those With Cognitive Impairments After Stroke (*cont.*)

Author/Year	Study Objectives	Level/Design/ Participants	Intervention and Outcome Measures	Results	Study Limitations
Rand, Eng, Liu-Ambrose, & Tawashy (2010) http://dx.doi.org/10.1177/1545968310368684	To determine whether a combined exercise and recreation program could improve the executive functioning and memory of chronic stroke survivors living in the community	Level III Single-group, pretest–posttest design $N = 11$ adults (8 men, 3 women; M age = 67 yr, $SD = 10.8$; M time poststroke = 4.4 yr, $SD = 2.0$; M MMSE score = 27, $SD = 2.0$). All could walk independently and were independent in all ADLs and most IADLs.	*Intervention* 1-hr exercise sessions led by fitness instructors; 1-hr recreation and leisure sessions led by recreation programmer. *Outcome Measures* • Stroop Test • Verbal Digit Span Backward Test • Digit Symbol Test • Trail Making Test (Part B) • WWT • RAVLT • Geriatric Depression Scale • Isometric knee strength • Self-selected gait speed • 6MWT.	Significant improvements noted on the RAVLT long delay, Stroop Test, and WWT test from baseline to 3 mo. Significant improvements noted on the Stroop Test from baseline to 6 mo. Significant improvements in motor abilities noted over time, with the largest improvements occurring from baseline to 3 mo (knee strength improved by 49%, gait speed by 16.1%, and 6MWT by 13.9%).	The sample size was small. There was no control group. The sample was heterogeneous. There was no correction for multiple statistical comparisons.
Rand, Weiss, & Katz (2009) http://dx.doi.org/10.5014/ajot.63.5.535	To explore the potential of the VMall, a virtual supermarket running on a video-capture VR system, as an intervention tool for people who have multitasking deficits after stroke	Level III Pretest–posttest design $N = 4$ men and women (age range = 53–70 yr; mo poststroke = 5–27).	*Intervention* A 3-wk intervention period (10 60-min sessions) using the VMall and focused on improving multitasking and functional shopping. *Outcome Measures* • MET–HV • VMET • IADL Scale.	Postintervention, participants made fewer mistakes on both the VMET and the MET–HV. In 3 instances, a percentage decline in performance postintervention was seen. Improvement ranged from 20.5% to 51.2% for all mistake categories except 1. Slight improvement was seen in postintervention scores of the IADL measure for 2 participants.	The sample size was small. There was no control group. The sample was heterogeneous.
Rohling, Faust, Beverly, & Demakis (2009)	To provide a meta-analytic review of the literature on cognitive treatments that had previously been reviewed	Level I Meta-analysis Examined 101 articles comprising 119 treatment samples ($N = 2,014$) and 47 distinct control samples	*Intervention* Interventions focused on five cognitive domains: attention–executive, visuospatial, language, memory, and comprehensive.	The meta-analysis revealed sufficient evidence for the effectiveness of attention training after TBI and of language and visuospatial training for aphasia and neglect syndromes after stroke.	Many included studies examined a heterogeneous group including stroke, TBI, etc.

E Übersicht zur Evidenz 107

				($N = 870$; M no. of participants in the typical treatment sample = 16.9; M no. of participants in the typical control sample = 18.5).	*Outcome Measures* Measures belonged to 1 of the following: attention, auditory memory, executive function, miscellaneous, language, learning, perceptual organization, processing speed, sensory–perceptual, verbal comprehension, visual memory, working memory.	The vast majority of studies used only domain-specific tests of cognition based on pen-and-paper examination.

http://dx.doi.org/10.1037/a0013659

Roth et al. (2009)	To examine whether EST, compared with FT, would selectively improve saccadic behavior on the patients' blind side and benefit performance on natural exploratory tasks	Level I RCT	$N = 28$; all but 2 stroke survivors with HA. EST group, $n = 15$ men and women (M age = 60.4 yr; M duration of field cut = 39.2 mo). FT group, $n = 13$ men and women (M age = 60.2 yr; M duration of field cut = 87.8 mo).	*Intervention* EST was implemented as a computer-based explorative saccadic search task. FT was computer based and aimed to stimulate the blind hemifield. All trained at home. *Outcome Measures* • Digit search task • Natural search task • Natural scene exploration • Perimetry • Reading speed • WHOQOL–BREF.	EST selectively improved saccadic behavior, digit search, natural search, and scene exploration on the blind side. FT did not improve saccadic behavior. Reading speed and visual field remained stable in both groups. The findings show substantial benefits of compensatory exploration training, including subjective improvements in mastering daily life activities (social domain).	The sample size was small. Digit search served as both an intervention and an outcome. The natural search task was limited to a tabletop. Natural scene exploration was limited to a computer screen.

http://dx.doi.org/10.1212/01.wnl.0000341276.65721.f2

Rousseaux, Bernati, Saj, & Kozlowski (2006)	To evaluate the effect of PA on spatial neglect signs	Level II Case-control trial	Experimental group, $n = 10$ stroke survivors (M age = 55.5; M days poststroke = 54.3) Control group, $n = 8$ healthy adults matched on age and education. Neglect was documented by means of bell cancellation or line bisection.	*Intervention* PA was done with prisms deviating visual perception at 10° toward the right side or with neutral prisms. During PA, participants had to point repeatedly with the right index finger to targets. *Outcome Measures* • Reading single words • Reading nonwords • Reading text • Bell cancellation • Line bisection • Scene drawing.	The authors did not confirm the positive effect of PA on conventional tests of neglect or on reading skills.	The sample size was small. Use of functional tests was limited.

http://dx.doi.org/10.1161/01.STR.0000198877.09270.e8

(Continued)

Table E1. Evidence for the Effectiveness of Interventions to Improve Occupational Performance for Those With Cognitive Impairments After Stroke *(cont.)*

Author/Year	Study Objectives	Level/Design/ Participants	Intervention and Outcome Measures	Results	Study Limitations
Serino, Angeli, Frassinetti, & Làdavas (2006)	To verify the presence and duration of neglect amelioration as a consequence of PA	Level II Nonrandomized controlled trial $N = 24$ right-hemisphere stroke survivors with neglect ≥3 mo poststroke. Experimental group, $n = 16$ men and women (M age = 67 yr; M mo poststroke = 15). Control group, $n = 8$ men and women (M age = 68 yr; M mo poststroke 5 9).	*Intervention* *Experimental group*: PA. *Control group*: General cognitive stimulation and motor treatments for 2 wk. *Outcome Measures* • BIT–B and BIT–C • Reading task.	The experimental group obtained significant improvement on both BIT scales. Neglect amelioration was consistent and long lasting (3 mo). Improved reading accuracy was found in the experimental group.	Participants were not randomized. The sample size was small. The main outcome measure is a simulation of daily function.

http://dx.doi.org/10.1016/j.neuropsychologia.2005.10.024

| Shiraishi, Muraki, Ayaka Itou, & Hirayama (2010) | To investigate the sustainability of effect and the changes in ADLs and IADLs after long-term prism intervention | Level III

Pretest–posttest design

$N = 5$ (4 men, 1 woman; age range = 53–65 yr) 2 to 3.5 yr after a prism intervention aimed at decreasing neglect. | *Intervention*
Participants wore prism glasses deviating vision at 15° degrees to the right side for an average of 50 min and performed various activities averaging 4×/wk for 8 wk.

Outcome Measures
• Eye movements on the neglected side
• Index of subjective internal midline bias
• Cancellation and line bisection
• BI
• Lawton's IADL Scale. | Eye movements, center of gravity, line bisection, and letter cancellation were significantly improved compared with preintervention. No difference on star cancellation. Significant improvements on BI. | There was no control group.

The sample size was small.

There was no control for interventions that took place between the end of the intervention and the long-term follow-up. |

http://dx.doi.org/10.3233/NRE-2010-0593

Smania et al. (2006)	To assess whether a rehabilitation program for limb apraxia may increase not only praxic ability but also independence from caregivers during ADLs	Level I RCT $N = 33$ participants with left hemispheric lesions, apraxia, and aphasia. Experimental group, $n = 18$ (M age = 65.67 yr, M mo poststroke = 10.39). Control group, $n = 15$ (M age = 65.73 yr, M mo poststroke = 17.4).	*Intervention* The study group underwent a rehabilitative treatment for apraxia. The program was described as a gesture program consisting of transitive, nontransitive, and symbolic gestures. The control group received aphasia interventions. *Outcome Measures* • Verbal comprehension • Intelligence • Oral apraxia • Constructional apraxia • IA • IMA • Gesture comprehension tests • Caregiver-completed ADL questionnaire.	A significant improvement in performance after the apraxia treatment was found in the IA, IMA, and gesture comprehension tests and on the ADL questionnaire. A significant improvement after the aphasia treatment was found in the intelligence and verbal comprehension tests.	The sample size was small. The validity of the ADL measure was not reported. ADLs were not observed.
http://dx.doi.org/10.1212/01.wnl.0000247279.63483.1f					
Stringer & Small (2011)	To examine an ecologically oriented, strategy-based intervention for memory impairment	Level III Pretest–posttest design $N = 33$ outpatients in 3 groups based on diagnosis TBI, $n = 15$ Stroke, $n = 12$ (M age = 52.3 yr; M mo since onset = 7.5) Other neurological condition, $n = 6$.	*Intervention* An ecologically oriented, strategy-based intervention for memory loss. One 1-hr session/wk for 20 wk. *Outcome Measures* Everyday memory simulations consisting of 6 declarative memory tasks and 1 prospective memory task.	Statistically significant improvement was noted on several simulations, as well as on the names and facts scores of the biographical simulation. Performance also significantly improved on the prospective memory simulation.	There was no control group. The study used only simulated everyday situations. Only the initial psychometric properties of outcomes were reported.
http://dx.doi.org/10.3109/02699052.2010.541894					

(Continued)

Table E1. Evidence for the Effectiveness of Interventions to Improve Occupational Performance for Those With Cognitive Impairments After Stroke (cont.)

Author/Year	Study Objectives	Level/Design/ Participants	Intervention and Outcome Measures	Results	Study Limitations
Taylor, Poland, Harrison, & Stephenson (2011)	To evaluate a systematic treatment program that targeted aspects of visual functioning affected by visual field deficits after stroke	Level II Nonrandomized controlled trial $N = 15$ men and women with visual field deficits. Experimental group, $n = 7$ (M age = 72). Conventional group, $n = 8$ (M age = 79).	*Intervention* 4 wk of treatment. *Experimental group*: Routine OT plus the systematic treatment program, consisting of education, scanning training, coordinating head and eye movement, tracking activities, etc. *Conventional group*: Routine OT. *Outcome Measures* • Nottingham Adjustment Scale • BI • BIT subtest.	Significant improvement on the Nottingham Adjustment Scale for those in the experimental group. No difference on other measures.	Evaluators were not blinded. The control group was nonequivalent. Allocation procedures varied between sites.

http://dx.doi.org/10.1177/0269215510375918

Thieme et al. (2013)	To evaluate the effects of individual or group MT on sensorimotor function, ADLs, QOL, and visuospatial neglect in patients with severe arm paresis poststroke	Level I RCT $N = 60$ adults who had a 1st supratentorial stroke within the previous 3 mo with clinical diagnosis of a severe distal arm paresis. Group 1 (individual MT), $n = 18$. Group 2 (group MT), $n = 21$ with hemorrhagic stroke. M age = 69.1 yr, SD = 10.2; M time poststroke = 36.2 days, SD = 21.1. Control group, $n = 21$.	*Intervention* All participants received standard care plus one of the following interventions: *Individual MT*: One therapist per patient; mirror positioned between unaffected and affected UEs. Participants were instructed to move both arms. *Group MT*: One therapist per 2–6 patients at the same time; MT was the same as for the individual MT group. *Control group*: Group intervention protocol with a wooden mirror that restricted view of the affected limb. Control group participants were instructed to move both arms while looking at the unaffected limb.	Significant improvements were noted postintervention for all groups on the ARAT, BI, SIS, FMA (Upper Limb and Somatosensory) with no significant differences between the groups. FMA Pain and Range of Motion significantly decreased over time for all groups with no significant differences between the groups. Finger flexor tone increased significantly on the MASS postintervention for the individual MT group, with no significant changes noted in wrist flexor tone postintervention for any of the groups. Star cancellation test ($N = 14$) scores improved significantly	The evaluator was not blinded to the secondary outcome measures. The control group was asked to imagine movements of the affected limb, which may have influenced the results. Whether therapists providing standard care were blinded to group allocation was unclear.

			Outcome Measures • *Primary:* FMA arm section, ARAT • *Secondary:* BI, SIS, FMA (Somatosensory, Pain, and Range of Motion), MASS, star cancellation test.	(indicating a reduction in visuospatial neglect) favoring the individual MT group.
		http://dx.doi.org/10.1177/02692155112455651		
Tsang, Sze, & Fong (2009) http://dx.doi.org/10.1080/09638280802240621	To investigate the efficacy of conventional treatment with right half-field EP in treating subacute stroke patients with UN	Level I RCT $N = 34$ male and female stroke survivors with UN based on the BIT. Experimental group, $n = 17$ (M age = 70.4; M days poststroke = 22.1). Control group, $n = 17$ (M age = 71.8 yr; M days poststroke = 21.5).	*Intervention* The intervention group received 4 wk OT with right half-field EP glasses. Those in the control group received 4 wk OT without EP. *Outcome Measures* • BIT (conventional tests) • FIM.	The experimental group had significantly higher BIT gain than those treated with the conventional treatment. No significant difference was found in overall FIM gain between patients in both groups. Eating, bathing, and dressing the lower body were significantly different between the 2 groups, favoring the experimental group.	The small sample size resulted in a possible Type II error. Duration of treatment may have been too short to promote generalization.
Turton, O'Leary, Gabb, Woodward, & Gilchrist (2010) http://dx.doi.org/10.1080/096020110903040683	To determine the feasibility of delivering PA treatment in a clinically valid sample and to assess its impact on self-care	Level I RCT $N = 34$ male and female right hemispheric stroke survivors with UN based on the BIT. Experimental group, $n = 16$ (M age = 72; M days poststroke = 45). Control group, $n = 18$ (M age = 71; M days poststroke = 47).	*Intervention* *Experimental group:* PA (using 10-diopter, 6° prisms) or sham treatment (using plain glasses). Treatment was delivered each weekday for 2 wk. *Outcome Measures* • CBS • BIT–C.	Both groups significantly improved their performance on both the CBS and the BIT–C; no difference was found between groups.	The experimental group was heterogeneous in terms of severity of neglect.

(Continued)

Table E1. Evidence for the Effectiveness of Interventions to Improve Occupational Performance for Those With Cognitive Impairments After Stroke *(cont.)*

Author/Year	Study Objectives	Level/Design/ Participants	Intervention and Outcome Measures	Results	Study Limitations
Watanabe & Amimoto (2010) http://dx.doi.org/10.1016/j.apmr.2009.09.027	To verify the efficacy of PA as a practical means of rehabilitation for participants with USN, focused on wheelchair mobility	Level III Pretest–posttest design $N = 10$ male and female right hemispheric acute stroke survivors with UN (M age = 74; M time since onset = 13.7 days).	*Intervention* Participants wore glasses fitted with lenses that displaced the visual field by 7° to the right while reaching with the right hand for a target on the midline in front of them. The participants were instructed to repeat the task 50× in quick succession. *Outcome Measures* Two wheelchair tasks: a midpoint-directed task and a goal directed task.	In the midpoint-directed task, there was a significant shift in the reach position bias from 27.7 cm before PA to 3.1 cm after PA. In the goal-directed task, the time taken to reach the outer left target decreased from 21.2 s before PA to 11.8 s after PA.	The sample size was small. There was no control group. The mobility tasks were contrived and static.
West, Bowen, Hesketh, & Vail (2008) http://dx.doi.org/10.1002/14651858.CD004132.pub2	To determine which therapeutic interventions targeted at motor apraxia reduce disability	Level I Systematic review Three trials totaling 132 participants were included in the review.	*Intervention* Strategy training integrated into usual OT, gesture training for apraxia, and standard OT with transfer of training. *Outcome Measures* • ADL measures • BI.	There was evidence of a small and short-lived therapeutic effect in the 2 studies that reported change in ADLs (102 participants), but it was not considered clinically significant and did not persist at the longer term follow-up.	The interventions and outcomes were heterogeneous. All 3 studies had methodological limitations.
Westerberg et al. (2007) http://dx.doi.org/10.1080/02699050601148726	To examine the effects of WM training in adult patients with stroke	Level I RCT $N = 18$ male and female chronic stroke survivors. Experimental group, $n = 9$ (M age = 55; M mo poststroke =19.3). Control group, $n = 9$ (M age = 53.6 yr; M mo poststroke = 20.8).	*Intervention* The experimental intervention focused on home computer-based WM training tasks. The training plan specified that participants must complete 90 trials/day (taking ~40 min), 5 days/wk for 5 wk. Only the control group performed the test battery with no training. *Outcome Measures* • Neuropsychological test battery • Cognitive Failures Questionnaire.	Significant differences were found between groups in favor of the experimental group on 4 of the neuropsychological test measures. Significant reduction in cognitive failures in the experimental group.	There was no equivalent (no intervention) control group. The sample size was small. Cognitive failures in daily life were only self-rated and not observed. No follow-up was documented.

Study	Objective	Level	Participants	Intervention	Outcome Measures	Results	Study Limitations
Winkens, Van Heugten, Wade, Habets, & Fasotti (2009) http://dx.doi.org/10.1016/j.apmr.2009.04.016	To examine the effects of a TPM strategy taught to stroke patients with mental slowness, compared with the effects of usual care	Level I RCT	$N = 37$ stroke survivors undergoing rehabilitation. Experimental group, $n = 20$ men and women (M age = 49.5 yr; M mo poststroke = 19.3). Control group, $n = 17$ men and women (M age = 53.9 yr; M mo poststroke = 6.9)	*Intervention* Experimental intervention of a 3-phase TPM intervention. Control group received treatment as usual. Both groups received ~10 hr of treatment.	*Outcome Measures* • Information intake task • Mental Slowness Observation Test • Mental Slowness Questionnaire • Fatigue Severity Scale • Center for Epidemiologic Studies Depression scale • EuroQol-5D • Neuropsychological tests.	Immediately after the intervention, the 2 groups differed significantly in the use of strategies on the information intake task. The TPM group showed an average improvement of 0.4 strategies, and the usual-care group showed a decline of 0.3 strategies. No difference on other measures. At 3 mo, the Mental Slowness Observation Test revealed significantly higher increases in speed of performance of the TPM group in comparison with the usual-care group.	There was no equivalent control group (treatment as usual). Usual care varied between sites; some control participants received intervention similar to TPM in usual care. There was no control for concurrent therapies. Improved speed of performance was measured via simulated everyday tasks.

Note. ADLs = activities of daily living; APT = Attention Process Training; ARAT = Action Research Arm Test; AVT = audiovisual training; BI = Barthel Index; BIT = Behavioural Inattention Test; BIT-B = BIT Behavioral subtest; BIT-C = BIT Conventional subtest; CBS = Catherine Bergego Scale; CIMT = constraint-induced movement therapy; CT = compensatory therapy; CVA = cerebrovascular accident; CVLT = California Verbal Learning Test; DAT = doorway accuracy test; EP = eye patching; ES = electrical stimulation; EST = explorative saccade training; FMA = Fugl-Meyer Assessment; FSAQ = Full-Scale Attention Quotient; FT = flicker-stimulation training; HA = hemianopia; IA = ideational apraxia; IADLs = instrumental activities of daily living; IMA = ideomotor apraxia; IVA-CPT = Integrated Visual and Auditory Continuous Performance Test; K-MBI = Korean version of the Modified Barthel Index; LI = Laterality Index; LOTCA = Loewenstein Occupational Therapy Cognitive Assessment; M = mean; MASS = Modified Ashworth Spasticity Scale; MCA = middle cerebral artery; MET-HV = Multiple Errands Test-Hospital Version; MMAS = Modified Motor Assessment Scale; MMSE = Mini-Mental State Examination; MT = mirror therapy; MVPT = Motor-Free Visual Perception Test; NCSE = nonconvulsive status epilepticus; NIHSS = National Institutes of Health Stroke Scale; OKSP = optokinetic stimulation; OKSP+A = OKSP plus following the stimuli with arm movements; OKSP+P = OKSP plus wearing base-left prisms; OT = occupational therapy/occupational therapist; PA = prism adaptation; PT = physical therapy; QA = quadrantanopia; QOL = quality of life; RAVLT = Rey Auditory Verbal Learning Test; RCT = randomized controlled trial; RMI = Rivermead Mobility Index; RT = restorative computerized training; SD = standard deviation; S-IADL = Seoul-Instrumental Activities of Daily Living; SIS = Stroke Impact Scale; 6MWT = 6-min walk test; TBI = traumatic brain injury; TPM = Time Pressure Management; TR = trunk rotation; UE = upper extremity; UN = unilateral neglect; USN = unilateral spatial neglect; V-MET = Virtual Multiple Errands Test; VR = virtual reality; VST = visual scanning training; VT = visual training; WAC = wheelchair assessment course; WHOQOL-BREF = World Health Organization Quality of Life Scale–BREF; WM = working memory; WMFT = Wolf Motor Function Test; WWT = Walking While Talking.

Parts of this table were originally published in "Effectiveness of Interventions to Improve Occupational Performance of People With Cognitive Impairments After Stroke: An Evidence-Based Review," by G. Gillen, D. M. Nilsen, J. Attridge, E. Banakos, M. Morgan, L. Winterbottom, and W. York. 2015. *American Journal of Occupational Therapy, 69*, 6901180040. http://dx.doi.org/10.5014/ajot.2015.01213. Copyright © 2015 by the American Occupational Therapy Association. Used with permission.

This table is a product of AOTA's Evidence-Based Practice Project and AOTA Press and is copyright © 2015 by the American Occupational Therapy Association. It may be freely reproduced for personal use in clinical or educational settings as long as the source is cited. All other uses require written permission from the American Occupational Therapy Association. To apply, visit http://www.copyright.com.

Table E2. Evidence for the Effectiveness of Interventions to Improve Occupational Performance for Those With Motor Impairments After Stroke

Author/Year	Study Objectives	Level/Design/ Participants	Intervention and Outcome Measures	Results	Study Limitations
			Repetitive Task Practice		
Allison & Dennett (2007) http://dx.doi.org/10.1177/0269215507077364	To investigate whether provision of additional standing practice would increase motor recovery and mobility poststroke	Level I Pilot RCT $N = 17$ adults (7 women, 10 men; age range = 51–92) admitted to unit 6–58 days poststroke. Experimental group, $n = 7$. Control group, $n = 10$.	*Intervention* *Intervention group:* Conventional PT, with an additional 45 min standing practice on each working day. *Control group:* Conventional PT for 45 min 5×/wk. *Outcome Measures* • RMA • Trunk Control Test • BBS.	Intervention group demonstrated higher median scores in all motor measures at Wk 12; however, differences between the groups were not statistically significant, with the exception of BBS scores.	The sample size was small. The PTs providing the intervention were not blinded. Three participants withdrew from the study because of fatigue. Treatment time was unequal. Cannot rule out spontaneous recovery.
Arya et al. (2012) http://dx.doi.org/10.1310/tsr1903-193	To evaluate the effectiveness of MTST on UE motor recovery during the subacute phase after a stroke.	Level I Double-blinded RCT $N = 103$ subacute stroke survivors (M wk poststroke = 12.15); Brunnström stage of arm recovery = 2–5. Experimental group, $n = 51$. Control group, $n = 52$.	*Intervention* *Experimental group:* MTST 4–5 days/wk for 4 wk. *Control group:* Dose-matched NDT. *Outcome Measures* • FMA • ARAT • Graded WMFT • MAL.	Statistically significant differences favoring the experimental group were observed in changes between the groups at postassessment and follow-up assessment on the FMA, ARAT, Graded WMFT, and MAL.	Not applicable.
Buschfort et al. (2010)	To examine the effectiveness of an arm studio designed to intensify treatment of the moderately to severely affected arm poststroke	Level II Nonrandomized pretest–posttest design $N = 119$ initial participants (65 men, 54 women; 6 did not complete the study;	*Intervention* All groups participated in 3-wk arm studio program, which was composed of several workstations (6 devices). In addition, patients also participated in PT and OT sessions.	All patients reported positive satisfaction with the training on the questionnaire. Groups A and B increased scores on the FMA from pre- to posttest. Group C increased scores on the ARAT from pre- to posttest. No reports on whether any of the changes were significant.	Participants were not randomized. The order in which workstations were set up could be a limiting factor.

		M age = 75 yr, M stroke interval = 4.3 wk), 62 with right hemiparesis and 57 with left hemiparesis, 98 in the subacute stage and 21 in the chronic stage. Group A, n = 6. Group B, n = 6. Group C, n = 12.	*Outcome Measures* • FMA (Groups A and B) • ARAT (Group C) • Questionnaire assessing patients' subjective experience with arm studio.		Only 24 patients were selected for data analysis. Six patients dropped out of the study. There was no follow-up.
http://dx.doi.org/10.2340/16501977-0517					
Byl, Pitsch, & Abrams (2008)	To investigate whether the dose of LBSMT significantly enhances gains in upper-limb function in patients stable poststroke	Level II Single-blinded 3-group, pretest–posttest design N = 45 (28 men, 17 women; age range = 33–80 yr) with right- or left-hemisphere ischemic or hemorrhagic stroke. Group 1, n = 18. Group 2, n = 19. Group 3, n = 8.	*Intervention* *Group 1:* LBSMT 1×/wk for 8 wk. *Group 2:* LBSMT and BWSTT 3×/wk for 6 wk. *Group 3:* LBSMT for 3 hr/day, 4 days/wk; BWSTT for 6 wk. *Outcome Measures* • WMFT • California Functional Evaluation 40 (Functional Performance scale) • SIPT Graphesthesia subtest • SIPT Kinesthesia subtest • Byl–Cheney–Boczai Sensory Discriminator Test for stereognosis • Digital reaction time • Grip and pinch strength • Velocity (gait) at baseline and completion.	Significant posttest gains made across all participants on all outcome measures. All 3 groups made significant postintervention gains on the measures of strength, fine motor control, and sensory discrimination. Groups 2 and 3 also made significant gains in functional independence. Group 3 made greater gains on all outcome measures (functional and kinematic) than the other 2 groups. However, these gains were not statistically significant. Correlational analysis revealed positive correlation between dosage and greater gains.	The study did not include an untreated control group. Participants were not randomly assigned. Size of treatment groups was not homogeneous. Self-report was used to note participants' compliance. No objective measures for cognition, depression, and motivation were included. There is the possibility of confounding interaction between intervention strategies. The dosage difference between Groups 1 and 2 was small, whereas the dosage for Group 3 was 50 hr more than that of the other 2 groups. Previous rehabilitation, community activities, compliance with home training, and family support were not factored into the study design.
http://dx.doi.org/10.1177/1545968308317431					

(Continued)

Table E2. Evidence for the Effectiveness of Interventions to Improve Occupational Performance for Those With Motor Impairments After Stroke *(cont.)*

Author/Year	Study Objectives	Level/Design/ Participants	Intervention and Outcome Measures	Results	Study Limitations
Chan, Chan, & Au (2006) http://dx.doi.org/10.1191/0269215506cr930oa	To study the efficacy of the motor relearning approach in promoting physical function and task performance for patients after a stroke	Level I Matched-pair RCT *N* = 52 adult outpatients (24 men, 28 women) with either a thrombotic or a hemorrhagic stroke. Experimental group, *n* = 26. Control group, *n* = 26.	*Intervention* Interventions were administered by an OT. *Experimental group:* Motor relearning program using a sequential function-based task strategy. *Control group:* Conventional therapy based on skill training. *Outcome Measures* At baseline, 2 wk, 4 wk, and 6 wk by blinded assessors: • BBS • TUG • FIM • Modified Lawton IADL test • CIQ.	Within-group differences were significant for both groups on all measures. Between-groups differences were significant for the BBS, FIM, IADLs, and CIQ in favor of the experimental group. The interactions between group and occasion were significant on all 5 outcome measures, indicating that the rates of change across time between the motor relearning and control groups differed, favoring the experimental group.	The match process used in the randomization might have introduced biases. Dropouts may have biased the study outcome. Patients received other treatment interventions that may have contaminated the treatment effects. Patients attended the treatment sessions as day patients, and their engagement in activities other than those conducted during treatment possibly further contaminated these effects. The motor relearning program was conducted by the researchers. Participants were all <65 yr old.
Cirstea & Levin (2007)	To investigate whether manipulation of attention focus by providing either KR feedback or KP feedback during repetitive practice of a pointing movement may lead to arm motor recovery	Level I RCT *N* = 28 chronic stroke survivors (17 men, 11 women) with right or left lesion. KR group, *n* = 14.	*Intervention* *Experimental groups:* During practice, groups received either KR about movement precision for 20% of the trials or faded KP about joint movements (26.6% of trials).	Statistically significant improvements were noted in KP group for immediate and long-term increased joint range, better interjoint coordination, arm strength, and precision of gross motor movements and generalization of gains. FMA score and unilateral function (TEMPA) but not spasticity improved in both groups with no between-group	The sample size was small.

| | | KP group, $n = 14$. Nondisabled control group, $n = 5$. | *Control group*: Practiced the task with KR.

Outcome Measures
• FMA
• CSI
• TEMPA
• Kinematic recording. | differences. The KP group showed significant improvement on 2 subtests of TEMPA, arm strength, and precision of gross motor movements. | The sample size was small. |

http://dx.doi.org/10.1177/1545968306298414

| Cirstea, Ptito, & Levin (2006) | To analyze the effects of repetitive movement practice in 2 feedback conditions (KR, KP) on reacquisition of reaching | Level I

RCT

$N = 37$ participants with chronic hemiparesis.

KR group, $n = 14$.

KP group, $n = 14$.

Control group, $n = 9$. | *Intervention*
The KR group practiced a reaching task about movement precision. The KP group trained on the same task and schedule as the KR group but with faded KP about joint motions. Control group practiced a nonreaching task.

Outcome Measures
• FMA
• CSI
• TEMPA
• Kinematic recording
• Neuropsychological measures. | All groups significantly improved movement time and velocity variability. FMA score and unilateral function (TEMPA) but not spasticity improved significantly in all groups with no between-groups differences. Kinematic gains in the KR group (precision) and the KP group (time, variability) exceeded those in the control group and depended on memory and mental flexibility deficits. In the KP group, more severely impaired patients made the most clinical gains. | The sample size was small. |

http://dx.doi.org/10.1161/01.STR.0000217417.89347.63

| English & Hillier (2011) | To examine the effectiveness of group CCT for improving the mobility of adults after stroke | Level I

Systematic review

$N = 6$ studies (all RCTs or quasi-RCTs). Trials selected included adult participants (≥ 18 yr) from 1.3–61.8 mo poststroke.

Databases used: Trials registers of MEDLINE, EMBASE, CINAHL, PEDro; conference proceedings and registries were also searched (full search strategy available from the authors). | *Intervention*
Studies compared treatment groups (≥ 3 participants/staff member) that received RFTP.

Outcome Measures
• 6MWT
• TUG
• MAS
• JTTHF
• BBS
• Iowa Level of Assistance Scale
• Activities-specific Balance Confidence Scale
• NHP
• Rivermead Mobility Index
• Physical Activity and Disability Scale. | There was a significant effect in favor of CCT on the 6MWT. A significant but smaller effect was found in favor of CCT's improving walking speed. Results related to postural control in standing were mixed. A significant effect was found in favor of CCT for reducing hospital length of stay (pooled analysis of 2 studies). Participants in CCT were significantly more satisfied with the amount of PT they received. | The sample sizes were small.

The studies were significantly heterogeneous in terms of participant characteristics, intervention protocols, and outcome measures (only 3 studies achieved all criteria initially set out by researchers). |

http://dx.doi.org/10.2340/16501977-0824

(*Continued*)

Table E2. Evidence for the Effectiveness of Interventions to Improve Occupational Performance for Those With Motor Impairments After Stroke (*cont.*)

Author/Year	Study Objectives	Level/Design/ Participants	Intervention and Outcome Measures	Results	Study Limitations
Feys et al. (2004)	To determine the effect of repetitive sensorimotor training of the arm at 5 yr after stroke	Level I Single-blind, stratified, randomized controlled design $N = 100$ men and women (age range = 36–81 yr) with right and left and ischemic and hemorrhagic stroke. Experimental group, $n = 33$. Control group, $n = 29$.	*Intervention* Both groups were positioned in a rocking chair. *Experimental group:* The patients performed rocking movements, pushing with the arm with hemiplegia. *Control group:* Patients received fake short-wave therapy of the shoulder during rocking. *Outcome Measures* • BFM • ARAT • BI • Ashworth Scale.	No statistically significant differences were found between the groups on any of the outcome measures at baseline or in demographics, with the exception of type of lesion. At 5-yr follow-up, there was a statistically significant difference for both the BFM and the ARAT in favor of the experimental group. The treatment was most effective in patients with a severe initial motor deficit. No significant differences were found on the BI for all comparisons.	Age was found to be a significant predictor of dropout (experimental mortality). All 5 participants with hemorrhagic stroke were in the control group.

http://dx.doi.org/10.1161/01.STR.0000121645.44752.17

Author/Year	Study Objectives	Level/Design/ Participants	Intervention and Outcome Measures	Results	Study Limitations
French et al. (2008)	To examine whether RFTP after stroke improves limb-specific or global function or ADLs and whether treatment effects are dependent on the amount of practice or the type or timing of the intervention and to provide estimates of the cost-effectiveness of RFTP	Level I Systematic review $N = 31$ (all randomized and quasi-randomized trials). Trials selected included adult participants (≥ 18 yr) who had stroke. Participants could be at any stage after an acute stroke or in any setting. *Databases used:* Trials registers of the Cochrane Stroke Group, the Cochrane Library, MEDLINE, EMBASE, CINAHL, AMED, SPORTDiscus, ISI Science Citation Index, Index to Theses, ZETOC, PEDro, OT Search.	*Intervention* An active motor sequence was performed repetitively within a single training session, and this practice was aimed at clear functional goals. Only interventions aimed at complex multijoint movement were included. *Outcome Measures* • ARAT • MAS • FAT • WMFT • FTHUE • BI • FIM.	Overall, the results revealed that some forms of RFTP resulted in improvement of global function and of both arm and lower limb function. Moreover, training may be sufficient to have an impact on ADLs. No or little evidence was found that treatment effects were modified by time since stroke or dosage of task practice, but results for upper-limb function were modified by type of RFTP. In addition, RFTP is cost-effective.	Caution should be exercised in associating pooled treatment effects solely with the task practice component. Use of means and standard deviations can be misleading because many of the outcomes are measured on scales that are short and bounded.

French et al. (2010) http://dx.doi.org/10.2340/16501977-0473	To examine whether repetitive task training after stroke improves functional activity	Level I Systematic review and meta-analysis $N = 14$ (all randomized and quasi-randomized trials); 14 studies with 659 participants and 17 intervention–control pairs. Trials selected included adult participants (≥ 18 yr) after stroke. *Databases used:* Trials registers of the Cochrane Stroke Group, Cochrane Central Register of Controlled Trials, MEDLINE, EMBASE, AMED, SPORTDiscus, ISI Science Citation Index, Index to Theses, ZETOC, PEDro, OTseeker, OT Search.	*Interventions* Studies compared treatment groups targeting both lower and upper limbs; whole therapy approaches such as movement science, in which the rehabilitation program is focused on task-specific motor relearning principles; mixed-task practice approaches such as circuit training; and single-task training such as sit-to-stand training. *Outcome Measures* - MAS - ARAT - JTTHF - Reaching Performance Scale - Rivermead Mobility Index - 6MWT.	No evidence was found of significant benefit from repetitive training of upper-limb functional activity. Repetitive task training showed modest improvement across a range of lower-limb outcome measures. Training can have a small effect on ADLs.	Studies were significantly heterogeneous in terms of intervention. Gaps were identified in the evidence base, with only a few trials existing in a different category of intervention and at different stages after stroke.
Harris, Eng, Miller, & Dawson (2009) http://dx.doi.org/10.1161/STROKEAHA.108.544585	To investigate whether a low-cost self-administered exercise program improved upper-limb recovery in people with subacute stroke	Level I Single-blind, multisite RCT $N = 103$ adults (59 men, 44 women) with stroke with either right or left hemiparesis. Nine participants withdrew from the study before postintervention testing for medical reasons. GRASP group, $n = 53$. Control group, $n = 50$.	*Intervention* *Experimental group:* Participation in a 4-wk self-administered GRASP. Each participant was asked to complete the exercises 6 days/wk for 60 min/day. *Control group:* Participation in a 4-wk education protocol. The control group received an education book with 4 modules. *Outcome Measures* - CAHAI-9 - ARAT - MAL - Isometric strength of the paretic hand - SF-12 - Pain analog scale - Fatigue Severity Scale - Overall satisfaction questionnaire.	The GRASP group achieved a significantly higher postintervention score on the CAHAI than the control group. A significant MANCOVA model for the secondary variables favored the GRASP protocol. Significant post hoc univariate effects were found for the ARAT and MAL in favor of the GRASP group. No significant group differences were found at postintervention between GRASP and control groups on the SF–12.	Participants were not blinded to group assignment. Nine participants dropped out of the study. Extrapolated missing data were included in the study analysis. The feasibility of the intervention protocol was confined to 1 setting.

(Continued)

Table E2. Evidence for the Effectiveness of Interventions to Improve Occupational Performance for Those With Motor Impairments After Stroke *(cont.)*

Author/Year	Study Objectives	Level/Design/ Participants	Intervention and Outcome Measures	Results	Study Limitations
Harris, Eng, Miller, & Dawson (2010)	To examine the role of caregiver involvement in upper-limb treatment as a method to improve upper-limb function	Level II Cohort; secondary analysis of a multisite RCT $N = 50$ adult participants who had received GRASP protocol as part of a larger multicenter RCT. No caregiver support group, $n = 21$. Caregiver support group, $n = 29$.	*Intervention* Both groups received traditional multidiscipline rehabilitation and also performed the GRASP protocol. Those in the caregiver support group received assistance from the caregiver in the form of verbal encouragement, actively participating in activities with the participant, or helping to organize equipment or the exercise booklet a minimum of 2×/wk. Those in the no-caregiver support group received support <2×/wk. *Outcome Measures* • Grip strength • CAHAI • MAL.	Participants with support spent significantly more time ($M = 15$ hr) engaged in the GRASP protocol over the 4 wk than those without caregiver support ($M = 10$ hr). Significant differences in change scores for all outcome measures were found between groups, favoring those with caregiver support. Caregiver support was a significant predictor of improvement in upper-limb function irrespective of exercise intensity.	The measures of intensity and support were self-reported. Support was coded as a dichotomous variable. Follow-up data were lacking.
Kawahira et al. (2010) http://dx.doi.org/10.2522/ptj.20090349	To investigate the effects on the hemiplegic upper limb of RFEs using a novel facilitation technique	Level II Two-group crossover design $N = 23$ (age range = 31–81 yr), 14 with right-sided and 9 with left-sided stroke. Group 1, $n = 11$. Group 2, $n = 12$.	*Intervention* In this crossover study, both Groups 1 and 2 participated in RFE sessions (100 repetitions each of 5–8 types of facilitation exercises per day); 2-wk RFE sessions were alternated with 2-wk CR sessions, for a total of 4 sessions. *Experimental Group 1:* 2-wk alternating CR–CR+RFE–CR–CR+RFE sessions. *Experimental Group 2:* 2-wk alternating CR+RFE–CR–CR+RFE–CR sessions.	No statistically significant difference was found between Group 1 and Group 2 in the degree of improvement of the Brunnström recovery stage of the upper limb and hand over the 8-wk period. No statistically significant differences were found for CR sessions in Groups 1 and 2 for the combined improvement in isolation from synergy during the 2-wk CR sessions. Statistically significant differences were found for the combined improvement in isolation from synergy during the 2-wk RFE sessions in both Group 1 and Group 2.	The sample size was small. Randomization was not used. No untreated control group was included. There was no follow-up.

Author (Year)				
McClellan & Ada (2004)	To investigate the efficacy of resource-efficient PT services in improving mobility and QOL after stroke	Level I RCT $N = 26$ people with residual walking difficulties after stroke. Three participants dropped out. Experimental group, $n = 13$. Control group, $n = 10$.	*Intervention* The experimental group participated in a 6-wk home-based mobility program (standing and walking). The control group participated in a 6-wk home-based program of upper-limb exercises. Participants were assessed before, immediately after, and 2 mo after intervention ceased by an assessor who was blinded to group allocation. *Outcome Measures* • Functional Reach Test • MAS (Item 5) • SA–SIP30 *Outcome Measures* • Brunnström recovery stage of the upper limb • Simple Test for Evaluating Hand Function.	Participants in the experimental group demonstrated significant improvement in standing compared with the control group, and this improvement was maintained 2 mo after the cessation of intervention. No difference was found between the groups in walking, MAS, SA–SIP30, or QOL. Between Wk 0 and 14, functional reach had increased significantly more in the experimental group than in the control group.	The sample size was small.

http://dx.doi.org/10.3109/02699052.2010.506855

| Michaelsen, Dannenbaum, & Levin (2006) | To determine whether task-specific training with TR produces greater improvements in arm impairment and function than training without TR | Level I

Double-blind stratified RCT

$N = 30$ patients with chronic hemiparesis (24 men, 6 women).

Experimental groups:
Whole TR group, $N = 15$.
Mild TR subgroup (FM $\geq$ 50/66), $n = 7$.
Moderate TR subgroup (FM $<$ 50/66), $n = 8$.

Control groups:
Whole control group, $N = 15$.
Mild control subgroup (FM $\geq$ 50/66), $n = 7$.
Moderate control subgroup (FM $<$ 50/66), $n = 8$. | *Intervention*
Experimental group (TR): Trunk movements were prevented by body and shoulder belts attached to the chair back.

Control group: Participants wore unfastened belts without limiting trunk movements.

Outcome Measures
• *Primary*: FMA (Arm), TEMPA
• *Kinematic*: Trunk displacement, elbow extension ranges
• *Secondary*: B&B Test (isometric force and manual dexterity). | No statistically significant between-group differences were found in baseline or intervention-related scores for the 4 primary measures in the mild subgroups. No statistically significant difference was found in the moderate TR subgroup for TEMPA scores at posttest and follow-up. No between-group differences were found for secondary measures. Statistically significant differences were found for the mild TR group, which showed greater improvements in impairment and function than the control group (FM and TEMPA measures). Improvements in kinematics were evidenced by decreased trunk movement and increased elbow extension, whereas the control group had opposite effects (increased compensatory movements). | The sample size was small. |

http://dx.doi.org/10.1161/01.STR.0000196940.20446.c9

(Continued)

Table E2. Evidence for the Effectiveness of Interventions to Improve Occupational Performance for Those With Motor Impairments After Stroke (cont.)

Author/Year	Study Objectives	Level/Design/ Participants	Intervention and Outcome Measures	Results	Study Limitations
Platz et al. (2009)	To investigate whether passive splinting or active motor learning as either individualized best conventional therapy or as a standardized IOT would be superior in promoting motor recovery in subacute stroke patients with mildly or severely paretic arms	Level I Stratified, randomized, single-blind design $N = 144$ (86 men, 58 women; M age $= 58.1$ yr, $SD = 12.0$; M wk poststroke $= 4.7$, $SD = 3.0$) with anterior circulation ischemic stroke. Group A (splint therapy), $n = 49$. Group B (conventional therapy), $n = 48$. Group C (IOT), $n = 47$.	*Intervention* *Group A*: Passive therapy; a standardized set of 5 different hand-arm pressure splints of various sizes was used. *Group B*: During conventional treatment experienced OTs, PTs, or both provided individualized arm rehabilitation therapy on a one-to-one basis. Devices such as arm therapy robots, however, were not used. *Group C*: The Arm BASIS training addresses the lack of selective movements in severe arm paresis. *Outcome Measures* • *Primary*: FM arm motor score for severely paretic arms, TEMPA time scores for mildly affected arms • *Secondary*: Upper-limb passive joint motion, pain scores, Ashworth Scale.	Improvements were documented (M baseline and change scores efficacy), but no significant differential effects were found between splint therapy and the combined active motor rehabilitation groups. Both efficacy and effectiveness analyses indicated, however, significantly bigger immediate motor improvements after IOT than after the best conventional therapy; for mildly affected patients, long-term effects could also be substantiated.	The study did not include an untreated control group. There was no follow-up. Few patients initially registered for therapy did not complete the assigned intervention.
Schneider, Münte, Rodriguez-Fornells, Sailer, & Altenmüller (2010) http://dx.doi.org/10.1177/1545968309335974	To examine the effectiveness of a music supported-therapy program compared with a 2nd control group receiving functional motor training according to CIT principles	Level II Two-group parallel study initially, then 3rd group added to compare effects between 1st 2 groups $N = 77$ rehabilitation hospital inpatients, all with moderate UE impairment. Randomly assigned. Experimental group (Music + conventional therapy; MG), $n = 32$.	*Intervention* All participants (control, MG, and CIT) received standard therapies (OT, PT, and group), each 30 min in duration. *MG*: Conventional + music therapy. *CG*: Conventional alone. *CIT*: Conventional + CIT.	The MG patients showed a substantial improvement over time compared with the control group and CIT patients on the B&B Test, Nine-Hole Peg Test, ARAT, and arm paresis score. Differences between MG, control, and CIT groups were highly significant ($p = .002$). MG demonstrated significant improvement in fine and gross motor skills with respect to speed, precision, and smoothness of movements ($p < .05$).	A randomized prospective study was not conducted. It is not clear whether any auditory feedback would have a similar effect on fine motor rehabilitation or whether explicit musical parameters such as a sophisticated pitch and time structure are

		Control group (conventional therapy alone; CG), $n = 30$. Experimental group (CIT), $n = 15$.	*Outcome Measures* • Assessed pre- and posttreatment: B&B Test, Nine-Hole Peg Test, ARAT, and arm paresis score • Computerized movement analysis was used as an objective measurement of movement quality.	Of MG participants, 69% reported an optimal degree of transfer; 18% rated their outcome in the high range; 13%, in the medium range. Of CIT patients, 53% reported an optimal degree of transfer, 40% rated their outcome in the high range, and 7% rated their outcome in the medium range.	prerequisites for the success of the training. Gross motor movements did not benefit substantially more from music-supported training than from functional motor training.
http://dx.doi.org/10.1525/mp.2010.27.4.271					
Schneider, Schönle, Altenmüller, & Münte (2007)	To determine whether use of a music supported-training program is an effective approach for the rehabilitation of motor skill	Level II Two-group, pseudorandomized study $N = 40$ inpatients of a neurological rehabilitation hospital, all with moderate impairment of motor function of UE, assigned pseudorandomly into two groups; each group of 20 included 10 left-sided and 10 right-sided strokes. Music group, $n = 20$ Control group (conventional therapy alone), $n = 20$	*Intervention* All received standard therapies, including individual PT, OT, and group therapy, each 30 min long. Music group patients received 27.4 units (30 min/unit) and control group patients received 27.2 units of conventional therapies in the 3-wk study. The control group patients only received conventional therapy. *Outcome Measures* • Computerized movement analysis system (Zebris) • ARAT • Arm paresis score • B&B Test • Nine-Hole Peg Test.	The music group showed significant improvement with respect to speed, precision, and smoothness of movements as shown by 3-dimensional movement analysis ($ps = .001–.04$). The music group significantly improved on the ARAT, arm paresis score, B&B Test, and the Nine-Hole Peg Test ($ps = .001–.035$). Of the participants, 85% reported an optimal to high degree of transfer to everyday life, and 15% rated their outcome in the middle range.	The stability of the improvements was not assessed. There was no randomization. The overall dose of therapy differed between the music and control groups. The therapy has limited applicability to severely compromised patients.
http://dx.doi.org/10.1007/s00415-006-0523-2					
Thielman (2010)	To compare the effects of TRT on reaching with the paretic limb using 2 different techniques for providing feedback about trunk position	Level I Single-blind RCT $N = 16$ (10 men, 6 women) ≥6 mo postonset with moderate or severe impairment of arm movement on the basis of FMA scores (scores of 20–44 on the Upper Arm subsection out of a possible score of 66), including lesion on both right and left sides. Sensor training group, $n = 8$. Stabilizer training group, $n = 8$.	*Intervention* Provision of faded or intermittent feedback to stabilizer group (seated with trunk motion restrained; intrinsic tactile feedback) and sensor group (keeping backs against sensor adhered to the cushion of chair back; extrinsic auditory feedback). *Outcome Measures* • RPS • WMFT • MAL • FMA • AROM (goniometry) and grip strength (dynamometry).	Posttest scores yielded significantly greater improvement for the sensor group than the stabilizer group for RPS near-target and far-target main effect of time. There was also a significant Time × Group interaction for RPS near target. For the FMA and WMFT scores, there was a significant main effect of time for both groups.	The sample size was small. Investigator not blind to treatment groups.
http://dx.doi.org/10.1097/NPT.0b013e318|efa|e8					

(Continued)

Table E2. Evidence for the Effectiveness of Interventions to Improve Occupational Performance for Those With Motor Impairments After Stroke (*cont.*)

Author/Year	Study Objectives	Level/Design/ Participants	Intervention and Outcome Measures	Results	Study Limitations
Thielman, Dean, & Gentile (2004)	To evaluate the effectiveness of 2 rehabilitative approaches for improving paretic limb reaching by participants with chronic stroke	Level I RCT $N = 12$ participants poststroke with hemiparesis (5 men, 7 women; age range = 83–54 yr), 10 with ischemic infarct and 2 with hemorrhagic infarct. Lesion sites included all 4 lobes; time poststroke ranged from 5–18 mo. TRT group, $n = 6$. Progressive resistive exercise group, $n = 6$.	*Intervention* Training involved only the paretic limb. Instructions were to move at a preferred speed and to increase that speed as training progressed *TRT group:* Participants reached to contact or grasp the objects that differed in size, shape, and weight. *Progressive resistive exercise group:* Participants executed whole-arm pulls against the resistance of an elastic band. *Outcome Measures* • MAS • RMA • Peak Performance System (kinematic analysis for arm trajectories).	No statistically significant training effects for the MAS. Analysis of RMA yielded significant effects for function level (pretest and posttest difference). Significant improvement was found only for low-level TRT. No significant differences between training conditions were found for movement time measures and wrist velocity profiles. As for other kinematic variables, TRT resulted in significantly increased trunk motion during reaching at the target ipsilateral to the moving arm and for midline and contralateral targets after progressive resistive exercise.	The sample size was small. The study did not include an untreated control group. The investigator was not blind to treatment groups.

http://dx.doi.org/10.1016/j.apmr.2004.01.028

| Thielman, Kaminski, & Gentile (2008) | To determine the effects of TRT and resistive exercise on unrestrained reaching after extended practice in which compensatory truncal motion was limited | Level I

Single-blind RCT

$N = 11$ (7 men, 4 women) participants ≥ 6 mo postonset with moderate or severe impairment of arm movement on the basis of FMA scores (scores of 18–40 on the Upper Arm subsection).

TRT group, $n = 5$.
Resistive exercise group, $n = 6$. | *Intervention*
Both groups were seated with trunk motion restrained.

TRT group: Participants reached to contact or grasp objects variably placed to require arm movements of different amplitudes across all quadrants of the tabletop. Common objects were used.

Resistive exercise group: Repetitive movements that required proximal and distal arm muscles were carried out against the resistance of the therapy band. | For kinematic analyses for both groups, from pretest to posttest trunk flexion significantly decreased, scapular motion significantly shifted toward protraction, and elbow extension significantly increased. Only the TRT group showed a significant improvement (from pretest to posttest) in hand straighten path, significantly decreased deceleration time, and significantly increased ipsilateral target shoulder flexion. No significant changes were seen in other components of arm and | The sample size was small.

The investigator was not blinded. |

E Übersicht zur Evidenz

			Outcome Measures • WMFT • FMA • Reaching tests with unrestrained trunk motion • AROM (goniometry).	trunk motion. After training, FMA increased significantly for both TRT (from 29.8 to 37.0) and resistive exercise (from 29.7 to 35.0) groups. No significant changes in WMFT scores from pretest to posttest.	
http://dx.doi.org/10.1177/1545968308315998					
Tung, Yang, Lee, & Wang (2010)	To determine the effectiveness of sit-to-stand training in participants with stroke	Level I RCT $N = 32$ participants with stroke. Experimental group, $n = 16$ (9 men, 7 women; M age $= 51.0$ yr, $SD = 12.1$; M time poststroke $= 26.9$ mo, $SD = 16.0$). Control group, $n = 16$ (11 men, 5 women; M age $= 52.7$, SD 14.1; M time poststroke $= 12.8$ mo, SD 12.3).	*Intervention* Participants in both groups received 30 min of general physical therapy 3×/wk for 4 wk. Participants in the experimental group received additional sit-to-stand training for 15 min each time. The total amount of therapy received was 45 min in the experimental group and 30 min in the control group each time. *Outcome Measures* • Balance Master, to assess weight-bearing distribution during quiet standing • Directional control and maximal excursion during the limits of stability test • BBS • Extensor muscle strength of LE.	No differences were found between groups for affected side weight bearing and maximal excursion. Directional control improved significantly in the experimental group toward the affected and nonaffected sides postintervention, with between-group comparisons revealing significant improvements in directional control anteriorly, favoring the experimental group. No differences were found on the BBS. Between-groups comparisons revealed a significant improvement in affected hip extensor strength favoring the experimental group.	The sample size was small. Lack of follow-up assessment limited documentation of the carryover effects of the treatment.
http://dx.doi.org/10.1177/0269215509360751					
Yelnik et al. (2008)	To compare 2 rehabilitation strategies to improve balance after stroke: (1) multisensory approach based on high-intensity tasks/exercise with visual deprivation and (2) NDT-based general treatment	Level I Prospective, multicenter RCT parallel-group study $N = 68$ participants with the ability to walk without human assistance, 3–15 mo after a 1st hemispheric stroke ($M = 7$ mo), age <80 yr, living at home with no cognitive deficits and no vestibular disorder. Experimental group (NDT), $n = 35$. Control group (multisensory), $n = 33$.	*Intervention* 20 sessions (60–70 min each), 5 days/wk for 4 wk, of NDT or multisensory rehabilitation. Provided by PTs in 2 different rehabilitation centers. Participants were assessed on Days 0, 30, and 90. *Outcome Measures* • BBS • Posturography gait assessment • FIM • NHP.	All participants improved significantly in balance and walking. On the Day 30 BBS, no difference was found between groups. Significant improvement favoring experimental group on percentage of time in double limb support, FIM, and QOL measure.	Participants received high baseline scores on outcome measures. The sample size was small. There were multiple interventionists.
http://dx.doi.org/10.1177/1545968308315996					

(Continued)

Table E2. Evidence for the Effectiveness of Interventions to Improve Occupational Performance for Those With Motor Impairments After Stroke (*cont.*)

Author/Year	Study Objectives	Level/Design/Participants	Intervention and Outcome Measures	Results	Study Limitations
CIMT and mCIMT					
Azab et al. (2009) http://dx.doi.org/10.1310/tsr1603-207	To investigate the effect of CIMT on BI scores of people with stroke to assess dependency and to investigate the long-term effects of CIMT on dependency needs as measured by the BI	Level II Nonrandomized controlled trial *N* = 37 stroke survivors. Experimental group, *n* = 20. Control group, *n* = 17.	*Intervention* Both groups received OT and PT sessions for 40 min each 3×/wk for 4 wk. In addition, the experimental group received CIMT in which the intact contralateral upper limb was placed in a removable cast for 6 hr/day during waking hr for 4 wk. *Outcome Measure* BI	Significant improvement was noted on the BI that favored the experimental group, and these improvements were maintained at 6-mo follow-up.	The sample size was small. CIMT was provided in addition to standard rehabilitation, which likely resulted in unequal treatment time between the groups.

Barzel et al. (2009)	To evaluate the effects of a 4-wk home-based mCIMT program among chronic stroke patients and to compare them with the effects of a 2-wk CIMT program based on the original technique	Level II
		
		Two groups, nonrandomized controlled trial
		
		N = 14 adults with chronic stroke. All participants had a poststroke interval >6 m and were without severe neuropsychological deficits (MMSE >20).
		
		Group 1 (home protocol), *n* = 7.
		
		Group 2 (classic protocol), *n* = 7.
			Intervention
			Both groups received CIMT, applying both intensive practice and shaping procedures with constraint of the unaffected limb to encourage practice with affected limb.
			
			Group 1: Participants performed CIMT applying shaping procedures for 2 hr/day, 5×/wk for 4 wk in the home environment, supervised by therapist and an instructed family member.
			
			Group 2: Participants were treated according to the original protocol (6 hr/day, 5×/wk for 2 wk), supervised by a PT.
			
			Outcome Measures
			• WMFT
			  • Performance time
			  • Functional ability
			• MAL (AOU and QOU).
				No significant differences were found between the groups at baseline on any of the outcome measures. Participants from both groups showed significant improvement on the WMFT and the MAL immediately after the treatment period with no between-groups differences noted, and these improvements were maintained at the 6-mo follow-up.	The sample size was small.
					
					There was no randomization of groups.
					
					Study used retrospective analysis of data.

Bonaiuti, Rebasti, & Sioli (2007)	To determine whether CIMT is more effective at improving arm function after stroke than conventional therapy of equal intensity	Level I Systematic literature review N = 9 RCTs. Trials selected included adult participants with hemiparesis after stroke. *Databases used*: MEDLINE, EMBASE, CINAHL, Cochrane Library.	*Intervention* Analyzed RCTs comparing CIMT with conventional treatment delivered at equal intensity. *Outcome Measures* • ARAT • MAL • FMA • WMFT.	Findings in all studies were positive; however, minimal clinically important difference was reached only in smaller studies, which may have been influenced by patients' characteristics.	Studies were heterogeneous in terms of participant characteristics, intervention protocols, and outcome measures. Risk of bias in included studies was questionable, with methodological quality scores ranging from 5 to 10 out of a maximum score of 19. The sample sizes were small.
Brogårdh & Lexell (2010) http://dx.doi.org/10.1016/j.apmr.2009.11.009	To explore the long-term benefits of shortened CIMT in the subacute phase poststroke	Level I RCT with 1-yr follow-up N = 20 stroke patients (15 men, 5 women) with mild to moderate impairments of hand function. Mitt group, n = 11. Nonmitt group, n = 9.	*Intervention* Both groups received ~3 hr focused hand training per day for 2 wk. The mitt group wore a mitt on the nonaffected hand 80%–90% of waking hr during the 2 wk. *Outcome Measures* • Sollerman Hand Function Test • mMAS • MAL.	At the 12-mo follow-up, both groups showed statistically significant improvements in arm (mMAS) and hand (Sollerman Hand Function Test) motor performance and on self-reported daily hand use and quality of movement (MAL), with no significant differences noted between the groups.	The sample size was small. There was no prestudy power analysis. What participants were doing during the 12-mo follow-up period is unclear.
Brogårdh & Sjölund (2006) http://dx.doi.org/10.1191/0269215506cr937oa	To evaluate CIMT for chronic stroke patients modified into group practice and to explore whether extended mitt use alone may enhance outcome	Level I Combined case-control and randomized controlled study with pre- and posttreatment measures N = 16 stroke patients (9 men, 7 women; *M* age = 56.7 yr, SD = 12.1; *M* time poststroke = 28.9 mo, SD = 36.1) with moderate motor impairments in the contralateral upper limb.	*Intervention* CIMT (mitt on the less affected hand 90% of waking hr for 12 days). After the training period, the patients were randomized either to using the mitt at home every other day for 2-wk periods for another 3 mo (total 21 days) or to no further treatment. *Outcome Measures* • mMAS • Sollerman Hand Function Test • Two-point discrimination test • MAL.	*M* motor performance improved significantly on the mMAS and the Sollerman Hand Function Test after 2 wk of constraint-induced group therapy, but no significant differences were noted in sensory discrimination as measured by the 2-point discrimination test. Significant improvement in AOU and QOU scores of the MAL post-CIMT; however, no additional effects were seen on any of the outcome measures from wearing a mitt every other day for another 3 mo.	No control group was included in the first phase. The sample size was small. Some of the participants were noncompliant with mitt wearing (8 of 16 participants reported using the mitt less than the target of 90% of waking hr).

(Continued)

Table E2. Evidence for the Effectiveness of Interventions to Improve Occupational Performance for Those With Motor Impairments After Stroke *(cont.)*

Author/Year	Study Objectives	Level/Design/ Participants	Intervention and Outcome Measures	Results	Study Limitations
Corbetta, Sirtori, Moja, & Gatti (2010)	To present an update of the Cochrane Review and assess the effects of CIMT and forced use on disability and arm motor function	Level I Systematic review and meta-analysis N = 18 studies (all RCTs). Trials selected included adult participants with ischemic or hemorrhagic stroke. *Databases used:* MEDLINE, EMBASE, CINAHL, PEDro; also hand-searched reference lists of relevant papers, contacted researchers in the field.	*Selection Criteria* RCTs and quasi-RCTs comparing CIMT, mCIMT, or forced use with other rehabilitative techniques, OT, or PT. *Outcome Measures* • *Primary (disability):* FIM, BI • *Secondary (arm motor function):* ARAT, WMFT, Emory Function Test, MAS.	There was no significant effect of CIMT on disability (pooled data analysis from 8 studies, 276 participants; standardized mean difference = 0.21). Moderate and significant effect on arm motor function (pooled data analysis from 14 studies, 479 participants) favoring CIMT.	RCTs analyzed contained small sample sizes. Some studies contained unequal balance between control and intervention groups. Methodological scores were not reported. Studies were heterogeneous in terms of participant characteristics, intervention protocols, and outcome measures.
Hakkennes & Keating (2005)	To investigate the effects on function, QOL, health care costs, and patient–caregiver satisfaction of CIMT for upper-limb hemiparesis after stroke	Level I Systematic review and meta-analysis N = 18 (4 systematic reviews, 14 RCTs). Trials selected included adult participants with reduced functional use of an upper extremity after stroke. *Databases used:* MEDLINE, CINAHL, EMBASE, Cochrane Library, PEDro, OTseeker.	*Intervention* Comparison of a form of CIMT with no intervention or with an alternative intervention reporting on ≥1 measure of upper-limb function. Two reviewers independently screened search results and documented the methodological quality of and extracted data from the 14 RCTs. *Outcome Measures* • ARAT • FMA • WMFT • MAL (AOU and QOM) • FIM.	Effect sizes were calculated and results were pooled when possible. Effect sizes were estimated for 9 of 14 trials. Results were significant and in favor of CIMT in 8 of these trials for ≥1 measure of upper-limb function. The pooled standardized mean difference could be calculated for 5 outcome measures (ARAT, FM, MAL–AOU, MAL–QOM), revealing moderate to large effect sizes favoring CIMT, 1 of which attained statistical significance.	The no. of trials was small. There were small sample sizes within the trials and large between-trial variation in time since stroke, study quality, and the CIMT protocol. The RCTs using the PEDro scale had a M score of 5 (range = 3–7), indicating that many of the studies were not of high quality.

Hayner, Gibson, & Giles (2010)	To compare the effectiveness of CIMT with bilateral treatment of equal intensity for chronic UE dysfunction caused by CVA	Level I Stratified RCT $N = 12$ community-dwelling adults ≥6 mo after CVA with related UE dysfunction and sufficient endurance to participate in therapy 6 hr/day for 10 days. CIMT group, $n = 6$. Bilateral group, $n = 6$.	*Intervention* Participants were provided with 6 hr of OT for 10 days plus additional home practice. *CIMT group:* Wore a mitt on the unimpaired hand and practiced functional activities with only the affected UE. *Bilateral group:* Participants were intrusively and repetitively cued to use both UEs during all activities. *Outcome Measures* • WMFT • COPM.	No significant differences were found between the training groups for WMFT. Large effect sizes were found for both groups. Scores on the WMFT were significantly better for the less impaired participants regardless of group assignment. No differences were found between groups on the COPM. Large effect sizes were seen for both groups. In the CIMT group, scores on the COPM were significantly higher for the less impaired participants than for the more impaired participants.	Study did not include a no-treatment control group that could have controlled for spontaneous improvement or the effects of nonspecific factors such as therapists' attention, change in routine, or expectation of improvement as a cause of change. The sample size was small. There were multiple assessors who were not blinded to group assignment.
http://dx.doi.org/10.5014/ajot.2010.08027					
Kim et al. (2008)	To investigate the effect of a MORO device for CIMT in chronic hemiparetic patients with stroke	Level I RCT $N = 21$ stroke patients >12 mo poststroke with mild weakness of the affected UE. Four dropped out. Experimental group, $n = 9$. Control group, $n = 8$.	*Intervention* CIMT group wore MORO confining the thumb and index finger for ≥5 hr/day, 7 days/wk for 8 wk. *Outcome Measures* • Manual Function Test • Purdue Pegboard • MAL.	There were significant improvements favoring the CIMT group postintervention on all of the outcome measures.	Of the 13 patients in the CIMT group, 4 dropped out because of motivational problems. The attrition rate was high (30.8%). The sample size was small. What the control condition consisted of is not clear. It is not clear whether assessors were blinded to group assignment.

(Continued)

Table E2. Evidence for the Effectiveness of Interventions to Improve Occupational Performance for Those With Motor Impairments After Stroke (cont.)

Author/Year	Study Objectives	Level/Design/ Participants	Intervention and Outcome Measures	Results	Study Limitations
Lin et al. (2010) http://dx.doi.org/10.1097/PHM.0b013e318170aa7	To compare the effects of dCIT with control intervention in motor recovery and brain reorganization after stroke	Level I RCT $N = 13$. All participants were ≥3 mo after a single stroke that caused unilateral hemiplegia or hemiparesis. Experimental group, $n = 5$. Control group, $n = 8$.	*Intervention* Both groups received interdisciplinary rehabilitation care. During OT sessions, each group received either dCIT or the control intervention (traditional rehabilitation matched to the dCIT group's duration and intensity). *Outcome Measures* • FMA • MAL • fMRI.	Significant improvements favored the CIMT group postintervention on the FMA and MAL. The fMRI data showed significantly increased activation during movement for dCIT. The control intervention group showed a decrease in primary sensorimotor cortex activation of the ipsilesional hemisphere during movement of the affected hand.	The participants were heterogeneous. The sample size was small. It is unclear whether assessors were blinded to group assignment. The choice of traditional rehabilitation as a contrasting control group poses a potential limitation because the treatment may not accurately reflect current rehabilitation trends for high-level patients.
Peurala et al. (2012) http://dx.doi.org/10.1177/0269215511420306	To examine the effect of CIMT and mCIMT on activity and participation of patients with stroke (i.e., the effect of different treatment durations and frequency)	Level I Systematic review with meta-analysis $N = 30$ studies (all RCTs). *Databases used:* MEDLINE, CINAHL, EMBASE, PEDro, OTseeker, Cochrane Central Register of Controlled Trials; manual search.	*Selection Criteria* RCTs for patients receiving CIMT or mCIMT (forced use excluded) published in Finnish, Swedish, English, or German. *Outcome Measures* • ARAT • WMFT • MAL • FIM • SIS • BI.	A significant effect was found postintervention for arm motor function and perceived arm motor function that favored CIMT, regardless of practice schedule. A significant effect was found for self-care that favored CIMT administered for 30 hr over 3 wk. No significant differences were noted in QOL between the groups postintervention.	All information needed for the meta-analyses was not available in all the studies despite requests from the authors. Studies were heterogeneous in terms of participant characteristics, intervention protocols, and outcome measures.
Shi, Tian, Yang, & Zhao (2011)	To compare the effectiveness of mCIMT with traditional rehabilitation therapy in patients with UE dysfunction after stroke	Level I Systematic review with meta-analysis $N = 13$ studies (all RCTS). Trials selected included adults ages ≥18 yr with a clinical diagnosis	*Selection Criteria* RCTs only on mCIMT vs. traditional rehabilitation for treatment of patients with UE dysfunction after stroke. Two reviewers extracted relevant information from included studies according to a data extraction form.	A significant effect on arm motor impairment (FMA) and ARAT favored mCIMT postintervention. A significant effect on perceived arm motor function (MAL) favored CIMT postintervention. A significant effect on focal disability (FIM) favored CIMT postintervention.	There were small sample sizes within trials and a small no. of trials in the review. Raw numeric information in some studies was insufficient.

| | | | | of stroke who met the inclusion criteria of mCIMT.

Databases used: PubMed, EMBASE, and Cochrane Library; full text of Chinese academic journals; biomedical literature; scientific journal databases; and Chinese medical association journals. Hand-searched reference lists and searched unpublished trials using the System for Information on Grey Literature in Europe database. | *Outcome Measures*
• FMA
• ARAT
• MAL (AOU and QOU)
• WMFT
• FIM
• Methodological quality assessed using a quality-scoring instrument (5-point scale). | A significant effect on kinematic variables favored mCIMT postintervention on reaction time and on the % of movement time in which peak velocity occurred (pooled data analysis from 3 studies). No significant difference was found in normalized movement time, normalized total displacement, and normalized movement unit. | Heterogeneity tests might have low sensitivity because of small sample sizes of the included studies and limited trials.

The literature search may have failed to identify all relevant studies.

Four trials failed to describe the randomization process, allocation concealment was unclear in most studies, 3 trials did not report the comparability of the baseline, and 2 partially reported the baseline. |

http://dx.doi.org/10.1016/j.apmr.2010.12.036

| Sirtori, Corbetta, Moja, & Gatti (2009) | To assess the efficacy of CIMT, mCIMT, or forced use for arm management in hemiparetic patients. | Level I

Systematic review and meta-analysis | $N = 19$ studies (all RCTs); 619 participants. Trials selected included adult participants (age ≥18) with clinical diagnosis of either ischemic or hemorrhagic stroke with paresis of an arm.

Databases used: Cochrane Stroke Group trials register, the Cochrane Central Register of Controlled Trials, MEDLINE, EMBASE, CINAHL, PEDro. | *Selection Criteria*
RCTs and quasi-RCTs comparing CIMT, mCIMT, or forced use with other rehabilitative techniques or none.

Outcome Measures
• *Primary:* Disability FIM, BI
• *Secondary:*
  – Arm motor function: WMFT, ARAT, Arm Mobility Test, Emory Function Test, AMPS
  – Perceived arm motor function: MAL (AOU and QOU)
  – Arm motor impairment: FMA, Chedoke–McMaster Impairment Inventory
  – Hand strength, dexterity: Nine-Hole Peg Test, Grooved Pegboard Test
  – QOL: SIS. | Significant effect on disability postintervention favored CIMT. A nonsignificant effect was noted on disability at 3- and 6-mo follow-up. A significant effect postintervention on arm motor function and impairment and perceived motor function favored CIMT. There was a significant effect postintervention on perceived motor function. Nonsignificant effect was noted for QOL (pooled data from analysis of 2 studies). | Studies were heterogeneous in terms of participant characteristics, intervention protocols, and outcome measures.

Only 5 studies had adequate allocation concealment.

The randomization methods were described in only about half of the included trials.

The majority of studies were underpowered.

The small sample of trials may have been influenced by publication bias.

Lack of proper data reporting. |

http://dx.doi.org/10.1002/14651858.CD004433.pub2

(Continued)

Table E2. Evidence for the Effectiveness of Interventions to Improve Occupational Performance for Those With Motor Impairments After Stroke (cont.)

Author/Year	Study Objectives	Level/Design/ Participants	Intervention and Outcome Measures	Results	Study Limitations
Taub et al. (2006)	To investigate the effectiveness of CIMT as a neurorehabilitation technique to improve use of the affected UE after stroke	Level II Two-group, nonrandomized $N = 41$ participants with chronic stroke (>1 yr postonset) with mild to moderate motor deficits. Experimental group, $n = 21$. Control group, $n = 20$.	*Intervention* The CIMT group received intensive training (shaping) of the more affected UE for 6 hr/day on 10 consecutive weekdays. The placebo group received a program of physical fitness, cognitive, and relaxation exercises for the same length of time and with the same amount of therapist interaction as the experimental group. *Outcome Measures* • WMFT • MAL	A significant effect favored CIMT postintervention on the WMFT and the MAL, and the gains on the MAL persisted at both 4-wk and 2-yr follow-ups.	There was no randomization. The sample size was small. There were no 2-yr follow-up data from the control group.
http://dx.doi.org/10.1161/01.STR.0000206463.66461.97					
Uswatte, Taub, Morris, Barman, & Crago (2006)	To examine the effects of type of training (task practice, shaping) and CIMT restraint (sling, half glove, no restraint) on treatment outcomes	Level II Multiple groups, nonrandomized $N = 17$ participants (10 men, 7 women; M age $= 63.8$ yr, $SD = 9.0$; M time poststroke $= 3.2$ yr, $SD = 2.3$). All participants were ≥1 yr poststroke with mild to moderate UE motor deficit. Sling and shaping group, $n = 4$. Sling and task practice group, $n = 4$. Half-glove and shaping group, $n = 5$. Shaping only group, $n = 4$.	*Intervention* Participants consecutively assigned to sling and task practice, sling and shaping, half glove and shaping, and shaping-only groups all received affected-arm training for 6 hr/day for 10 consecutive weekdays. *Outcome Measures* • MAL • WMFT. Both outcome measures were administered pre- and postintervention. The MAL was also administered daily during treatment, weekly for 1 mo posttreatment, and at 2 yr posttreatment.	Improvements were noted in MAL and WMFT scores postintervention for all groups. Differences in both measures pre- to postintervention were significant when data from all groups were combined. However, no between-group differences were found in outcome at posttreatment for either the MAL or the WMFT. Gains on the MAL were maintained 1 mo posttreatment, with no significant differences between groups.	There were between-group differences in training intensity. The sling and task practice group received a M of 2.0 tasks/hr ($SD = 0.2$), whereas the sling and shaping group received a M of 1.5 tasks/hr ($SD = 0.5$). The sample size was small. There was no randomization. The study did not include a control group. Restraint compliance was not quantified.

E Übersicht zur Evidenz

Study	Purpose	Level/Design	Participants	Intervention and Outcome Measures	Results	Study Limitations
Wang, Zhao, Zhu, Li, & Meng (2011) http://dx.doi.org/10.2340/16501977-0819	To compare the effects of 4 wk of intervention using CR or intensive CR on the hemiplegic UE in stroke patients	Level I RCT	$N = 30$ stroke patients (16 men, 14 women; M age = 63.3 yr, $SD = 9.63$; M time since stroke = 11.33 wk, $SD = 8.29$). CR group, $n = 10$. Intensive CR group, $n = 10$. mCIMT group, $n = 10$.	*Intervention* CR group: 45 min of OT 5×/wk for 4 wk. Intensive CR group: 3 hr of OT 5 days/wk for 4 wk (average 45 more hr than CR group). mCIMT group: 3 hr of OT 5 days/wk for 4 wk focused on performing tasks only with the affected UE and wearing a resting hand splint on the less affected UE for 90% of waking hr. *Outcome Measure* WMFT, administered before treatment and 2 and 4 wk after treatment by a single-blinded assessor	All groups improved their WMFT Functional Ability scores from pre- to postintervention. However, the mCIMT and the intensive CR groups improved their Functional Ability scores significantly more than the CR group after 2 wk of treatment, and the CR group improved significantly only in the last 2 wk of treatment. Median time scores on the WMFT significantly decreased from pre- to postintervention for both the mCIMT and intensive CR groups, but not for the CR group.	The sample size was small.
Wolf et al. (2010) http://dx.doi.org/10.1161/STROKEAHA.110.588723	To compare functional improvements between stroke participants randomized to receive CIMT within 3–9 mo after stroke or 15–21 mo after stroke	Level I Masked crossover design	$N = 222$ participants, randomized into 2 groups. Earlier CIMT group, $n = 106$. Delayed CIMT group, $n = 116$.	*Intervention* Two wk of CIMT was delivered to participants immediately after randomization (early group) or 1 yr later (delayed group). *Outcome Measures* • Primary: WMFT, MAL • Secondary: SIS.	Although both groups showed significant improvements from pretreatment to 12 mo after treatment, the earlier CIMT group showed greater improvement than the delayed CIMT group in WMFT performance time and the MAL, as well as the SIS Hand and Activities domains. Early and delayed group comparison of scores on these measures 24 mo after enrollment showed no statistically significant differences between groups.	

(Continued)

Table E2. Evidence for the Effectiveness of Interventions to Improve Occupational Performance for Those With Motor Impairments After Stroke (cont.)

Author/Year	Study Objectives	Level/Design/ Participants	Intervention and Outcome Measures	Results	Study Limitations
Woodbury et al. (2009)	To compare the effects of intensive task practice with and without TR on poststroke reaching kinematics and function	Level I RCT N = 16 (11 men, 5 women; age range = 51–74 yr). mCIMT + TR group, n = 6. mCIMT group, n = 5. Control group, n = 5.	*Intervention* All participants with stroke (mCIMT + TR and mCIMT groups) wore a mitt on the unaffected hand for 90% of waking hr over 14 days and participated in 10 days of supervised progressive task practice 6 hr/day. *mCIMT + TR:* During supervised sessions of progressive task practice, this group trained with a TR. *mCIMT:* During supervised sessions of progressive task practice, this group did not train with a TR. *Outcome Measures* Kinematic measures included segmentation, hand path trajectories, trunk displacement, ROM, FMA (UE subsection), WMFT, and MAL.	The mCIMT + TR group showed significant pre- to postintervention results with kinematic measures in terms of demonstrating straighter reach trajectories and less trunk displacement. In addition, post-training, TR group significantly transitioned from elbow flexion to elbow extension during mid-reach. No significant pre- to postintervention changes for shoulder flexion, elbow extension, and segmentation and MAL QOM subscale for both mCIMT + TR and mCIMT groups. Both mCIMT + TR and mCIMT groups reached significant results with functional arm ability. The mCIMT + TR group demonstrated significant pre- to postintervention within-group improvements on the FMA UE, WMFT, and MAL AOU. The mCIMT group demonstrated significant pre- to postintervention within-group improvements on the FMA UE, WMFT, and MAL AOU subscale.	The sample size was small. There was no follow-up of the mCIMT + TR group and thus no testing on retention of the kinematic changes. Evaluators were not blinded to participant intervention group.
Wu, Chuang, Lin, Chen, & Tsay (2011)	To compare the efficacy of dCIT, BAT, and control treatment on motor control and functional performance of the upper limb in stroke patients	Level I RCT N = 66 patients (49 men, 17 women; M age = 53.11 yr; M time since stroke onset = 16.20 mo) with mild to moderate motor impairment. All participants were >6 mo from onset of an ischemic or hemorrhagic.	*Intervention* *dCIT group:* Focused on intensive training of the affected UE using functional tasks and wore a mitt to restrict use of the unaffected hand 6 hr/day. *BAT group:* Focused on simultaneous movements in symmetric or alternating patterns of both UEs in functional tasks.	Postintervention, the dCIT and BAT groups had significantly smoother reaching trajectories in the unilateral and bilateral reaching tasks than the control group. No significant differences were found between the dCIT or BAT groups for normalized movement units for either the unilateral or the bilateral reaching tasks. The BAT group showed significantly higher peak velocity than the control	Only 2 tasks were analyzed; results cannot be generalized to all daily functional tasks. Study patients had retained some motor function abilities when they entered the study and do not represent patients with minimal movement abilities.

http://dx.doi.org/10.1177/1545968308318836

		stroke; Brunnström Stage III or above for proximal and distal parts of the UE. dCIT group, $n = 22$. BAT group, $n = 22$. Control group, $n = 22$	group during both reaching tasks. A significant effect favored the dCIT group postintervention on WMFT Time and Functional Ability scores and the MAL AOU and QOM scale scores. *Outcome Measures* • Reaching kinematic variables in unilateral and bilateral tasks • WMFT • MAL	The dCIT group received more treatment during restraint wear outside of the clinic.
http://dx.doi.org/10.1177/1545968310380686				
Yen, Wang, Chen, & Hong (2005)	To evaluate the effectiveness of mCIMT that retains massed practice without restraint of the unaffected arm	Level I RCT $N = 30$ stroke patients with a history of a single stroke resulting in hemiparesis. Minimum of 20° active wrist extension and 10° active finger extension. Experimental group, $n = 13$. Control group, $n = 17$.	*Intervention* mCIMT group: Two-wk course of mCIMT with mass training of affected arm and shaping (6 hr/day) without use of a restraint on the unaffected arm. Control group: Regular therapy program including PT and OT. *Outcome Measure* WMFT	Significant differences in favor of mCIMT were found on the 6 WMFT elements.	The sample size was small. The amount of therapy received by the control group is unclear—there may have been unequal treatment time between the groups.
Bilateral Training				
Cauraugh, Lodha, Naik, & Summers (2010)	To examine the cumulative effect of BAT on motor capabilities poststroke	Level I Structured review and meta-analysis $N = 25$ studies. Trials selected included adult participants (M age = 45–73 yr) with left- and right-sided stroke with hemiparesis and from acute to chronic stage of recovery. *Databases used:* Trial registers of the ISI Web of Knowledge, PubMed Central, Cochrane Database of Systematic Reviews.	*Selection Criteria* Trials of interventions targeting poststroke progress as a function of BAT. Time frames for stroke recovery included acute to chronic. *Outcome Measures* • FMA UE section • B&B Manual Dexterity test • mMAS • ARAT • Modified Ashworth Scale • FIM • Kinematic and EMG measures.	Twenty-five trials revealed a strong and significant bilateral arm movement training effect and improved motor capabilities poststroke. The current meta-analysis identified significant and large effect sizes involved with BATRAC training and coupled bilateral training and EMG–NMES. No significant effects on functional motor recovery with pure bilateral or active or passive (including robotics) movement training interventions.	Moderate level of heterogeneity was present among trials.
http://dx.doi.org/10.1016/j.humov.2009.09.004				

(Continued)

Table E2. Evidence for the Effectiveness of Interventions to Improve Occupational Performance for Those With Motor Impairments After Stroke *(cont.)*

Author/Year	Study Objectives	Level/Design/ Participants	Intervention and Outcome Measures	Results	Study Limitations
Coupar, Pollock, van Wijck, Morris, & Langhorne (2010)	To determine the effects of simultaneous bilateral training for improving arm function after stroke compared with placebo or no intervention, usual care, or other specific upper-limb interventions or programs	Level 1 Systematic review $N = 18$ (all RCTs). Trials selected included adult participants (ages ≥18 yr) with stroke. Trials included participants with other neurological disorders if >75% of participants had stroke.	*Intervention* Studies compared treatment groups that received simultaneous bilateral training, including simultaneous bilateral training and another intervention as an adjunct, such as robot-assisted simultaneous bilateral training. However, studies that used bilateral training in combination with another intervention compared with a control group were excluded. *Outcome Measures* *Primary:* • FIM • BI • B&B Test • WMFT • ARAT.	Studies that compared simultaneous bilateral training with usual care found no statistically significant effect of bilateral training on any analyzed outcomes. Studies that compared the effects of a bilateral intervention with another upper-limb intervention found no statistically significant effects in favor of bilateral training for any specified outcomes. No studies compared simultaneous bilateral training with placebo or no intervention.	The sample sizes were small. Studies were significantly heterogeneous in terms of intervention protocols.
http://dx.doi.org/10.1002/14651858.CD006432.pub2					
Stewart, Cauraugh, & Summers (2006)	To determine the overall effectiveness of rehabilitation with bilateral movements	Level 1 Systematic review and meta-analysis $N = 11$ (10 studies were RCTs). Trials included participants with UE stroke and hemiparesis.	*Intervention* Studies compared treatment groups that received simultaneous bilateral training (5 studies) or simultaneous bilateral training coupled with either neuromuscular stimulation (3 studies) or auditory cuing (BATRAC; 3 studies). *Outcome Measures* *Primary (arm and hand function):* • B&B Test • FMA (UE section) • Kinematic performance rating.	Large and significant effect on arm and hand function favoring bilateral training postintervention (data based on pooled analysis of 11 studies).	The sample sizes were small. The studies were significantly heterogeneous in terms of participant characteristics and intervention protocols.
http://dx.doi.org/10.1016/j.jns.2006.01.005					

Whitall et al. (2011)	To compare the efficacy of BATRAC with DMTEs and the use of fMRI to examine effects on cortical reorganization	Level I RCT $N = 111$ adults with chronic UE paresis. Participants were ≥2.1 yr after onset of stroke, had stroke in various locations of the brain, and had both right- and left-sided stroke. *Entire cohort:* BATRAC group, $n = 42$; DMTE group, $n = 50$. *fMRI subcohort:* BATRAC group, $n = 17$; DMTE group, $n = 21$. Randomized but did not complete study, $n = 19$.	*Interventions* *BATRAC:* Participants were seated at the training apparatus, which consisted of T-bar handles attached to nearly frictionless linear tracks. They completed 5 min of training with the arms moving simultaneously (in phase) away from the body and then toward the body in time to a metronome set at their preferred speed, followed by 10 min of rest. Training continued for 5 min. *DMTE:* This intervention consisted of 4 exercises with emphasis on handling techniques that facilitate body and limbs to assume normal positions. *Outcome Measures* • FMA • WMFT • SIS • Isokinetic strength (nonparetic: elbow extension and elbow flexion; paretic: elbow extension) • Isometric strength (nonparetic: shoulder extension, wrist extension, and wrist flexion; paretic: shoulder extension, wrist extension, and elbow flexion).	No differences were found between groups on ability to lift a weight and on the Hand and Strength subsections of the SIS. There was an increase in isokinetic strength in elbow extension for both arms after BATRAC but not after DMTE. BATRAC significantly improved isometric strength in nonparetic-arm shoulder extension, wrist extension, and wrist flexion and in paretic-arm shoulder extension, whereas DMTE improved strength in paretic-arm shoulder and wrist extension and elbow flexion. There was a greater improvement in nonparetic elbow flexion and wrist flexion isometric strength after BATRAC and in paretic wrist extension isometric strength after DMTE. Satisfaction with BATRAC was significantly higher than with DMTE immediately after training and remained slightly higher after the retention period. During 4-mo retention, there were comparable declines in FMA scores in BATRAC and in DMTE, but functional and kinematic variables were maintained during retention. However, the SIS total score significantly improved by 10 after BATRAC and declined by 16 after DMTE.	There was no control group. All participants who were randomized did not complete the study (experimental mortality).

http://dx.doi.org/10.1177/1545968310380685

(Continued)

Table E2. Evidence for the Effectiveness of Interventions to Improve Occupational Performance for Those With Motor Impairments After Stroke *(cont.)*

Author/Year	Study Objectives	Level/Design/ Participants	Intervention and Outcome Measures	Results	Study Limitations
NDT					
Hafsteinsdóttir, Algra, Kappelle, & Grypdonck (2005) http://dx.doi.org/10.1136/jnnp.2004.042267	To investigate the effects of NDT on the functional status and QOL of patients with stroke during 1 yr after stroke onset	Level II Two groups, nonrandomized $N = 324$ adults undergoing hospital-based inpatient rehabilitation. Experimental group, $n = 223$. Control group, $n = 101$.	*Intervention* *Experimental group*: Intervention followed NDT guidelines. *Control group*: Task-oriented therapy. Participants received approximately 6 therapy sessions/wk for a M of 25 days. *Outcome Measures* • BI • Stroke Version of the SIP • QOL visual analog scale.	At 12 mo, no difference was found between groups (27% of NDT group; 24% of control group) in terms of poor outcome (BI <12 or death). No difference between groups at 6 and 12 mo on stroke version of the SIP and QOL.	Participants were not randomized. Participants in the NDT group received more therapy. Patients were unequally distributed between the 2 study groups.
Hafsteinsdóttir, Kappelle, Grypdonck, & Algra (2007) http://dx.doi.org/10.2340/16501977-0097	To measure the effects of NDT on depression, shoulder pain, and HRQOL of patients during 1 yr after stroke	Level II Two groups, nonrandomized. $N = 324$ adults undergoing hospital-based inpatient rehabilitation. Experimental group, $n = 223$. Control group, $n = 101$.	*Intervention* *Experimental group*: Intervention followed NDT guidelines. *Control group*: Task-oriented therapy. *Outcome Measures* • SF–36 • CES–D • Pain visual analog scale.	No differences were found between the groups with respect to HRQOL on any of the domains of the SF–36, for either 6 mo or 1 yr. No significantly differences were found on the CES–D at discharge and at 6 mo. At 12 mo, the proportion of depressed patients was lower in the NDT group. No differences in shoulder pain.	Participants were not randomized. Participants in the NDT group received more therapy. Patients were unequally distributed between the 2 study groups.
Kollen et al. (2009) http://dx.doi.org/10.1161/STROKEAHA.108.533828	To evaluate the available evidence for the effectiveness of the Bobath–NDT concept in stroke rehabilitation	Level I Systematic review $N = 16$ studies (all RCTs); 813 participants. Trials selected included participants with neglect after stroke. *Databases used*: Cochrane Central Register of Controlled Trials (searched in the Cochrane Library), MEDLINE (searched in PubMed).	*Intervention* Compared NDT with an alternative method. *Outcome Measures* In ≥1 of the following domains: • Sensorimotor function of the UE and/or LE • Balance control • Mobility • Dexterity • ADLs • HRQOL • Cost-effectiveness.	No evidence of superiority of Bobath–NDT on sensorimotor control of upper limb (7 studies) and lower limb (4 studies), dexterity (6 studies), mobility (7 studies), ADLs (4 studies), HRQOL (1 study), and cost-effectiveness (1 study). Only limited evidence was found for balance control (4 studies) in favor of Bobath–NDT.	Included studies varied in terms of quality, based on the PEDro scale. Statistical pooling of effect sizes was not feasible because of methodological heterogeneity. The small no. of participants resulted in lack of power. Most studies suffered from low treatment contrast.

Mental Practice

Barclay-Goddard, Stevenson, Poluha, & Thalman (2011)	To determine whether MP improves outcomes in upper-limb rehabilitation after stroke	Level I Systematic review and meta-analysis $N = 6$ studies (5 RCTs and 1 randomized crossover design). Trials selected included adult participants with UE deficits as a result of stroke (all types and stages). *Databases used:* Trials registers of the Cochrane Stroke Group and Cochrane Central Register of Controlled Trials, PubMed, EMBASE, CINAHL, PsycINFO, Scopus, Web of Science, PEDro, CIRRIE REHABDATA. Also searched trials and research registers, hand-searched journals, and searched reference lists.	*Intervention* Studies compared treatment groups that received MP (stand-alone or combined with other interventions) or a no-treatment, standard care, or any other control condition (e.g., placebo MP). *Outcome Measures* • *Activity and activity limitations—UE function*: ARAT, WMFT, MAS, FAT, JTTHF, BI, FIM • *Secondary—UE impairments*: FMA, Chedoke–McMaster Stroke Assessment.	*Activity and activity limitations—UE function*: A significant effect favored MP vs. other treatment on improving function. *MP with conventional therapy vs. conventional therapy alone*: Nonsignificant finding. Significant effect favoring MP vs. placebo mental activity MP. No significant effect when MP was provided for >360 min but significant when <360 min. *UE impairments*: Significant effect favoring MP combined with other treatment vs. other alone on reducing impairments. *MP with conventional therapy vs. conventional therapy alone*: Significant effect favoring MP on reducing impairments. *MP with conventional treatment vs. placebo mental activity with conventional treatment*: No significant effect overall and for MP provided <360 min but significant for >360 min.	Studies were significantly heterogeneous in terms of participant characteristics, intervention protocols, and outcome measures. Study sample sizes were small. Risk of bias in included studies was high or questionable for allocation concealment and blinding of providers. PEDro scale scores ranged from 6 to 9 out of 10 with the majority of scores being ≥7, indicating the majority of studies were of good to excellent quality.

http://dx.doi.org/10.1161/STROKEAHA.111.627414

(Continued)

Table E2. Evidence for the Effectiveness of Interventions to Improve Occupational Performance for Those With Motor Impairments After Stroke (cont.)

Author/Year	Study Objectives	Level/Design/ Participants	Intervention and Outcome Measures	Results	Study Limitations
Bovend'Eerdt, Dawes, Sackley, Izadi, & Wade (2010) http://dx.doi.org/10.1016/j.apmr.2010.03.008	To determine the feasibility of integrating a motor imagery program into OT and PT	Level I Parallel-group, Phase II, assessor-blind RCT $N = 30$ adults (28 with stroke, 1 with traumatic brain injury, 1 with multiple sclerosis). All were participating in a rehabilitation program and had sufficient language skills and no comorbidity that would interfere with the ability to perform imagery (clinical judgment). Experimental group, $n = 15$. Control group, $n = 15$.	*Intervention* Both groups received standard OT and PT. *Experimental group:* Motor imagery was integrated into typical therapy sessions. *Control group:* Standard care with therapist contact time comparable to that of experimental group. *Outcome Measures* • *Primary:* Goal Attainment Scaling (activity level): 2 goals identified by OT and 2 by PT • *Secondary:* BI, RMI, TUG, ARAT, NEADL.	*Primary outcome:* Goal Attainment Scaling scores significantly improved at postintervention and at follow-up for both groups with no significant differences between the groups. *Secondary outcomes:* Both groups showed significant improvements on all of the secondary outcome measures postintervention and at follow-up, with no significant differences between the groups.	The sample size was small. Poor compliance with and individualized delivery of the imagery protocol and treatment sessions may have affected findings.
Braun et al. (2012) http://dx.doi.org/10.1016/j.jamda.2010.07.009	To investigate whether systematically imagining skilled movement contributes to better recovery of stroke patients in long-term care	Level I Multicenter RCT $N = 36$ adults with stroke. All were between 2 and 10 wk postonset with sufficient cognitive and communication capacity to engage in mental practice; all in a nursing home setting. Experimental group, $n = 18$. Control group, $n = 18$.	*Intervention* Both groups received 6 wk of multiprofessional rehabilitation. *Experimental group:* Participants were taught MP techniques and principles embedded in each treatment session. *Control group:* Participants were encouraged to perform homework. *Outcome Measures* • *Primary:* Self-perceived performance scores. • *Secondary:* BI, MI, RMI, Nine-Hole Peg Test, BBS, 10-m walk test.	Treatment with MP in most cases could not be embedded into regular treatment with therapists (7 of 10), adding 10–20 min to therapy sessions to teach and monitor practice. No statistically significant differences were noted between the groups on any of the outcome measures postintervention or at follow-up.	More than 50% of participants in the experimental group reported either being unable to imagine (11.8%) or only a bit able to imagine (41.2%); thus, limited imagery ability of participants in the experimental group may have affected the overall findings. Multiple therapists provided control group treatment. Cannot rule out spontaneous recovery.

Cho, Kim, & Lee (2013)	To investigate the effects of motor imagery training on balance and gait after stroke	Level I RCT $N = 28$ outpatient, chronic stroke survivors (>6 mo poststroke). Participants had ability to walk (>10 m independently); cognitively intact. Experimental group, $n = 15$. Control group, $n = 13$.	*Intervention* *Experimental group*: Gait training on treadmill for 30 min plus 15 min of motor imagery (visual and kinesthetic) training of gait. *Control group*: Gait training on treadmill for 30 min. *Outcome Measures* • Functional Reach Test. • TUG • 10-m walk test • FMA.	Significant improvements on all outcome measures favoring the experimental group.	The sample size was small. Treatment time was unequal. It was unclear whether the evaluator was blind to group assignment.
http://dx.doi.org/10.1177/0269215512464702					
Ietswaart et al. (2011)	To evaluate the benefit of MP with motor imagery in stroke patients with persistent upper-limb weakness	Level I Multicenter RCT $N = 121$ adults with stroke between 1 and 6 mo postonset with persistent motor weakness. Experimental group, $n = 41$. Attention-placebo control group, $n = 39$. Normal care control group, $n = 41$.	*Intervention* *Experimental group*: Structured motor imagery without overt task practice. *Attention-placebo control group*: Same intensity of training; however, visual imagery was used in place of motor imagery tasks. *Outcome Measures* • *Primary*: ARAT • *Secondary*: BI, modified Functional Limitations Profile, grip strength (dynamometer), timed manual dexterity task.	No statistically significant differences were noted between the groups on any of the outcome measures postintervention or at follow-up.	Limited information was provided regarding the standard care, which was provided by multiple therapists. Cannot rule out spontaneous recovery.
http://dx.doi.org/10.1093/brain/awr077					

(Continued)

Table E2. Evidence for the Effectiveness of Interventions to Improve Occupational Performance for Those With Motor Impairments After Stroke (cont.)

Author/Year	Study Objectives	Level/Design/ Participants	Intervention and Outcome Measures	Results	Study Limitations
Liu, Chan, Lee, & Hui-Chan (2004)	To determine the efficacy of motor imagery in promoting relearning after stroke	Level I RCT $N = 46$ adults with a 1st unilateral stroke with ability to communicate effectively. Experimental group, $n = 26$. Control group, $n = 20$.	*Intervention* Both groups included OT and PT. *Experimental group*: MP of functional tasks intertwined with actual task practice. *Control group*: Functional retraining program. *Outcome Measure* • *Primary*: Performance ratings (7-point Likert scale) of the 5 most difficult tasks (trained tasks) and 5 untrained tasks • *Secondary*: Color Trials Test, FMA (UE, LE, and Sensation subtests).	*Primary measure*: Significantly better performance ratings postintervention on the trained tasks at Wk 2 and 3 and the 5 untrained tasks at postintervention favoring the experimental group. *Secondary measures*: Experimental group had significantly greater improvements on the Color Trials Test subscale scores across time. No significant differences between the groups on the FMA subscale scores.	Cannot rule out spontaneous recovery. Study failed to use an intention-to-treat analysis for data lost to follow-up. Multiple therapists administered the intervention.
http://dx.doi.org/10.1016/j.apmr.2003.12.035					
Liu et al. (2009)	To determine the efficacy of motor imagery in promoting generalization of learning after stroke	Level I RCT $N = 35$ adults with an acute 1st unilateral stroke in the MCA distribution. Experimental group, $n = 18$. Control group, $n = 17$.	*Intervention* Both groups received OT and PT. *Experimental group*: MP of functional tasks intertwined with actual task practice. *Control group*: Functional retraining program using a "demonstration-then-practice" approach to the same 15 tasks. *Outcome Measures* Performance ratings (7-point Likert scale) on 8 tasks (5 trained tasks and 3 untrained tasks)	The experimental group had significantly better performance ratings in the training environment postintervention on 4 of 5 trained tasks, and the control group improved on 1 task. Significantly better performance ratings favored the experimental group on 3 of the 5 trained tasks tested in the novel simulated environment postintervention and on 2 of the 3 untrained tasks postintervention.	Cannot rule out spontaneous recovery. Study did not use an intention-to-treat analysis for data lost to follow-up. Multiple therapists administered the intervention. There were multiple assessors.
http://dx.doi.org/10.1161/STROKEAHA.108.540997					
Nilsen, Gillen, DiRusso, & Gordon (2012)	To determine whether the imagery perspective used during MP differentially influenced performance outcomes after stroke (preliminary study)	Level I RCT $N = 17$ adults with clinical evidence of a 1st unilateral stroke (minimum 9 wk postonset).	*Intervention* All participants received 30 min of OT 2×/wk for 6 wk. *Experimental groups*: Immediately after OT sessions, both groups engaged in a 30-min	Significant improvements in FMA scores favored both experimental groups postintervention, with no statistically significant differences between the experimental groups. Significant improvements in JTTHF scores favoring both experimental	The sample size was small. Study did not use an intention-to-treat analysis for data lost to follow-up.

144   7 Anhänge

			Participants had the ability to actively flex wrist and digits a minimum of 10°, were cognitively intact (>69 on MMSE), and were able to engage in imagery as assessed by the Vividness of Movement Imagery Questionnaire–2. Internal group, $n = 5$. External group, $n = 6$. Control group, $n = 6$.	audiotaped MP session of the 3 trained tasks. The internal group used an internal imagery perspective; the external group used an external imagery perspective. *Control group:* Immediately after OT sessions, participants engaged in a 30-min audiotaped relaxation imagery session. *Outcome Measures* • *Primary:* FMA UE section, JTTHF • *Secondary:* COPM.	groups postintervention, with no statistically significant differences between the experimental groups. Significant improvements in COPM scores noted for all groups postintervention, with no statistically significant differences between the groups.	Study did not use statistical analysis that controlled for the differences between the groups in regard to age. The interventionist was not blinded.
http://dx.doi.org/10.5014/ajot.2012.003475					
Nilsen, Gillen, & Gordon (2010)	To determine whether MP is an effective intervention to improve upper-limb recovery after stroke	Level I Systematic review $N = 15$ studies (4 RCTs; 2 controlled clinical trials; 1 single group, pretest–posttest design; 6 case series; 2 case studies). Trials selected included adult participants with UE deficits as a result of a stroke (all types and stages). *Databases used:* MEDLINE, PubMed, Cochrane Database of Systematic Reviews, PsycINFO, CINAHL. Also hand-searched reference lists of obtained articles.	*Intervention Criteria:* Participants' primary diagnosis was a stroke, MP was used as an intervention either in isolation or in conjunction with other therapies, and MP was used to improve UE function. *Outcome Measures* • *UE impairments:* FMA, MI, grip and pinch strength • *Activity limitations:* ARAT, JTTHF.	Examination of Level I and II studies revealed that MP combined with physical training yielded better outcomes than physical practice alone or conventional therapy. *UE impairments:* A positive effect favored MP on reducing UE impairments (as supported by 3 Level I studies, 2 Level II studies, 1 Level III study, 6 Level IV studies, and 2 Level V studies). *Activity limitations:* Positive effect favored MP on reducing activity limitations (as supported by 3 Level I studies, 1 Level II studies, 1 Level III study, 3 Level IV studies, and 2 Level V studies).	Studies were significantly heterogeneous in terms of study designs, participant characteristics, intervention protocols, and outcome measures. Study sample sizes were small. There was no analysis of pooled data.
http://dx.doi.org/10.5014/ajot.2010.09034					

(Continued)

Table E2. Evidence for the Effectiveness of Interventions to Improve Occupational Performance for Those With Motor Impairments After Stroke (cont.)

Author/Year	Study Objectives	Level/Design/ Participants	Intervention and Outcome Measures	Results	Study Limitations
Page, Dunning, Hermann, Leonard, & Levine (2011) http://dx.doi.org/10.1177/0269215511039579	To compare the efficacy of 20-, 40-, and 60-min sessions of MP on affected UE impairment and functional limitation	Level I RCT (multiple-baseline design) N = 29 adults (23 men, 6 women; M age = 60.8 yr, SD = 12.3; M time poststroke = 36.0 mo) with stroke onset >12 mo before enrollment. Participants had the ability to actively flex wrist and digits a minimum of 10° and were cognitively intact (>70 on MMSE). Group 1 (20-min MP), n = 8. Group 2 (40-min MP), n = 6. Group 3 (60-min MP), n = 7. Control group, n = 8.	*Intervention* All participants received 30 min of RTP practice sessions 3×/wk for 10 wk. *Experimental groups:* Immediately after the RTP sessions, all groups listened to an audiotaped MP session that focused on the task that was practiced in the preceding RTP session. Audiotapes varied in length (20, 40, or 60 min) on the basis of group assignment. *Control group:* Immediately after RTP sessions, participants listened to a 20-min sham audiotape. *Outcome Measures* • Primary: FMA UE section • Secondary: ARAT.	Larger improvements were noted at posttest on both the FMA and ARAT, favoring those who received an MP intervention, regardless of duration; however, these improvements failed to reach statistical significance. There was a statistically significant trend of increasing FMA change scores with increasing MP duration. No significant trends were noted between MP durations and improvements on the ARAT.	The sample size was small. Study did not use an intention-to-treat analysis for data lost to follow-up. Study did not use statistical analysis that controlled for the differences between the groups in regard to gender.
			Virtual Reality		
da Silva Cameirão, Bermúdez I Badia, Duarte, & Verschure (2011)	To investigate the clinical aspect of a VR system on the recovery time course of adults with acute stroke	Level I RCT N = 25 adults (≤80 yr old) ≤3 wk after a 1st-episode stroke. Participants had severe to moderate upper-limb paresis and were cognitively intact. Experimental group, n = 13. Intensive OT group (control), n = 6.	*Intervention* All groups received standard rehabilitation. *Experimental group:* VR training using the Rehabilitation Gaming System's spheroids tasks *Intensive OT group:* Extended OT focusing on similar motor tasks. *Nonspecific interactive games group:* Games performed with the Wii system.	At Wk 5, no significant differences were found between groups. Between Wk 5 and 12, the experimental group improved significantly on all of the clinical outcome measures, and the control group improved significantly on only 2 measures (BI and CAHAI), with statistically significant between-groups differences that favored the experimental group on the arm section of the FMA and the CAHAI. No significant improvements were noted between Wk 12 and follow-up on all measures for	The sample size was small. There was no indication of concealed allocation. There was no intention-to-treat analysis for data lost to follow-up. It is unclear how many therapists were providing the various interventions. Study does not indicate the no. of evaluators or

		Nonspecific interactive games group (control), $n = 6$. http://dx.doi.org/10.3233/RNN-2011-0599	In addition, all control participants performed the Rehabilitation Gaming System calibration tasks 2×/wk. *Outcome Measures* • BI • Medical Research Council grade • MI (UE) • FMA (UE section) • CAHAI.	both groups. The experimental group showed a significantly faster improvement over time on all of the clinical outcome measures during the treatment period. Arm speed improved for both groups; however, these improvements stabilized for the control group at Wk 5, and the experimental group continued to improve, resulting in significant differences between the groups after the 9th wk of treatment.	whether the same evaluators were used to assess participants at the various time points. Cannot rule out spontaneous recovery.
Henderson, Korner-Bitensky, & Levin (2007) http://dx.doi.org/10.1310/tsr1402-52	To evaluate the scientific evidence for effectiveness of VR in rehabilitation of the upper limb poststroke.	Level I Systematic review $N = 6$ studies (2 RCTs; 3 pretest–posttest design; 1 case study). Trials selected included adult participants with acute (<1 mo), subacute (1–6 mo), or chronic (>6 mo) hemiparesis as the result of ischemic or hemorrhagic stroke. *Databases used:* Cochrane database, Cochrane Central Register of Controlled Trials, Evidence-Based Review of Stroke Rehabilitation–Upper Limb Interventions, MEDLINE, EMBASE, CINAHL, PsycINFO, PEDro, OTseeker, ISI Web of Science. Also searched reference lists.	*Intervention* VR (i.e., nonimmersive or immersive VR) for rehabilitation of the upper limb; studies examining only hand movements were excluded; virtual environments using robotics were also excluded. *Outcome Measures* • FMA • WMFT • B&B Test • Manual Function Test • FIM • Structured Assessment of Independent Living Skills.	Level Ib evidence (1 good-quality RCT and 1 case study) suggests a greater benefit from training in immersive VR than no therapy on arm and hand function at the impairment and activity limitation levels of analysis. Level IIb evidence (1 poor-quality RCT) suggests training in nonimmersive VR is not effective compared with conventional therapy; and Level IV evidence (3 pretest–posttest designs) provides conflicting evidence for training in nonimmersive VR compared with no therapy for rehabilitation of the upper limb.	Included studies had small sample sizes. There was no analysis of pooled data.

(Continued)

Table E2. Evidence for the Effectiveness of Interventions to Improve Occupational Performance for Those With Motor Impairments After Stroke *(cont.)*

Author/Year	Study Objectives	Level/Design/ Participants	Intervention and Outcome Measures	Results	Study Limitations
Laver, George, Thomas, Deutsch, & Crotty (2011) http://dx.doi.org/10.1002/14651858.CD008349.pub2	To evaluate the effects of VR and interactive video gaming on upper-limb, lower-limb, and global motor function after stroke	Level I Systematic review and meta-analysis *N* = 19 studies (all RCTs). Trials selected included adult participants poststroke (all types, all severity levels, and all stages) *Databases used:* Trials registers of the Cochrane Stroke Group and Cochrane Central Register of Controlled Trials, MEDLINE, EMBASE, CINAHL, PsycINFO, PsycBITE, OTseeker, COMPENDEX, IEEE. Also searched trials and research registers, hand-searched journals, and searched reference lists.	*Intervention* Studies compared treatment groups that received VR (i.e., nonimmersive or immersive VR or commercially available gaming console). *Outcome Measures* • *Upper-limb function and activity:* Arm function and activity—ARAT, WMFT • *Gait and balance function and activity:* Lower-limb function and activity—walking distance and speed, Community Walk Test, functional ambulation, TUG; standing reach—BBS • *Global motor function:* MAS • *Cognitive function:* Trail Making Test, Useful Field of View test • *Activity limitation:* FIM, BI, Activities-specific Balance Confidence Scale, on-road driving test • *Participation restriction and QOL:* SF-36, EuroQOL–5D, SIS.	A moderately significant effect favored VR on arm function and activity (data based on 7 studies) postintervention. No difference was found between those having >15 hr or <15 hr of treatment. No difference was found between participants who had a stroke <6 mo ago and those who had a stroke >6 mo ago. In the subgroup analysis (specialized VR system vs. commercial gaming system), both groups showed a significant effect. For hand function and activity, there was a nonsignificant effect of VR on grip strength (data based on 2 studies). For gait speed, there was a nonsignificant effect of VR on gait speed (data based on 3 studies). No data were reported for global motor function. No data were reported for cognitive function. For activity limitations (ADL function), a large significant effect was found for improvements in ADL favoring VR postintervention (data based on 3 studies). No data were reported on participation restriction and QOL.	Studies were significantly heterogeneous in terms of participant characteristics, intervention protocols, and outcome measures. Sample sizes of included studies were small. Risk of bias in included studies was unclear because of poor reporting and lack of clarification by authors. Fewer than 50% of studies reported adequate allocation concealment, and blinding of outcome assessors was unclear in 5 of the included studies.
Mouawad, Doust, Max, & McNulty (2011)	To examine the efficacy of Wii-based therapy in poststroke rehabilitation	Level II Two-group nonrandomized study *N* = 12 (8 men, 4 women; age range = 41–83 yr; 1–38 mo poststroke). Experimental group, *n* = 7 (5 men, 2 women; age range = 42–83 yr).	*Intervention* *Experimental group:* Patients played Wii games over 14 days. *Control group:* Healthy participants used Wii remote with their dominant hands.	Statistically significant changes were found for the experimental group: *M* performance time significantly decreased per WMFT and significantly increased per FMA scores. MAL–QOM scores significantly increased, reflecting a transfer of functional recovery to everyday activities. Significant increases were found for the experimental group in upper-extremity ROM for passive	Small sample limited generalizability of the study. Participants were not randomized.

				and active movements. No significant changes were found for the control group.	
		Control group, n = 5 healthy participants (3 men, 2 women; age range = 41–71 yr).	*Outcome Measures* • WMFT • FMA • B&B Test • PROM and AROM • Modified Ashworth Scale • BBS • MAL–QOM.		

http://dx.doi.org/10.2340/16501977-0816

| Saposnik & Levin (2011) | To determine the added benefit of VR technology on arm motor recovery after stroke | Level I

Systematic review and meta-analysis

N = 12 studies (5 RCTs, 7 observational studies with a pretest–posttest design). Trials selected included adult participants poststroke (acute, subacute, or chronic) with UE deficits.

Databases used: MEDLINE, EMBASE, Cochrane Database of Systematic Reviews. | *Intervention*
VR technology for those with stroke.

Outcome Measures
• *Primary:* Improvement in motor impairment as assessed by the FMA
• *Secondary:* Improvement in motor function measured with the WMFT, B&B Test, and JTTHF. | Significant improvements in motor impairment scores favoring VR were found in both RCTs (data based on 5 studies) and observational studies. No significant effect on motor function was found in the RCTs for the B&B Test (data based on 2 studies) and WMFT (data based on 3 RCTs); however, a significant effect on motor function favored VR in the observational studies. | Studies were significantly heterogeneous in terms of participant characteristics, intervention protocols, and outcome measures.

Sample sizes of the included studies were small.

Risk of bias in included studies was unclear because of poor reporting and lack of clarification by authors. |

http://dx.doi.org/10.1161/STROKEAHA.110.605451

Mirror Therapy

| Invernizzi et al. (2013) | To determine whether adding MT to conventional therapy can improve motor recovery of the upper limb in subacute stroke survivors | Level I

Single-blind RCT

N = 26 subacute stroke patients (time poststroke <4 wk) with UE paresis (MI ≤77).

MT group, n = 13.

Control group, n = 13. | *Intervention*
All participants received 60 min of CR 5×/wk for 4 wk.

MT group: Additional 30 min/day (2 wk) and 60 min/day (2 wk), unaffected limb AROM.

Control group: Same-intensity sham MT.

Outcome Measures
• ARAT
• MI
• FIM. | No significant differences were found in baseline characteristics or on outcome measures at baseline. Significant improvements were found that favored the MT group on all outcome measures. | The sample size was small. |

(Continued)

Table E2. Evidence for the Effectiveness of Interventions to Improve Occupational Performance for Those With Motor Impairments After Stroke (cont.)

Author/Year	Study Objectives	Level/Design/ Participants	Intervention and Outcome Measures	Results	Study Limitations
Lee, Cho, & Song (2012) http://dx.doi.org/10.1097/PHM.0b013e31824fa86d	To evaluate the effectiveness of MT on upper-limb motor recovery and function in acute stroke patients	Level I RCT $N = 26$ adults with stroke ≤6 mo earlier. Participants were able to follow simple verbal instructions and had a Brunnström UE score between 1 and 4. Experimental group, $n = 13$. Control group, $n = 13$.	*Intervention* *Experimental group*: Standard care plus MT. *Control group*: Standard care only. *Outcome Measures* • FMA (UE items) • Brunnström's stages (UE) • MFT. All measures were administered at baseline and 1 day postintervention.	For the FMA (UE items), significant improvements were noted postintervention for all sections of the FMA (excluding coordination) that favored the MT group. For Brunnström's stages (UE), significant improvements were noted postintervention that favored the MT group. For the MFT, significant improvements were noted postintervention for both the upper-limb and hand sections of the MFT, favoring the MT group.	Treatment time was unequal (i.e., the MT group received an additional 4 hr of therapy). Whether random allocation was concealed is unclear. It is unclear whether therapists providing standard care were blinded to group assignment. The no. and blinding of evaluators is unclear.
Thieme et al. (2013) http://dx.doi.org/10.1177/0269215512455651	To evaluate the effects of individual or group MT on sensorimotor function, ADLs, QOL, and visuospatial neglect in patients with severe arm paresis poststroke	Level I RCT $N = 60$ with 1st supratentorial stroke ≤3 mo earlier. Participants had a clinical diagnosis of a severe distal arm paresis. Exclusion criteria included visual impairments that may have limited participation in MT, severe cognitive or language impairments, other neurological or musculoskeletal impairments of UE unrelated to stroke, and severe visuospatial neglect. Individual MT group, $n = 18$. Group MT group, $n = 21$. Control group, $n = 21$.	*Intervention* All participants received standard care. *Individual MT*: One therapist/patient. *Group MT*: One therapist/ 2–6 patients at the same time. *Control group*: Group intervention protocol with a wooden mirror that restricted view of the affected limb. Participants in this group were instructed to move both arms while looking at the unaffected limb. *Outcome Measures* • *Primary*: FMA (Arm section), ARAT • *Secondary*: BI, SIS, FMA (Somatosensory, Pain, and ROM), MASS, star cancellation test.	*Primary outcomes*: No significant differences were found between the groups on the FMA (UE items) or the ARAT. *Secondary outcomes*: No significant differences were found between the groups on the BI, SIS, and FMA–Somatosensory, Pain, and ROM. For the MASS, finger flexor tone increased significantly postintervention for the individual MT group, with no significant changes noted in wrist flexor tone postintervention for any of the groups. Star cancellation test ($N = 14$) scores improved significantly (indicating a reduction in visuospatial neglect), favoring the individual MT group.	The evaluator of the secondary outcome measures was not blinded. The control group was asked to imagine movements of the affected limb, which may have influenced the results. It is unclear whether therapists providing standard care were blinded to group allocation. Participants received ~9.5 hr of additional MT over a 5-wk period, a lower frequency than is typically seen in MT studies.

Author/Year	Study Objectives	Level/Design/Participants	Intervention and Outcome Measures	Results	Study Limitations
Thieme, Mehrholz, Pohl, Behrens, & Dohle (2012)	To summarize the effectiveness of MT for improving motor function, ADLs, pain, and visuospatial neglect after stroke	Level I Systematic review and meta-analysis $N = 14$ studies (12 RCTs and 2 crossover designs). Trials selected included adults with paresis of the upper or lower limb or both after stroke (all types). *Databases used:* Trials registers of the Cochrane Stroke Group and Cochrane Central Register of Controlled Trials, MEDLINE, EMBASE, CINAHL, AMED, PsycINFO, PEDro, REHABDATA. Also searched trials and research registers, hand-searched journals, searched reference lists, and contacted authors.	*Intervention* Studies compared treatment groups that received direct mirroring of movement on any schedule and of any variation vs. no-treatment, standard care, or any other control condition (placebo or sham). *Outcome Measures* • *Motor function:* FMA, ARAT, WMFT • *ADLs:* BI, FIM • *Pain:* Visual analog scale or numeric rating scale.	A significant effect favored MT on improving motor function postintervention (based on data from 13 studies) and at 6-mo follow-up. A significant effect favored MT on improving ADLs postintervention, for reducing pain, and for reducing visuospatial neglect postintervention.	Studies were significantly heterogeneous in terms of participant characteristics, intervention protocols, and outcome measures. Study sample sizes were small. Risk of bias in included studies was high or questionable for allocation concealment in 6 of the studies and for intention-to-treat analysis in 8 of the studies.
http://dx.doi.org/10.1002/14651858.CD008449.pub2					
Wu, Huang, Chen, Lin, & Yang (2013)	To compare the effects of MT and control treatment on movement performance, motor control, sensory recovery, and ADLs in chronic stroke survivors	Level I Single-blinded RCT $N = 33$ adults with unilateral stroke onset >6 mo earlier. Participants had mild to moderate motor impairment (FMA scores = 26–56); were cognitively able to follow instructions (MMSE ≥24); and had no serious visual–perceptual impairments; all were outpatients. MT group, $n = 16$. Control group, $n = 17$.	*Intervention* Conducted during OT sessions. *MT group:* 60 min of MT. *Control group:* 90 min of traditional therapeutic activities that were based on task-oriented treatment principles. *Outcome Measures* • *Primary:* FMA (UE section), UE kinematics • *Secondary:* Revised Nottingham Sensory Assessment, MAL, ABILHAND.	Significant improvements on FMA and kinematic variables favored the MT group posttreatment. Temperature sensation improved significantly in favor of the MT group postintervention. No significant differences were found between the groups on the MAL or ABILHAND postintervention or at follow-up.	The sample size was small. There is no evidence of an intention-to-treat analysis.

(Continued)

Table E2. Evidence for the Effectiveness of Interventions to Improve Occupational Performance for Those With Motor Impairments After Stroke (*cont.*)

Author/Year	Study Objectives	Level/Design/ Participants	Intervention and Outcome Measures	Results	Study Limitations
			Action Observation		
Cowles et al. (2013)	To investigate whether OTI+PP enhanced benefits of CPT on upper-limb recovery early after stroke	Level I Observer-blind RCT $N = 29$ adults (range = 3–31 days poststroke). Experimental group, $n = 15$. Control group, $n = 14$. Dropouts, $n = 7$	*Intervention* All received CPT. *Experimental group:* Participants in the OTI+PP group received both CPT and OTI+PP. OTI+PP activities were functional. All activities were performed with 1 hand. *Control group:* Participants in the control group received only CPT. *Outcome Measures* • *Primary:* MI • *Secondary:* ARAT.	Outcome measures for control group participants (12 for the MI and 13 for ARAT) and 9 OTI+PP (in addition to CPT) participants showed significant improvements on the MI for both groups, without a between-groups difference. For the ARAT, only the control group showed statistically significant improvement.	Study's delimitation of participants who were 3–31 days poststroke makes results less generalizable to a larger population of people who have sustained a stroke. The effects of spontaneous recovery cannot be ruled out. Did not use an intention-to-treat analysis because of the high dropout rate. The sample size was small. Randomization blocking in groups of 4 may have introduced bias.
http://dx.doi.org/10.1177/1545968311452470					
Ertelt et al. (2007)	To determine whether AO therapy would lead to clinical improvement of motor impairments in chronic stroke patients	Level I RCT $N = 16$ adults (ages <76 yr) who had a 1st-ever ischemic stroke (either hemisphere) in the territory of the MCA >6 mo before. Experimental group, $n = 8$. Control group, $n = 8$.	*Intervention* Both groups received 90-min treatment session. *Experimental group:* Participants watched video sequences of daily-life hand and arm actions. *Control group:* Participants watched video sequences of geometric symbols and letters instead of actions. *Outcome Measures* • FAT • WMFT • SIS.	Significant differences were noted pre- to posttest for the experimental group for all 3 primary measures, with no significant differences noted for the control group. Between-groups comparisons revealed significant differences pre- to posttest that favored the experimental group for all 3 primary measures. Experimental group improvements were maintained at follow-up.	The sample size was small. It is unclear whether a concealed allocation process was used. It is unclear whether the evaluator was blinded to group assignment.
http://dx.doi.org/10.1016/j.neuroimage.2007.03.043					

Study	Purpose	Level/Design	Participants	Intervention and Outcome Measures	Results	Study Limitations
Franceschini et al. (2012) http://dx.doi.org/10.1177/1545968311427406	To determine whether AO combined with physical training is more effective than static image observation and physical training in the recovery of upper-limb motor function early after stroke	Level I Multicenter observer blind RCT	$N = 102$ adults with 1st-ever ischemic or hemorrhagic stroke within 30 days ($SD = 7$) of onset before study enrollment. Experimental group, $n = 53$. Control group, $n = 49$. Did not receive allocation, $n = 12$ (5 experimental and 7 control).	*Intervention* All participants received inpatient rehabilitation therapy 3 hr/day for 4 wk. *Experimental group:* Participants watched videos of 20 different actions. *Control group:* Sham AO. *Outcome Measures* • *Primary:* B&B Test • *Secondary:* FMA, FAT, Modified Ashworth Scale, FIM Motor subscale.	Scores on the FAT, FMA, B&B Test, and FIM Motor subscale improved over time for both groups. Only scores on the B&B Test were significantly higher for the experimental group than for the control group, and this improvement was maintained at follow-up.	The sample was heterogeneous. Cannot rule out spontaneous recovery.
Lee, Roh, Park, Lee, & Han (2013)	To compare the effects of AO and action practice on stroke patients' upper-limb function	Level I RCT	$N = 33$ chronic stroke patients with right hemiplegia who sustained a stroke ≥ 6 mo previously, reached recovery of Brunnström Stage 5, and scored at least 20 points on the Korean MMSE. AO group, $n = 8$. Action practice group, $n = 9$. Combined group, $n = 9$. Control group, $n = 7$.	*Intervention* *AO group:* Participants watched a video of the task for 10 min and were given prompts to imagine action. *Action practice group:* Participants performed the action. *Combined group:* Participants observed the task video for 5 min and practiced the action for 5 min. *Control group:* Did not perform either AO or action practice or any task-related activity. *Outcome Measures* A physical therapist, blind to the group assignments, measured the no. of times the full drinking action was performed in 1 min.	The AO, action practice, and combination groups showed statistically significant improvements posttreatment and at the delayed posttest 1 wk later over the control group. The combination group showed the most statistically significant improvements overall.	There is no indication of concealed allocation during the randomization process. Only right hemiplegic patients were selected. The sample size was small. No standardized outcome measure was used.

(Continued)

Table E2. Evidence for the Effectiveness of Interventions to Improve Occupational Performance for Those With Motor Impairments After Stroke (cont.)

Author/Year	Study Objectives	Level/Design/ Participants	Intervention and Outcome Measures	Results	Study Limitations
Electrical Stimulation and Sensory Stimulation					
Alon, Levitt, & McCarthy (2007) http://dx.doi.org/10.1177/1545968306297871	To test whether FES using the Bioness and task-oriented training can enhance the recovery of UE function during early stroke rehabilitation	Level I Blocked RCT $N = 15$. Experimental group, $n = 7$. Control group, $n = 8$.	*Intervention* Standardized, task-specific OT/PT program plus FES. *Control*: Standardized task-specific OT/PT program. *Outcome Measures* • FMA • B&B Test • JTTHF (light object lifts).	Significant findings in favor of FES on all included outcome measures.	The sample size was small.
Alon, Levitt, & McCarthy (2008) http://dx.doi.org/10.1097/PHM.0b013e31817fabc1	To test the hypothesis that task-oriented FES using the Bioness can enhance the recovery of UE volitional motor control and functional ability in patients with poor prognosis	Level I Blocked RCT $N = 26$ stroke survivors with severe motor involvement. Experimental group, $n = 13$. Control group, $n = 13$.	*Intervention* *Experimental group*: Task-oriented training and FES focused on grasp–release for 12 wk and continued with FES without exercises. *Control group*: 30-min sessions, 2×/day, 5 days/wk of task-oriented training. *Outcome Measures* • FMA • B&B Test • JTTHF (light object lifts).	*M* FMA scores were significantly higher in the FES group ($p < .05$) at 12 wk than in the control group. B&B Test scores did not reach statistical significance in favor of the FES group. No difference was found on the JTTHF.	The study was not blinded. The sample size was small. Compliance was not monitored.
Barker, Brauer, & Carson (2008)	To determine whether practice of reaching using the SMART Arm could improve arm function in stroke survivors with severe paresis	Level I Single-blind RCT $N = 40$ (33 completed the study). Experimental Group 1, $n = 10$. Experimental Group 2, $n = 13$. Control group, $n = 10$.	*Intervention* *Experimental Group 1*: Training in reaching with the SMART Arm with EMG stimulation. *Experimental Group 2*: Training in reaching using the SMART Arm alone. *Control group*: No intervention.	Both SMART Arm training groups demonstrated a significant improvement on all primary and secondary outcome measures after 4 wk (posttraining) and at 12 wk (2-mo follow-up). There was no significant difference between these 2 groups. The control group showed no change.	The sample size was small. There was intrinsic variation between participants (e.g., age, time since stroke, impairment) and uneven group numbers.

			Outcome Measures • Upper arm function (Item 6) of the MAS • Triceps muscle strength • Resistance to passive elbow movement and peak isometric force • Distance reached as the secondary measure of arm activity.	
http://dx.doi.org/10.1161/STROKEAHA.107.498485				
Bello, Rockson, & Olaogun (2009)	To evaluate the effectiveness of EMG–NMES on hand function in stroke survivors	Level I RCT $N = 19$. Experimental group, $n = 8$. Control group, $n = 11$.	*Intervention* *Experimental group:* 30 min of EMG–NMES in addition to usual care. *Control group:* Usual care. *Outcome Measures* • ARAT • B&B Test • Adapted dynamometer.	Within-group analysis demonstrated significant improvements for both groups. Between-groups analysis demonstrated that the experimental group performed significantly better on the ARAT at 8 wk.	The sample size was small. *Usual care* was not clearly defined. Time poststroke differed between groups, albeit not significantly.
Bhatt et al. (2007)	To determine whether the combination of peripherally initiated ES of finger extensors and centrally operating finger tracking training could accentuate brain reorganization and its relationship to recovery, beyond the effects of either treatment alone	Level I RCT $N = 20$ participants with stroke. ES group, $n = 7$. Finger tracking training group, $n = 7$. Combination group, $n = 6$.	*Intervention* *ES group:* Attempted voluntary finger extension with EMG-triggered ES. *Finger tracking training group:* In each session, participants practiced 20 randomly selected computer-based tracking protocols with 3 trials each while receiving knowledge of results. *insert paragraph:* *Combination group:* ES and finger tracking program. *Outcome Measures* • B&B Test • JTTHF • Finger tracking test that was performed during fMRI.	ES and combination groups improved on dexterity, whereas the finger tracking training group did not. Improvement in the combination group was not greater than that in the other 2 groups.	Sample size was small. Size and location of the stroke lesion varied between participants.
http://dx.doi.org/10.1007/s00221-007-1001-5				

(Continued)

Table E2. Evidence for the Effectiveness of Interventions to Improve Occupational Performance for Those With Motor Impairments After Stroke *(cont.)*

Author/Year	Study Objectives	Level/Design/Participants	Intervention and Outcome Measures	Results	Study Limitations
Chan, Tong, & Chung (2009)	To investigate the effect of FES with bilateral activities training on upper-limb function	Level I RCT $N = 20$. Experimental group, $n = 10$. Control group, $n = 10$.	*Intervention* *Experimental group*: 15 sessions, each consisting of stretching activities (10 min), FES with bilateral tasks (20 min), and OT treatment (60 min). *Control group*: Placebo stimulation with bilateral tasks. *Outcome Measures* • FTHUE • FMA • Grip power • Forward reaching distance • AROM of wrist extension • FIM • Modified Ashworth Scale.	After 15 training sessions, the FES group had significant improvement on the FMA ($p = .039$), FTHUE ($p = .001$), and AROM of wrist extension ($p = .020$) compared with the control group.	The sample size was small. There was no follow-up to determine generalization effect.
http://dx.doi.org/10.1177/1545968308326428					
Cheng, Wang, Chung, & Chen (2004)	To assess the balance function of hemiplegic stroke patients and to investigate whether visual-feedback rhythmic weight-shift training after acute stroke can decrease falls among patients with hemiplegic stroke	Level II Two-group, nonrandomized $N = 52$ hemiplegic stroke patients. Experimental group, $n = 28$. Control group, $n = 24$.	*Intervention* All participants participated in a conventional stroke rehabilitation program. The experimental group received visual-feedback rhythmic weight-shift training administered using a Balance Master in addition to CR. *Outcome Measures* • Occurrence of falls • Static balance performance • Dynamic balance performance • Occurrence of falls at 6 mo.	A significant improvement in dynamic balance performance was found that favored the experimental group postintervention, and the improvement was sustained at 6-mo follow-up. No significant differences were found between the groups for static stability. At 6-mo follow-up, 5 of 28 patients (17.8%) in the training group had fallen, compared with 10 of 24 patients (41.7%) in the control group. The occurrence of falls decreased, although it was not statistically significant.	There was no randomization. The no. of patients was relatively small. Balance training was received in addition to standard care, which may have resulted in unequal training time between the groups.
http://dx.doi.org/10.1191/0269215504cr778oa					
Conforto et al. (2010)	To investigate the influence of the use of different stimulus intensities over multiple sessions (RPSS) paired with motor training	Level I Double-blind, parallel-design RCT	*Intervention* PT was ongoing during the investigation. In addition, participants received 2 hr of median nerve stimulation. Nerve stimulation	Baseline motor function tests were comparable across the 2 RPSS intensity groups. JTTHF scores improved significantly in the lower intensity group at 1 mo, but not in the higher intensity group. This difference reduced after 2–3 mo.	Careful dose–response studies are needed to optimize parameters of RPSS stimulation before designing costly, larger, double-blind, multicenter clinical trials.

Study	Level/Design	Participants	Intervention & Outcome Measures	Results	Limitations
		$N = 22$ participants who had single hemispheric ischemic stroke <2 mo before entering the study.	(RPSS) was at the wrist of the paretic arm. 20 min of JTTHF training immediately after RPSS. **Outcome Measures** • JTTHF (primary measure) • Pinch force • FIM • Modified Rankin Scale • FMA • Ashworth Scale • NIHSS.		
http://dx.doi.org/10.1177/1545968309349946					
de Kroon & IJzerman (2008)	Level I RCT	$N = 22$ (1 dropout). Cyclic group, $n = 10$. EMG-triggered group, $n = 11$.	**Intervention** Participants used the Automove according to randomization. They applied the stimulation at home and were instructed to exercise for 3 30-min sessions/day for 6 wk. **Outcome Measures** • ARAT • MI • FMA • Grip strength.	Both groups improved on the ARAT. The group receiving cyclic stimulation improved by 2.3 points, and the group receiving EMG-triggered stimulation improved by 4.2 points. The difference in functional gain was not statistically significant. Differences in gain on the secondary outcome measures were not significant either.	The sample size was small. Findings are not generalizable.
http://dx.doi.org/10.1177/0269215508088984					
Fil, Armutlu, Atay, Kerimoglu, & Elibol (2011)	Level I RCT	$N = 48$. Experimental group, $n = 24$ (M age = 66.79 yr, M days in hospital = 11.66). Control group, $n = 24$ (M age = 69.54 yr, M days in hospital = 12.62).	**Intervention** Acute-stage exercises based on the Bobath concept combined with high-voltage pulsed galvanic stimulation of the supraspinatus and mid and posterior portions of the deltoid muscles were used with the study group patients; control group patients were treated with just acute-stage exercises based on the Bobath concept. **Outcome Measures** • Displacement of the glenohumeral joint based on x-ray • MAS.	Shoulder joint displacement values were significantly higher in the control group than in the study group. No difference was found between groups on the MAS.	There was no follow-up. The study was not blinded. Interventionist and assessor were the same therapist. Not able to ascertain whether the result was attributable to ES alone.
http://dx.doi.org/10.1177/0269215510375919					

(Continued)

Table E2. Evidence for the Effectiveness of Interventions to Improve Occupational Performance for Those With Motor Impairments After Stroke *(cont.)*

Author/Year	Study Objectives	Level/Design/ Participants	Intervention and Outcome Measures	Results	Study Limitations
Goljar, Burger, Rudolf, & Stanonik (2010) http://dx.doi.org/10.1097/MRR.0b013e328333de61	To compare the efficacy of balance training in a balance trainer, a newly developed mechanical device for training balance, with conventional balance training in subacute stroke patients	Level I RCT $N = 39$ (19 men, 20 women; M age $= 61$ yr, $SD = 8.9$; M time from stroke to admission $= 3.2$ mo, $SD = 2.0$, range $= 1$–10). Control group, $n = 19$. Experimental group, $n = 20$.	*Intervention* All the participants had an additional 25 min of PT. *Experimental group:* Trained balance in the balance trainer. *Control group:* Conventional balance training. *Outcome Measures* • BBS • One-leg standing • TUG • 10-m walk • FIM.	No differences were found between groups on the BBS, TUG, FIM, and 10-m walk test. There was no significant difference between groups on standing on healthy and impaired limb postintervention. Within both groups, significantly fewer participants needed the assistance of a PT for the 10-m walk and the TUG test at the end of the study.	The group of stroke patients was heterogeneous. There was no intention-to-treat analysis for data lost to follow-up. There was no long-term follow-up. Findings and conclusions are based on the population of stroke inpatients without severe cognitive deficits who cooperated well in the rehabilitation program.
Handy, Salinas, Blanchard, & Aitken (2003) http://dx.doi.org/10.1080/J148v21n04_05	To examine the effectiveness of ES on treating the UEs of patients with CVA	Level I Meta-analysis $N = 5$ RCTs; 224 participants. *Databases used:* WebSPIRS with the use of MEDLINE and CINAHL databases for 1996–2002 with the keywords *stroke* and *electrical stimulation*.	*Intervention* Participants had a primary diagnosis of stroke. The intervention criteria included the application of ES to the UE. The criteria for outcome measures included that the dependent variable be measurable, i.e., whether shoulder subluxation or pain was reduced, UE ROM was increased, and functional use of UE was increased.	ES does produce an effect on ROM, pain, UE function, and shoulder subluxation. In terms of success, 69% of the treatment group showed improvement compared with 31% of the control group.	A limited no. of studies were included.
Hara, Ogawa, Tsujiuchi, & Muraoka (2008)	To assess the effects of a daily power-assisted FES home program therapy on participants with chronic stroke	Level I Nonblinded RCT $N = 20$. Experimental group, $n = 10$ (M age $= 56$ yr, M mo poststroke $= 13$).	*Intervention* The FES group used a power-assisted FES device to induce greater muscle contraction through ES. Also included standard therapy. The control group received standard therapy.	The experimental group performed significantly better on the Nine-Hole Peg Test and Ten Cup Moving Test, root-mean-squares of maximum voluntary EMG, and AROM than the control group.	Assessors and participants were not blinded. The sample size was small. The control group did not receive the same attention or time.

			Outcome Measures	
		Control group, $n = 10$ (M age = 60.5 yr, M mo poststroke = 13).	• Stroke Impairment Assessment Set • AROM • Root-mean-squares of maximum voluntary EMGs • MASS • Nine-Hole Peg Test • Ten Cup Moving Test.	

http://dx.doi.org/10.1080/09638280701265539

Hsu et al. (2010)	To investigate the effects of different doses of NMES on UE function in acute stroke patients with severe motor deficit	Level I RCT $N = 66$. Experimental Group 1 (low dose), $n = 22$. Experimental Group 2 (high dose), $n = 22$. Control group, $n = 22$.	*Intervention* All participants received regular inpatient rehabilitation. Experimental groups received an additional 4 wk of NMES 5 ×/wk. The low dose was 30 min/session; the high dose was 60 min/session. *Outcome Measures* • FMA Motor assessment • ARAT • MAL.	Both NMES groups showed significant improvement on the FMA Motor assessment and ARAT compared with the control group at Wk 4 and follow-up. The high-NMES group showed treatment effects similar to those of the low- NMES group. No difference was found between groups on the MAL.	The control group did not receive the same attention or time.

http://dx.doi.org/10.1161/STROKEAHA.109.574160

Kimberley et al. (2004)	To examine the effects of intensive treatment at home with NMES, compared with a sham treatment, applied to the extensor muscles of the hemiplegic forearm to facilitate hand opening	Level I RCT $N = 16$ (M age = 60.1 yr, M mo poststroke = 35.5).	*Intervention* Intensive home use of EMG-triggered ES for 60 total hr. Sham intervention was a similar device that did not deliver a current. At the conclusion, these participants were rolled over to the experimental protocol. *Outcome Measures* • B&B Test • MAL • JTTHF • Isometric strength of index finger extension • Finger-movement tracking • fMRI.	Participants in the experimental group significantly improved on the B&B Test, several items of the JTTHF, isometric finger extension strength, and the MAL. The participants receiving the sham intervention only improved on isometric finger strength.	The sample size was small.

http://dx.doi.org/10.1007/s00221-003-1695-y

(Continued)

Table E2. Evidence for the Effectiveness of Interventions to Improve Occupational Performance for Those With Motor Impairments After Stroke (*cont.*)

Author/Year	Study Objectives	Level/Design/ Participants	Intervention and Outcome Measures	Results	Study Limitations
Kowalczewski, Gritsenko, Ashworth, Ellaway, & Prochazka (2007)	To test the efficacy of FES–ET on a workstation in the subacute phase of stroke recovery	Level I Randomly controlled comparison of high- and low-intensity treatment $N = 19$. High-intensity group, $n = 10$ (M age = 59.4 yr, M mo poststroke = 1.6). Low-intensity group: $n = 9$ (M age = 61.7 yr, M mo poststroke = 1.6).	*Intervention* The high-intensity FES–ET group practiced 1 hr of FES-assisted exercise on the workstation every workday for 3–4 wk (15–20 sessions). The low-intensity group received 15 min of sensory ES. *Outcome Measures* • WMFT • FMA • MAL • Combined kinematic scores.	Improvements on the WMFT and combined kinematic scores were significantly greater in the high-intensity group than in the low-intensity group. The differences in MAL and FMA were not statistically significant.	The sample size was small. The low-intensity group did not receive the same attention. There were potential learning effects for combined kinematic scores.

http://dx.doi.org/10.1016/j.apmr.2007.03.036

| Lourenção, Battistella, de Brito, Tsukimoto, & Miyazaki (2008) | To determine the effect that EMG–BFB, used in conjunction with OT and FES, has on spasticity, ROM, and UE function in hemiplegic patients | Level I

RCT

$N = 59$.

OT+FES group, $n = 28$.

OT+FES+EMG–BFB group, $n = 31$. | *Intervention*
Twice-weekly sessions of 1 hr OT+FES, together with weekly sessions of EMG–BFB or twice-weekly sessions of OT+FES.

Outcome Measures
• Hand Function Test
• Minnesota Manual Dexterity Test
• Joint ROM
• MASS. | A significant difference was found between the groups for the hand function and wrist movement variables in favor of the OT+FES+EMG–BFB group. | Psychometrics for the hand function test were not reported.

The OT+FES+EMG–BFB group received more attention. |

http://dx.doi.org/10.1097/MRR.0b013e3282f4524c

| Mangold, Schuster, Keller, Zimmermann-Schlatter, & Ettlin (2009) | To investigate the effect of motor training with FES on motor recovery in acute and subacute stroke patients with severe to complete arm or hand paralysis | Level I

RCT

$N = 23$. | *Intervention*
Both groups received OT. In the intervention group, FES made up 3 of the OT training sessions per week. | None of the outcome measures demonstrated significant gain differences between the groups. | The sample size was small.

Assessors were not blinded.

Group imbalances weakened the validity of the intergroup comparisons. |

Author/Year	Study Objectives	Level/Design	Participants	Intervention & Outcome Measures	Results	Study Limitations
			Experimental group, n = 12 (M age = 57.5 yr, M wk poststroke = 6.7). Control group, n = 11 (M age = 62 yr, M wk poststroke = 7.3).	*Outcome Measures* • Extended BI • Chedoke–McMaster Stroke Assessment (including shoulder pain) • MASS.		There was possible bias in patient selection. Follow-up was short (2 wk). All of the patients had regained some ability to perform wrist and elbow flexion movements with the affected arm.

http://dx.doi.org/10.1177/1545968308324548

| Marconi et al. (2011) | To examine whether rMV applied over the flexor carpi radialis and biceps brachii can induce long-lasting changes, using transcranial magnetic stimulation, in patients with chronic stroke | Level I

RCT | N = 30 (M age = 65 yr); all right handed, stroke 12 mo before enrollment, at least minimal wrist and elbow voluntary isometric contraction in hemiparetic limb.

Experimental (rMV + PT) group, n = 15.

Control (PT) group, n = 15. | *Intervention*
Experimental group: rMV + PT.
Control group: PT alone.

Outcome Measures
• MASS
• WMFT Functional Ability
• MI for the upper limbs
• Resting motor threshold
• Map area. | A significant reduction in resting motor threshold and an increase in motor map areas occurred in the vibrated muscles only in the experimental group. The MASS scores significantly decreased in the experimental group. MI for the upper limbs and WMFT Functional Ability scores significantly increased in the experiment group. | |

http://dx.doi.org/10.1177/1545968310376757

| Meilink, Hemmen, Seelen, & Kwakkel (2008) | To assess whether EMG–NMES applied to the extensor muscles of the forearm improves hand function after stroke | Level I

Systematic review and meta-analysis | N = 8 RCTs; 157 participants.

Databases used: PubMed (MEDLINE), Cochrane Central Register of Controlled Trials, CINAHL, DARE, PEDro, EMBASE, DocOnline, HighWire Press. | *Intervention*
Studies had to involve patients diagnosed with a stroke; the study had to investigate the effects of EMG–NMES by means of surface electrodes as the experimental intervention; the EMG–NMES applied had to be targeted to activating the extensor muscles of the forearm; the study had to be classified as an RCT. | The meta-analysis revealed nonsignificant effect sizes in favor of EMG–NMES for reaction time, sustained contraction, dexterity measured with the B&B Test, manipulation test, synergism measured with the FMA, and manual dexterity measured with the ARAT. | Most studies had poor methodological quality, low statistical power, and insufficient treatment contrast between experimental and control groups. |

http://dx.doi.org/10.1177/0269215507083368

(Continued)

Table E2. Evidence for the Effectiveness of Interventions to Improve Occupational Performance for Those With Motor Impairments After Stroke (*cont.*)

Author/Year	Study Objectives	Level/Design/ Participants	Intervention and Outcome Measures	Results	Study Limitations
Popovic, Popovic, Sinkjaer, Stefanovic, & Schwirtlich (2004) http://dx.doi.org/10.1139/y04-057	To evaluate the use of FET, combining ES of the paretic arm with intensive voluntary movement of the arm	Level I Single-blinded crossover study $N = 41$. Group A (acute phase), $n = 19$ (M age = 60.5 yr). Group B (chronic phase), $n = 22$ (M age = 58.5 yr). Group B patients were controls in acute hemiplegia phase, and Group A patients were controls during the chronic hemiplegia phase.	*Intervention* *Experimental groups:* Conventional therapy plus FET applied for 3 consecutive wk. *Control group:* Conventional therapy plus exercise. *Outcome Measures* • Upper Extremity Functioning Test • Drawing Test • MAS • RUE/MAL.	The gains in all outcome scores were significantly larger in Group A after FET and at all follow-ups than before the treatment, except for the MAS, which did not significantly change. The gains in patients who participated in the FET in the chronic phase of hemiplegia were not significant. The gains in Group A were significantly larger than the gains in Group B.	Group size was small. Content of conventional therapy was not controlled for. There was potential spontaneous recovery during acute recovery stage.
Popovic, Popovic, Sinkjaer, Stefanovic, & Schwirtlich (2003) http://dx.doi.org/10.1682/JRRD.2003.09.0443	To examine the effects of FET on the paretic arms of participants with acute hemiplegia caused by stroke	Level I RCT $N = 28$. FET (high-functioning) group, $n = 8$. Control (high-functioning) group, $n = 8$. FET (low-functioning) group, $n = 6$. Control (low-functioning) group, $n = 6$.	*Intervention* All participants received conventional therapy daily. Additional sessions were either exercise with stimulation (FET group) or exercise only (control group). *Outcome Measures* • Upper Extremity Functioning Test • Drawing Test • MASS • RUE/MAL.	The gains in FET groups were significantly larger than the gains in the control groups on the Upper Extremity Functioning Test, MAL, and Drawing Test. There was a significant reduction in MAS for FET (high functioning). The low-functioning group showed less improvement than the high-functioning group in both the FET and control groups.	Group size was small. There was no control for the content of conventional therapy. There was potential spontaneous recovery during acute recovery stage.

Price & Pandyan (2000)	To determine the efficacy of any form of surface ES in the prevention or treatment of pain around the shoulder at any time after stroke	Level I Systematic review $N = 4$ trials; 170 participants. *Databases used:* Cochrane Stroke Group Trials Register, MEDLINE, CINAHL, CCTR, EMBASE. ES equipment manufacturers, established research centers, and authors of review publications, case reports, and original articles were contacted to identify unpublished trials.	*Intervention* Randomized trials that assessed any surface ES technique (FES, transcutaneous electrical nerve stimulation, or other), applied at any time since stroke for the purpose of prevention or treatment of shoulder pain. *Outcome Measures* Presence of shoulder pain and intensity of pain	No significant change was found in pain incidence or intensity. There was a significant treatment effect in favor of ES for improvement in pain-free range of passive humeral lateral rotation. In these studies, ES significantly reduced the severity of glenohumeral subluxation, but there was no significant effect on upper-limb motor recovery or upper-limb spasticity.	Only 4 trials met the inclusion criteria. Samples were small.
http://dx.doi.org/10.1002/14651858.CD001698					
Ring & Rosenthal (2005)	To assess the effects of daily neuroprosthetic FES in patients with subacute stroke	Level I RCT $N = 22$. Patients were clinically stratified to 2 groups, no active finger movement ($n = 10$) and partial active finger movement ($n = 12$), and then randomized to control and neuroprosthesis groups. Experimental group, $n = 11$ (M age $= 54.1$ yr, M mo poststroke $= 3.6$). Control group, $n = 11$ (M age $= 57.3$ yr, M mo poststroke $= 3.7$).	*Intervention* All participants attended a day program 3 days/wk. The experimental group used the neuroprosthetic at home. *Outcome Measures* • AROM • MASS • B&B Test • 3 subtests of the JTTHF (for those with partial ROM) • Pain • Edema.	The neuroprosthesis group had significantly greater improvements in spasticity, AROM (for those with partial movement), and scores on the functional hand tests (for those with partial active motion).	The sample size was small. The control group did not receive the same attention. Long-term effects were not considered.
http://dx.doi.org/10.1080/16501970410035387					

(Continued)

Table E2. Evidence for the Effectiveness of Interventions to Improve Occupational Performance for Those With Motor Impairments After Stroke *(cont.)*

Author/Year	Study Objectives	Level/Design/Participants	Intervention and Outcome Measures	Results	Study Limitations
Rosewilliam, Malhotra, Roffe, Jones, & Pandyan (2012)	To investigate whether treatment with surface NMES to the wrist extensors improves recovery of arm function in severely disabled patients with stroke	Level I RCT $N = 90$ (67 were alive at the end of the trial). Experimental group, $n = 31$ (M age = 72.4 yr). Control group, $n = 36$ (M age = 72.7 yr).	*Intervention* All participants received standard care focused on UE function. In addition, participants in the treatment group were treated with surface NMES. *Outcome Measures* • ARAT • BI • AROM and strength of wrist • Grip strength.	Significant improvements were found in measures of wrist extensor and grip strength over the treatment period.	ES was limited to a cyclical movement of 1 single-limb segment. The effect size was small.
http://dx.doi.org/10.1016/j.apmr.2012.05.017					
Thrasher, Zivanovic, McIlroy, & Popovic (2008)	To establish the efficacy of a therapeutic intervention based on FES therapy to improve reaching and grasping function after severe hemiplegia resulting from stroke	Level I RCT $N = 21$. Experimental group, $n = 10$. Control group, $n = 11$.	*Intervention* Both groups received OT and PT. Participants in the FES group also received OT and PT 5 days/wk for 12–16 wk, but the duration of the conventional therapy was shorter and combined with FES therapy for 45 min/session. *Outcome Measures* • Rehabilitation Engineering Laboratory Hand Function Test • FIM • BI • FMA • Chedoke–McMaster Stages of Motor Recovery.	The FES group improved significantly more than the control group in terms of object manipulation, palmar grip torque, pinch-grip pulling force, BI, UE FMA, and UE Chedoke–McMaster Stages of Motor Recovery.	The sample size was small. Findings were not generalizable.
http://dx.doi.org/10.1177/1545968308317436					

Study	Objective	Level/Design	Intervention and Outcome Measures	Results	Study Limitations
Van Peppen, Kortsmit, Lindeman, & Kwakkel (2006) http://dx.doi.org/10.1080/16501970500344902	To establish whether bilateral standing with visual feedback therapy after stroke improves postural control compared with conventional therapy and to evaluate the generalization of the effects of visual feedback therapy on gait and gait-related activities	Level I Systematic review and meta-analysis $N = 8$ studies; 214 participants. Databases used: PubMed (MEDLINE), Cochrane Central Register of Controlled Trials, CINAHL, PEDro, DocOnline.	*Intervention* Studies involved adults with stroke and evaluated effects of visual feedback therapy on postural control in bilateral standing. The feedback had to provide visual representations of the individual representations of gravity. *Outcome Measures* • Postural sway and weight distribution in bilateral standing • BBS • TUG • Gait speed.	Meta-analysis demonstrated nonsignificant summary effect sizes in favor of visual feedback therapy of weight distribution and postural sway, as well as balance and gait performance and gait speed.	The authors may have missed studies because they used only electronic searches and published journals.
Weber et al. (2010) http://dx.doi.org/10.1016/j.apmr.2010.01.010	To determine whether onabotulinumtoxinA injections and task practice training with or without FES improve upper-limb motor function in participants with chronic spastic hemiparesis	Level I RCT $N = 23$ (M age = 41.2 yr, M yr poststroke = 4.3). FES group, $n = 10$. No FES group, $n = 13$.	*Intervention* OnabotulinumtoxinA injections followed by 12 wk of postinjection task practice. Participants randomly assigned to the FES group were also fitted with an orthosis that provided FES. *Outcome Measures* • MAL Observation • MAL self-report • ARAT.	Although some significant changes were documented within groups, no significant differences were found between the FES and no-FES groups for any outcome variable over time.	The sample size was small. The study population included both people with stroke and people with traumatic brain injury. All participants with traumatic brain injury were randomized to the no-FES group. The no-FES group was significantly younger.
Yozbatiran, Donmez, Kayak, & Bozan (2006) http://dx.doi.org/10.1191/0269215506cr928oa	To investigate the effects of short-term ES in conjunction with developmental exercises on sensory and functional recovery of the hemiparetic upper limb in acute stroke patients	Level I Controlled clinical trial $N = 36$. Experimental group, $n = 18$. Control group, $n = 18$.	*Intervention* Both groups received 1 hr/day of neurodevelopmental exercises for 10 days. In addition to exercises, the experimental group received ES of the wrist and finger extensors for 1 hr. *Outcome Measures* • Kinesthesia and position sense tests • Hand function test • Hand movement scale.	No significant differences on sensory test. Only the experimental group showed significant improvement in hand function.	The sample size was small. There was no follow-up. The psychometrics of the hand function test were not reported.

(Continued)

Table E2. Evidence for the Effectiveness of Interventions to Improve Occupational Performance for Those With Motor Impairments After Stroke (cont.)

Author/Year	Study Objectives	Level/Design/Participants	Intervention and Outcome Measures	Results	Study Limitations
			Robotics		
Burgar et al. (2011) http://dx.doi.org/10.1682/JRRD.2010.04.0062	To evaluate whether MIME could facilitate similar or greater motor recovery as the same amount of early hands-on therapy (the primary aim of the study) in the acute inpatient rehabilitation setting and to assess the dose–response effect of robot-assisted upper-limb therapy	Level I Prospective randomized, controlled multisite clinical trial $N = 54$ with a primary diagnosis of stroke. Experimental Group 1 (low dosage), $n = 19$. Experimental Group 2 (high dosage), $n = 17$. Control group, $n = 18$.	*Intervention* *Experimental Group 1*: 15 1-hr sessions with MIME. *Experimental Group 2*: 30 1-hr sessions with MIME. *Control group*: 15 1-hr sessions over 3 wk with conventional therapy. *Outcome Measures* • *Primary*: FMA • *Secondary*: FIM, WMFT, Motor Power, and Ashworth scores.	Gains in the primary outcome measure were not significantly different between groups at follow-up. Significant correlations were found at discharge between FMA gains and the dose and intensity of robot-assisted therapy. Intensity also correlated with FMA gain at 6 mo. The high-dose group had greater FIM gains and higher tone than the control group at discharge, but no difference compared with the low-dose group at 6 mo.	The sample size for each group was small. Did not disqualify participants just on the basis of a previous stroke.
Conroy et al. (2011) http://dx.doi.org/10.1016/j.apmr.2011.06.016	To determine the efficacy of 2 distinct 6-wk robot-assisted reaching programs compared with that of an intensive conventional arm exercise program for chronic, stroke-related UE impairment and to examine whether the addition of robot-assisted training out of the horizontal plane leads to improved outcomes	Level I Prospective, randomized, single-blinded controlled trial $N = 62$ (54% men) with diagnosis of chronic stroke. Experimental Group 1, $n = 20$. Experimental Group 2, $n = 21$. Control group, $n = 21$.	*Intervention* *Experimental Group 1 (planar group)*: InMotion 2.0 Shoulder/Arm Robot. *Experimental Group 2 (planar with vertical group)*: InMotion 2.0 Shoulder/Arm robot followed by InMotion Linear Robot. *Control group*: Intensive conventional arm exercises. *Outcome Measures* • FMA (UE section) • WMFT • SIS • Movement kinematics and kinetics using robot as a low-friction measurement device.	All groups showed gains in FMA; however, no significant difference was found between the groups. Participants with greater motor impairments showed a larger difference in the planar robot group than in the control group. No significant difference in WMFT scores between the groups. The planar-with-vertical robot group had a significant change in SIS ADL scores at final vs. the control group. On robotic metrics, there was no difference between the robot groups.	The sample size was small. Inclusion criteria allowed for heterogeneous groups. Interventions were time matched and not intensity matched.

Author (Year)		Study Objectives	Level/Design/Participants	Intervention and Outcome Measures	Results	Study Limitations
Housman, Scott, & Reinkensmeyer (2009)		To compare semiautonomous training with T-WREX and conventional semiautonomous exercises that used a tabletop for gravity support	Level I RCT $N = 34$ (6 dropouts). Experimental (T-WREX) group, $n = 14$. Control group, $n = 14$.	*Intervention* Experimental group: T-WREX. Control group: Conventional therapy (tabletop). *Outcome Measures* • FMA Arm Motor section • Rancho Functional Test for the Hemiplegic Upper Extremity • MAL QOM and AOU subscales • Reaching ROM • Grip strength.	All participants showed significant or near-significant improvements in FMA Arm Motor, MAL QOM and MAL AOU, and free-reaching ROM deficit after 24 therapy sessions and at 6-mo follow-up. The T–WREX group had a significant improvement compared with the control group with regard to FMA Arm Motor scores at 6-mo follow-up.	The sample size was small.

http://dx.doi.org/10.1177/1545968308331148

| Hsieh et al. (2011) | | To investigate the effects of higher intensity vs. lower intensity RT on movements of forearm pronation–supination and wrist flexion–extension relative to CR in patients poststroke | Level I RCT $N = 18$ participants with chronic stroke. Experimental Group 1 (higher intensity RT), $n = 6$ (4 men, 2 women; M age = 56.04 yr, $SD = 13.74$; M mo poststroke = 21.33, $SD = 7.17$). Experimental Group 2 (lower intensity RT), $n = 6$ (4 men, 2 women; M age = 52.45 yr, $SD = 1.98$; M mo poststroke = 13, $SD = 7.04$). Control group, $n = 6$ (5 men, 1 woman; M age = 54 yr, $SD = 8.05$; M mo poststroke = 28.33, $SD = 19.9$). | *Intervention* Experimental Group 1 (high intensity): Bi-Manu-Track robot device. Experimental Group 2 (low intensity): Bi-Manu-Track robot device. Control group: Conventional OT. *Outcome Measures* • FMA (UE scale) • Medical Research Council scale • MAL • ABILHAND • Urinary 8-OHdG • MFSI. | There was a significant difference in UE motor ability measured by the FMA among the 3 groups. The higher intensity RT group showed significantly more improvement in motor ability than the lower intensity RT group. A significant difference was observed on the MAL QOM among the 3 groups. The higher intensity robot-assisted therapy group had significantly larger improvements on the MAL QOM than the CR group. Although the between-groups differences were not significant for the MAL AOU and ABILHAND, large effects were found. There were no significant differences among the 3 groups for 8-OHdG and MFSI. | The sample size was small. The outcome assessments were only administered immediately after the intervention. The study did not precisely measure the intensity of the CR group. The higher intensity RT group had higher baseline FMA and Medical Research Council scale scores. |

http://dx.doi.org/10.1177/1545968310394871

(Continued)

Table E2. Evidence for the Effectiveness of Interventions to Improve Occupational Performance for Those With Motor Impairments After Stroke *(cont.)*

Author/Year	Study Objectives	Level/Design/ Participants	Intervention and Outcome Measures	Results	Study Limitations
Kutner, Zhang, Butler, Wolf, & Alberts (2010) http://dx.doi.org/10.2522/ptj.20090160	To explore the HRQOL benefits of receiving therapist-supervised RTP only compared with combined RTP and robotic device (Hand Mentor) among patients with reduced hand function secondary to stroke	Level I Single-blind multisite RCT $N = 17$ (10 men, 7 women) 3–9 mo poststroke. Experimental group, $n = 10$. Control group, $n = 7$.	*Intervention* Experimental group: 30 hr of RTP and 30 hr of robot-assisted therapy with the Hand Mentor. Control group: 60 hr of RTP alone. *Outcome Measure* SIS	The combined therapy group had a significantly greater increase in rating of mood from pre to postintervention. The RTP-only group had a significantly greater increase in rating of social participation from preintervention to follow-up. Both groups had statistically significant improvement in ADL and IADL scores from pre- to postintervention, although the changes were not clinically significant. Both groups reported significant improvement in hand function at postintervention and at follow-up. The combined therapy group had significant improvements in stroke recovery rating postintervention and at follow-up. The RTP group had significant improvement in stroke recovery at follow-up only.	The combined therapy group received 30 hr of RTP; the RTP-only group received 60 hr. No explanation provided about the necessary dose of RTP to elicit the current level of improvements in motor function. A potential benefit of using a robotic device is to reduce the amount of therapist-directed RTP; however, this study did not assess potential cost savings. The Hand Mentor was used in a clinic and under the supervision of a therapist. Whether the same level of intensity and adherence would occur in a home environment is unclear.
Kwakkel, Kollen, & Krebs (2008)	To present a systematic review of studies that investigate the effects of robot-assisted therapy on motor and functional recovery in patients with stroke	Level I Systematic review and meta-analysis $N = 10$ studies; 218 adult participants. Study selection criteria were CVA diagnosis and outcomes measured in terms of motor and/or functional recovery of the upper paretic limb.	*Interventions* Studies comparing 2 robotic devices were excluded from the review. The robotic devices used were (1) MIT-Manus, (2) ARM Guide, (3) MIME, (4) InMotion2 Shoulder–Elbow Robot, and (5) Bi-Manu-Track.	Five RCTs reported statistically significant effects for motor recovery in favor of the experimental group, whereas 4 RCTs did not find significant differences. None of the studies reported significant effects for ADLs in favor of the experimental group.	It is not certain that only unrelated study populations were used. The robot-assisted interventions were pooled to obtain 1 overall effect size, even though there were heterogeneous interventions.

				Databases used: MEDLINE, CINAHL, EMBASE, Cochrane Central Register of Controlled Trials, DARE, SciSearch, DocOnline, PEDro. Literature lists of narrative reviews were also evaluated for relevant publications.	*Outcome Measures* • FMA • FIM • Chedoke–McMaster Stroke Assessment • BI.		Heterogeneous control interventions, such as NDT and ES, made it difficult to interpret the effectiveness of robot-assisted therapy. Only studies in English, German, or Dutch were included. The sample size was small.

http://dx.doi.org/10.1177/1545968307305457

Masiero, Armani, & Rosati (2011)	To compare NeReBot in substitution of conventional (nonrobotic) proximal upper-limb exercise	Level I RCT $N = 21$ (16 men, 5 women) with first CVA with hemiparesis or hemiplegia. Experimental group, $n = 11$. Control group, $n = 10$.	*Intervention* *Experimental group:* Conventional therapy without exercising the proximal paretic arm, which was exercised with the NeReBot. *Control group:* Conventional therapy without exercising the proximal paretic arm, which was exercised during a separate section with conventional therapy. *Outcome Measures* • Medical Research Council scale • FMA • FIM Motor subscale • Modified Ashworth Scale • FAT • B&B Test • Tolerability of treatment.	Improvements on motor and functional scales within each group were statistically significant at the end of robot therapy. Most of the gains at follow-up were also statistically significant, especially in the experimental group. The between-groups comparison revealed no significant difference between experimental and control group improvements at the end of robot therapy or at follow-up.

http://dx.doi.org/10.1682/JRRD.2010.04.0063

Masiero, Celia, Armani, & Rosati (2006)	To test whether additional sensorimotor training of paralyzed upper limbs, delivered by NeReBot, could enhance motor and functional outcomes in stroke patients	Level I RCT $N = 20$ adults (11 men, 9 women) with 1st unilateral stroke. Experimental group, $n = 10$ (*M* age = 64.4 yr, *SD* = 11.8). Control group, $n = 10$ (*M* age = 68.8 yr, *SD* = 10.5).	*Intervention* Both groups received standard care. *Experimental group:* Training with NeReBot. *Control group:* Exposure to NeReBot; however, exercises for unimpaired upper limb. *Outcome Measures* • FMA (shoulder–elbow coordination) • FMA (wrist–hand) • MI (UE scale) • FIM Motor subscale • Medical Research Council scale.	After robot therapy, the experimental group significantly improved on the FMA shoulder–elbow coordination and the FIM Motor subscale. These changes were sustained at 3 mo. In addition, the experimental group had significantly improved on the MI UE scale at 3 mo.	The sample size was small. Treatment duration of the impaired upper limb differed between the 2 groups. Scores on the FIM Motor subscale were significantly higher at baseline for the experimental group.

http://dx.doi.org/10.1007/BF03324854

(Continued)

Table E2. Evidence for the Effectiveness of Interventions to Improve Occupational Performance for Those With Motor Impairments After Stroke *(cont.)*

Author/Year	Study Objectives	Level/Design/ Participants	Intervention and Outcome Measures	Results	Study Limitations
Mehrholz, Platz, Kugler, & Pohl (2009)	To assess the effectiveness of electromechanical and robot-assisted arm training for improving ADLs and arm function and motor strength of patients after stroke and to assess the acceptability and safety of the therapy	Level I Systematic review *N* = 11 (all RCTs). Trials selected included participants poststroke. *Databases used:* Cochrane Stroke Group Trials Register, Cochrane Database of Systematic Reviews, MEDLINE, EMBASE, CINAHL, AMED, SPORTDiscus, PEDro; engineering databases COMPENDEX and INSPEC.	*Intervention* GENTLE/s, MIT-Manus, REHAROB, Bi-Manu-Track, ARM Guide, MIME, NeReBot, InMotion2 *Outcome Measures* • *Primary:* BI, FIM, SIS • *Secondary:* FMA, arm strength measured by MI score.	Found no evidence that the use of electromechanical and robot-assisted devices improves ADLs. Found evidence that arm motor function and strength may improve. The use of electromechanical and robot-assisted arm-training devices might be safe and acceptable to most participants.	There was heterogeneity between the trials in terms of trial design, characteristics of the therapy intervention, and participant characteristics. Trials had methodological differences: mechanics of randomization, allocation concealment methods, blinding of primary outcomes, and presence of intention-to-treat analysis.

http://dx.doi.org/10.1002/14651858.CD006876.pub2

Author/Year	Study Objectives	Level/Design/ Participants	Intervention and Outcome Measures	Results	Study Limitations
Péter, Fazekas, Zsiga, & Dénes (2011)	To review studies on robot-supported upper-limb PT focusing on the shoulder, elbow, and wrist	Level I Systematic review *N* = 30 (clinical trials, randomized or nonrandomized, self-controlled or with control group). Trials selected included adult participants ages ≥18 yr with hemiparesis from an upper motor lesion (mainly stroke; some trials included traumatic brain injury).	*Interventions* MIT-Manus, InMotion2, MIME, GENTLE/s, Arm Trainer, REHAROB, NeReBot, Reo Therapy System, ARM Guide, AJB, Light-Exoskeleton, and a myoelectrically controlled robotic system.	In almost all trials, motor control scores and improvement were significantly higher in the robot-mediated physiotherapy groups than in the conventional PT groups. Spasticity showed a significant decrease in the experimental groups in 9 of 21 trials. Functional scores were measured in 12 trials; in 6 cases, the functional scales improved significantly (in 1 study, only in the follow-up).	Trials had methodological limitations: inability to blind therapist and participants, contamination, and cointervention. Studies were very heterogeneous in terms of participant characteristics, intervention protocol, and outcome measures. Descriptions of the interventional device or the intervention were not always clear.

Author (Year)	Study Objectives	Level/Design	Participants	Intervention and Outcome Measures	Results	Study Limitations
				Databases used: PubMed, OVID, EBSCO.		
				Outcome Measures • FMA • Motor Status Score • WMFT • ROM • Ashworth Scale • MASS • FIM • BI.		
http://dx.doi.org/10.1097/MRR.0b013e328346e8ad						
Prange, Jannink, Groothuis-Oudshoorn, Hermens, & IJzerman (2006)	To investigate the effect of robot-aided therapy on the upper-limb motor control and functional abilities of stroke patients	Level I Systematic review	$N = 8$ studies. Trials included adult participants with stroke. *Databases used:* PubMed, Cochrane Database of Systematic Reviews, CIRRIE, REHABDATA.	*Intervention* MIT-Manus system, MIME, ARM Guide. *Outcome Measures* • FMA • Motor Status Scale • Motor power • Kinematics • Ashworth Scale • Maximal voluntary contraction • Pain • EMG • Strength • AROM • Kinetics • FIM • BI.	Robot-aided therapy of the proximal upper limb improved short- and long-term motor control of the paretic shoulder and elbow in subacute and chronic patients; however, there was no consistent influence on functional abilities. Robot-aided therapy appears to improve motor control more than conventional therapy.	Small sample sizes. Not all studies were RCTs. Heterogeneous studies including participant characteristics. Only the score on the upper-limb portion of the FMA was reported. Calculation of total scores for assessment of training-specific improvements in motor control might have underestimated the influence of robot-aided therapy on clinical outcome.
http://dx.doi.org/10.1682/JRRD.2005.04.0076						
Stein, Bishop, Gillen, & Helbok (2011)	To test the feasibility of treating hemiparetic stroke survivors using the Amadeo device and to obtain preliminary evidence of efficacy in restoring motor performance	Level III Open-label pilot study; 1-group pretest–posttest design	$N = 12$ adults (9 men, 3 women; M age $= 53$ yr, $SD = 14$; M time poststroke $= 66$ mo, $SD = 100$).	*Intervention* Participants received 1 hr of therapy for 18 sessions. *Outcome Measures* • FMA (UE section) • MAL • Nine-Hole Peg Test • Manual Ability Measure–36 • JTTHF • SIS–16.	Significant improvement on the FMA UE, MAL AOU and MAL QOU, Manual Ability Measure–36, and JTTHF postintervention.	There was no control group. The sample size was small.
http://dx.doi.org/10.1097/PHM.0b013e318238623						

(Continued)

Table E2. Evidence for the Effectiveness of Interventions to Improve Occupational Performance for Those With Motor Impairments After Stroke (cont.)

Author/Year	Study Objectives	Level/Design/Participants	Intervention and Outcome Measures	Results	Study Limitations
Takahashi, Der-Yeghiaian, Motiwala, & Cramer (2008)	To determine whether a hand–wrist robot would improve motor function and to evaluate the specificity of therapy effects on brain reorganization	Level II Nonrandomized clinical controlled trial N = 13 (7 women, 5 men); stroke ≥3 mo earlier that caused right-hand weakness. Therapy Group 1, n = 7. Therapy Group 2, n = 6.	*Intervention* All groups used the HWARD for 15 1.5-hr sessions for 3 wk. *Therapy Group 1:* HWARD in active assist mode for all 15 days. *Therapy Group 2:* HWARD in active nonassist mode for 7.5 days and then in active assist mode for 7.5 days. *Outcome Measures* • ARAT • B&B test • FMA Arm Motor scale • Nine-Hole Peg Test • NIHSS • Geriatric Depression Scale (short version) • Nottingham Sensory Assessment • Dynamometer grip-and-pinch strength • Goniometer measure of wrist ROM • SIS Hand Motor subscale • Modified Ashworth Scale.	At the end of therapy, all participants significantly improved on the ARAT, B&B Test, FMA, Modified Ashworth Scale, AROM at the wrist, SIS, and grip–pinch strength. Results suggested greater gains for participants receiving robotic assistance in all sessions than for those receiving robotic assistance in half of sessions. fMRI findings showed that the grasp task practiced during robotic therapy increased sensorimotor cortex activation across the therapy, and the nonpracticed task, supination–pronation, did not.	The sample size was small. There was a trend for baseline imbalance in clinical status in participants. There was a questionable effect of activities participants engaged in outside of the lab.

http://dx.doi.org/10.1093/brain/awm311

		Adjunctive Interventions: Strengthening and Exercise			
Ada, Dorsch, & Canning (2006)	To determine whether strength training is effective or harmful and whether it is worthwhile after stroke	Level I Systematic review and meta-analysis N = 21 studies (15 were included in the meta-analysis; 476 participants included in the pooled estimate for strength, 59 in the pooled estimate for spasticity, and 359 in the pooled estimate for activity).	*Interventions* Had to involve attempts at repetitive, strong, effortful muscle contractions, etc.; control intervention had to be nothing, sham or placebo, or a therapy that was not a strengthening intervention.	Across all participants, strengthening interventions had a small positive effect on both strength and activity. There was very little effect on spasticity.	Included studies varied in terms of quality on the basis of the PEDro scale.

172 7 Anhänge

Trials selected included participants who were categorized as (1) acute, very weak; (2) acute, weak; (3) chronic, very weak; or (4) chronic, weak after stroke.

Databases used: MEDLINE, CINAHL, EMBASE, PEDro.

Outcome Measures
- Strength: manual muscle test, maximum voluntary force production, torque
- Spasticity (e.g., MASS)
- Activity (e.g., BI, B&B Test, 10-m walk test).

http://dx.doi.org/10.1016/S0004-9514(06)70003-4

| Au-Yeung, Hui-Chan, & Tang (2009) | To investigate whether Tai Chi improved standing balance in participants with chronic stroke | Level I RCT $N = 136$ participants >6 mo poststroke. Experimental group, $n = 74$. Control group, $n = 62$. | *Intervention* *Experimental group:* Tai Chi forms in groups of 2–5. *Control group:* Mixed training involving breathing, stretching, active mobilization in sitting and standing, and memory and reasoning exercises; duration and schedule similar to that of Tai Chi group. *Outcome Measures* • Dynamic standing balance evaluated by the center of gravity • Standing equilibrium evaluated in sensory-challenged conditions (force plate data) • Functional mobility assessed by TUG score. | Compared with the control group, the Tai Chi group showed greater center-of-gravity excursion amplitude in leaning forward, backward, and toward the nonaffected side from 6 wk of training on and toward the affected side by the end of the program, and these improvements were maintained at follow-up. Significant differences were found favoring the Tai Chi group at the end of intervention and at follow-up when leaning toward the nonaffected side, with no significant between-groups differences noted for the other 3 target directions. The Tai Chi group showed significant improvements in standing equilibrium at 12 wk and at follow-up for 3 of the 6 conditions tested, whereas the control group showed improvements only at follow-up and for only 2 of 6 conditions. Compared with the control group, the Tai Chi group demonstrated a significantly better vestibular ratio at the end of the program. Neither group improved significantly on TUG scores. | The Tai Chi group had lower compliance in self-practice than the control group. The exercises in the control program appeared to be easier to learn and practice at home. |

http://dx.doi.org/10.1177/1545968308326425

(Continued)

Table E2. Evidence for the Effectiveness of Interventions to Improve Occupational Performance for Those With Motor Impairments After Stroke *(cont.)*

Author/Year	Study Objectives	Level/Design/ Participants	Intervention and Outcome Measures	Results	Study Limitations
Brazzelli, Saunders, Greig, & Mead (2011) http://dx.doi.org/10.1002/14651858.CD003316.pub4	To determine whether fitness training after stroke reduces death, dependence, and disability and to determine the effects of training on physical fitness, mobility, physical function, QOL, mood, and incidence of adverse events	Level I Systematic review $N = 32$ trials; 1,414 participants. Trials comprised cardiorespiratory (14 trials, 651 participants), resistance (7 trials, 246 participants), and mixed training interventions (11 trials, 517 participants). *Databases used:* Cochrane Database of Systematic Reviews, EMBASE, MEDLINE, SPORT-Discus.	*Selection Criteria* Randomized trials comparing cardiorespiratory training, resistance training, or both with no intervention, a nonexercise intervention, or usual care in stroke survivors. *Outcome Measures* • FIM • BI • Rivermead Mobility Index • FAI • SIS.	The majority of the estimates of effect were not significant. Cardiorespiratory training involving walking improved maximum walking speed, preferred gait speed, and walking capacity. Mixed training sessions involving walking increased preferred walking speed and walking capacity. Data to assess the effects of resistance training were insufficient.	No dependence data were reported. Diverse outcome measures made data pooling difficult. The diverse outcome measures limited the intended analyses. The variability in the quality of included trials hampered the reliability and generalizability of the results.
Galvin, Murphy, Cusack, & Stokes (2008) http://dx.doi.org/10.1310/tsr1504-365	To determine the impact of increased duration of exercise therapy on functional recovery after stroke	Level I Systematic review and meta-analysis $N = 20$ studies (all RCTs). Trials selected included participants who presented with stroke (ages ≥ 18 yr). *Databases used:* Cochrane Library (all), MEDLINE, EMBASE, CINAHL, PEDro, AMED, PubMed, DARE, Science Direct.	*Intervention* Increased exercise duration directed at the upper limb, lower limb, or in a general, less specific approach, or increased exercise duration administered in a community-based setting. *Outcome Measures* • *UE impairment and function:* FMA (UE section), ARAT, MI • *LE impairment and function:* FMA (Lower Limb), walking speed • *ADLs:* BI, NEADL scale.	Additional exercise therapy had no significant effects on various UE or LE outcome measures. Additional exercise therapy had a small but significant effect on ADLs as measured by the BI postintervention and at 6-mo follow-up.	Studies were significantly heterogeneous in terms of participant characteristics, intervention protocols, and outcome measures. Study sample sizes were small. Risk of bias in included studies was high for 13 of the studies.
Harrington et al. (2010)	To evaluate a community-based exercise and education scheme for stroke survivors	Level I RCT $N = 243$. Experimental (community program) group, $n = 119$ (M age = 71 yr).	*Interventions* Experimental group: 16 sessions. Each session consisted of 1 hr of exercise (to improve balance, endurance, strength, flexibility, function and well-being), followed by a short break and 1 hr of interactive education.	A significant difference in SIPSO–Physical at 9 wk and 1 yr favored the intervention group. There was a significant difference between groups, with the intervention arm showing greater improvement at 6 mo for the psychological domain of WHOQOL–BREF than the usual care group.	There was a potential Hawthorne effect. There was no control for usual care.

E Übersicht zur Evidenz   173

Author/Year	Study Objectives	Level/Design/Participants	Intervention and Outcome Measures	Results	Study Limitations
		Usual care group, $n = 124$ (M age = 70 yr).	*Outcome Measures* • SIPSO • FAI • Rivermead Mobility Index • WHOQOL–BREF • Carer Strain Index • Functional Reach • TUG • Hospital Anxiety and Depression Scale.		
	http://dx.doi.org/10.1177/0269215509347437				
Harris & Eng (2010)	To examine the evidence for strength training of the paretic upper limb to improve strength, upper-limb function, and ADLs; to examine the effect of duration of injury (subacute and chronic) and motor severity (moderate and mild) on upper-limb function; and to explore adverse effects	Level I Meta-analysis $N = 13$ trials; 517 participants. *Databases used:* Cochrane Database of Systematic Reviews, MEDLINE (1950–April 2009), CINAHL (1982–April 2009), EMBASE (1980–April 2009), PEDro.	*Interventions* Trials that examined the effect or additional effect of a graded strengthening program compared with uni- or multidimensional programs were included. Study authors had to use *strength, resistance,* or *exercise* as part of the intervention description. *Outcome Measures* • Grip strength • Upper-limb function (e.g., WMFT, ARAT) • ADLs (e.g., FIM, BI, SF–36).	A significant effect favoring strength training was found for grip strength. No treatment effect was found for strength training on measures of ADLs. A significant effect for strength training on upper-limb function was found for studies including participants with moderate and mild upper-limb motor impairment. No trials reported adverse effects.	Several studies used mixed interventions. For those studies, it is difficult to determine which component or combination of components produced the significant treatment effect.
	http://dx.doi.org/10.1161/STROKEAHA.109.567438				
Hart et al. (2004)	To determine whether Tai Chi practice after stroke has favorable effects and whether it causes adverse side effects	Level I Two-group, randomized $N = 18$ community-dwelling 1st-stroke survivors (16 men, 2 women; M age = 54.77 yr, age range = 45–65 yr; M time poststroke = 27 mo, range = 13–54 mo). Study group, $n = 9$. Control group, $n = 9$.	*Intervention* The study group participated in Tai Chi exercises, and the control group participated in PT exercises focused on improvement of balance. *Outcome Measures* • Romberg's Test • Standing on the unaffected leg • Emory Fractional Ambulation Profile • Berg Balance Test • TUG • Duke Health Profile.	Study group participants showed significant improvements on the Duke Health Profile in both social and general functioning postintervention, whereas control group participants showed significant improvement on the BBS, speed of walking, and the TUG postintervention.	The sample size was small. The study was of short duration.
	http://dx.doi.org/10.1097/00004356-200412000-00008				

(Continued)

Table E2. Evidence for the Effectiveness of Interventions to Improve Occupational Performance for Those With Motor Impairments After Stroke (*cont.*)

Author/Year	Study Objectives	Level/Design/ Participants	Intervention and Outcome Measures	Results	Study Limitations
Holmgren, Lindström, Gosman-Hedström, Nyberg, & Wester (2010) http://dx.doi.org/10.3109/14038196.2010.491555	To evaluate a high-intensity exercise program in participants with stroke and risk of falls in terms of balance, ADLs, falls efficacy, no. of falls, and lifestyle activities	Level I RCT $N = 34$. Experimental group, $n = 15$ (M age = 77.7 yr, M days poststroke = 139.7). Control group, $n = 19$ (M age = 79.2 yr, M days poststroke = 126.8).	*Intervention* *Experimental group:* The focus of the exercise was on physical activity and functional performance. The program included lower-limb strength (e.g., chair stand) and balance exercises (e.g., weight shifting outside support surface). *Control group:* Educational sessions. *Outcome Measures* • BBS • BI • Falls Efficacy Scale • No. of falls • FAI.	No significant differences were found between the groups on the BBS. Compared with the control group, the experimental group showed significant improvement on the BI at 6 mo and the Falls Efficacy Scale postintervention and at 3 mo follow-up. No. of falls and FAI were without significant change.	The study was small and single center. The control group did not receive the same amount of attention. The study was not powered to detect changes in no. of falls.
Langhammer, Stanghelle, & Lindmark (2008) http://dx.doi.org/10.1080/02699050801895423	To evaluate the impact on HRQOL of 2 different exercise regimens in patients after acute stroke	Level I Randomized trial $N = 75$. Intense exercise group, $n = 35$ (M age = 76 yr, M days in hospital = 22). Regular self-initiated exercise group, $n = 40$ (M age = 72 yr, M days in hospital = 16).	*Intervention* *Intense exercise group:* Intense exercises 2–3×/wk at 70%–80% of endurance. Total intervention = 80 hr. *Regular exercise group:* No recommended frequency or exercises. Usual procedures that were self-initiated. *Outcome Measures* • NHP • HRQOL.	Significantly better HRQOL in the regular-exercise self-initiated group on NHP total score.	There were more dropouts in the regular exercise group. The 2 groups ended up training equally as hard.

Langhammer, Stanghelle, & Lindmark (2009)	To evaluate the effects of 2 different exercise approaches during the first 12 mo poststroke on IADLs, motor function, gait performance, balance, grip strength, and muscle tone	Level I Randomized trial $N = 75$. Intense exercise group, $n = 35$ (M age = 76 yr, M days in hospital = 22). Regular self-initiated exercise group, $n = 40$ (M age = 72 yr, M days in hospital = 16).	*Intervention* *Intense exercise group:* Intense exercises 2–3×/wk at 70%–80% of endurance, 50%–60% of strength, and maximal balance abilities. Total intervention = 80 hr. *Regular exercise group:* No recommended frequency or exercises. Usual procedures that were self-initiated. *Outcome Measures* - IADLs - MAS - 6MWT - BBS - TUG - Grip strength - Modified Ashworth Scale - Pulse monitoring.	Both groups showed higher levels of independence on all IADL items and improvements in results on the MAS, 6MWT, BBS, TUG, and grip strength 12 mo poststroke. Only a few significant differences were seen between groups, and they were in favor of the self-initiated exercise group (e.g., ability to use the telephone independently), and the self-initiated exercise group walked significantly longer and faster than the intensive exercise group.	There were more dropouts in the regular exercise group. The 2 groups ended up training equally as hard.

http://dx.doi.org/:10.1080/09593980802686938

Mead et al. (2007)	To determine the feasibility and effect of exercise training after stroke	Level I RCT $N = 66$. Experimental group, $n = 19$ of 32 completed (M age = 72 yr, M days between stroke and baseline = 171). Control group: $n = 17$ of 34 completed (M age = 71 yr, M days between stroke and baseline = 147.5).	*Intervention* *Experimental group:* An advanced exercise program consisting of ergometry, walking, cycling, resistance training, etc. *Control group:* Relaxation intervention. *Outcome Measures* - FIM - NEADL scale - Rivermead Mobility Index - Functional reach - Sit-to-stand - Elderly Mobility Score - TUG - SF–36 - Hospital Anxiety and Depression Score.	At 3 mo, SF–36 Role–Physical, TUG, and walking economy were significantly better in the exercise group. At 7 mo, Role–Physical was the only significant difference between groups.	People with mobility impairments were excluded. Prestroke function and stroke severity were not measured. The training of the interventionist was not clear.

http://dx.doi.org/10.1111/j.1532-5415.2007.01185.x

(Continued)

Table E2. Evidence for the Effectiveness of Interventions to Improve Occupational Performance for Those With Motor Impairments After Stroke (*cont.*)

Author/Year	Study Objectives	Level/Design/ Participants	Intervention and Outcome Measures	Results	Study Limitations
Olney et al. (2006)	To compare the effectiveness of a 10-wk supervised strengthening and conditioning program with a 1-wk supervised instruction program followed by a 9-wk unsupervised home program	Level I RCT *N* = 74. Supervised group, *n* = 38 (*M* age = 63.5 yr, *M* yr poststroke = 4.1). Unsupervised group, *n* = 36 (*M* age = 65.8 yr, *M* yr poststroke = 3.4).	*Intervention* Intervention consisted of supervised exercise sessions (warm-up, aerobics, strengthening, cool down) followed by a home program of unsupervised exercise. *Outcome Measures* • 6MWT • Human Activity Profile • SF–36 Physical Component summary • SF–36 Mental Component summary • Strength of lower limb muscles • Physiological Cost Index.	The 6-min walking speed increased significantly in both groups and remained significantly improved by 1 yr. The Human Activity Profile demonstrated an increasing trend only in the supervised group and was significant by 1 yr. The SF–36 Physical Component summary score increased significantly in the supervised group and remained improved by 1 yr. The unsupervised group showed significant improvement at 1 yr. The SF–36 Mental Component scale reached statistical significance only at the 10-wk assessment for the supervised group. Women from both groups experienced significant improvement in Physiological Cost Index. Women made greater gains in supervised programs, but men made greater gains in unsupervised programs.	There was no control group. Unable to blind participants. Evaluators were not blinded.

http://dx.doi.org/10.1161/01.STR.0000199061.85897.b7

Author/Year	Study Objectives	Level/Design/ Participants	Intervention and Outcome Measures	Results	Study Limitations
Pak & Patten (2008)	To determine whether high-intensity resistance training counteracts weakness without increasing spasticity in people poststroke and whether resistance training is effective in improving functional outcome compared with traditional rehabilitation intervention programs	Level I Systematic review *N* = 11 studies that met the inclusion criteria for people with subacute to chronic stage of poststroke hemiparesis (≥1 mo). *Databases used:* PubMed, Cochrane Library, PEDro, MEDLINE, Hooked on Evidence, Australian Physiotherapy Association, Center for Evidence-Based Physiotherapy.	*Intervention* Strengthening protocol including resistance training exercises as part of therapy or rehabilitation; medically stable and no other comorbidities; ages 45–85 yr. The setting was acute rehabilitation and outpatient. *Outcome Measures* • FMA • Modified Ashworth Scale • TUG • BBS • Gait speed • 6MWT • SF–36 • Human Activity Profile.	Despite limited long-term follow-up data, there is evidence that resistance training produces increased strength, gait speed, and functional outcomes (e.g., BI and MAS) and improved QOL without exacerbation of spasticity.	The levels of evidence in the included studies varied. The included studies had various limitations affecting internal and external validity. Most studies had an absence of follow-up.

http://dx.doi.org/10.1310/tsr1503-177

Author (Year)	Study Objectives	Level/Design/Participants	Intervention and Outcome Measures	Results	Study Limitations
Pang, Harris, & Eng (2006) http://dx.doi.org/10.1016/j.apmr.2005.08.113	To assess the effects of a community-based exercise program on motor recovery and functional abilities of the paretic UE in people with chronic stroke	Level I RCT N = 63 (3 dropouts). Experimental group, n = 30. Control group, n = 30.	*Intervention* Participants in both groups underwent an exercise program. The experimental group (arm group) cycled through 3 stations. The control group only participated in leg exercises. *Outcome Measures* • WMFT • FMA • Grip strength • MAL	Overall, the arm group had significantly more improvement than the control group. Post hoc analysis demonstrated that gains in WMFT (functional ability; $p < .001$) and FMA ($p < .001$) scores were significantly higher in the arm group. Participants with moderate arm impairment benefited more from the program.	Baseline characteristics varied between the groups. The study was underpowered. The overall treatment effect may have been diluted because of the inclusion of the severely impaired group.
Schmid et al. (2012) http://dx.doi.org/10.1161/STROKEAHA.112.658211	To assess the impact of a yoga-based rehabilitation intervention on balance, balance self-efficacy, FoF, and QOL after stroke	Level I Pilot RCT N = 47. Experimental group (yoga and yoga plus), n = 37. Control group (wait list or usual care), n = 10.	*Intervention* All yoga sessions were taught by a registered yoga therapist and included seated, standing, and floor postures with relaxation and meditation. *Outcome Measures* • BBS • Balance self-efficacy with the Activities-specific Balance Confidence Scale • FoF • Stroke Specific Quality of Life scale (including Modified Rankin Scale).	There were no significant differences between the wait-list control and yoga groups in baseline or follow-up scores. However, using within-group comparisons, yoga group data demonstrated significant improvement on BBS and FoF.	The outcome assessments were not blinded. The sample size was relatively small. Enrollment of women was low. The Modified Rankin Scale is a weak measure of disability with floor effects. A dichotomous FoF question was used rather than a standardized assessment.
Stuart et al. (2009) http://dx.doi.org/10.1177/1545968309332734	To determine whether Adaptive Physical Activity, a community-based exercise program for participants with hemiparetic stroke, improves function in the community	Level II Nonrandomized controlled study N = 93. Experimental group, n = 49 (M age = 66.8 yr, M yr poststroke = 4.2). Control group, n = 44 (M age = 70 yr, M yr poststroke = 3.5).	*Intervention* *Experimental group:* Exercises were aimed at improving muscle strength, joint flexibility, balance, and cardiorespiratory function. *Control group:* Usual care. *Outcome Measures* • 6MWT • Short Physical Performance Battery • BBS • SIS • BI • Hamilton Rating Scale for Depression • Caregiver Strain Index.	After 6 mo, the intervention group improved whereas controls declined in gait velocity, balance, Short Physical Performance Battery score, and SIS Social Participation domain. Participants with depressive symptoms at baseline improved, whereas controls were unchanged. These differences were significant. No improvement on BI or Index of Caregivers Strain.	There was no random assignment. There was possible selection bias. Evaluators were not blinded.

(Continued)

Table E2. Evidence for the Effectiveness of Interventions to Improve Occupational Performance for Those With Motor Impairments After Stroke (cont.)

Author/Year	Study Objectives	Level/Design/Participants	Intervention and Outcome Measures	Results	Study Limitations
Stretching, Mobilization, Shoulder Supports, Orthotics, and Positioning					
Acar & Karatas (2010) http://dx.doi.org/10.1016/j.gaitpost.2010.09.008	To investigate the effect of an arm sling on balance in patients with hemiplegia after stroke	Level III. Pretest–posttest design. $N = 26$ adults (15 women, 11 men) with impaired postural control after stroke (M age = 59.3 yr, $SD = 16.8$; M time since stroke = 3 mo).	*Intervention* Patients were allocated alternately into 1 of the 2 groups to eliminate any learning effect. In 1 group, balance tests were 1st performed with an arm sling and then without an arm sling. The reverse order was used with the 2nd group. *Outcome Measures* • Static balance index (Kinesthetic Ability Trainer 3000) • BBS • Functional Reach Test.	Participants significantly improved on all measures while wearing the arm sling.	There was no randomization. The sample size was small. Assessors were not blinded.
de Jong, Nieuwboer, & Aufdemkampe (2006) http://dx.doi.org/10.1191/0269215506cre1007oa	To investigate the effectiveness of a contracture preventive positioning procedure for the hemiplegic arm in subacute stroke patients in addition to conventional PT and OT	Level I. Single-blind pilot RCT. $N = 17$ adults after MCA stroke (age range = 36–63 yr). Eleven participants had an affected left side. Experimental group, $n = 9$; started to use the positioning procedure at a M of 35.7 days poststroke ($SD = 8.2$). Control group, $n = 8$.	*Intervention* All participants received conventional therapy. *Experimental group:* The arm was supported by a pillow and positioned with as much shoulder abduction, shoulder external rotation, elbow extension, and supination of the forearm as the participant could endure without any pain. *Control group:* Conventional therapy alone. *Outcome Measures* • PROM (goniometry) • MASS • Pain • FMA • BI.	After 5 wk, shoulder abduction ROM was significantly greater in the experimental group. FMA scores were significantly better at 5 wk for the experimental group. Positioning did not show significant additional value on other outcome measures.	The sample size was small. FMA scores in the experimental group were already larger on entry into the study. People with severe stroke or severe cognitive disabilities were excluded, reducing the study's external validity. A variety of personnel carried out the intervention. Compliance was 80%.

Griffin & Bernhardt (2006)	To determine whether strapping (therapeutic or placebo) the at-risk shoulder prevented or delayed development of hemiplegic shoulder pain better than standard care	Level I Single-blind RCT $N = 32$ adults with at-risk shoulders (MAS score ≤ 3). Experimental group, $n = 10$. Placebo group, $n = 10$. Control group, $n = 12$.	*Intervention* All participants received standard rehabilitation care. *Experimental group:* Therapeutic strapping of the hemiplegic shoulder. *Placebo group:* Sham strapping for 4 wk. *Control group:* Standard care. *Outcome Measures* • Pain-free days measured using the Ritchie Articular Index • Shoulder ROM • Modified Ashworth Scale • MAS (upper arm).	Patients in the therapeutic strapping group had a *M* of 26.2 pain-free days, and patients in the placebo and control groups had *M*s of 19.1 and 15.9 pain-free days, respectively; a statistically significant difference. There were no other significant differences between the groups.	External rotation ROM at trial commencement was greater on average in the therapeutic strapping group than in the placebo strapping and control groups, which could mean that therapeutic strapping patients were less predisposed to developing hemiplegic shoulder pain. Blinding may not have occurred in all cases. There was no follow-up assessment.
http://dx.doi.org/10.1191/0269215505cr941oa				
Gustafsson & McKenna (2006)	To investigate the 6-mo follow-up effects of an inpatient management program for the stroke-affected shoulder focused on positioning	Level I RCT $N = 32$ adults undergoing inpatient stroke rehabilitation. Experimental group, $n = 17$ (*M* age = 65.9 yr, *SD* = 15.6; *M* days poststroke = 16.5, *SD* = 12.3). Control group, $n = 15$ (*M* age = 67.1 yr, *SD* = 13.9; *M* days poststroke = 19.7, *SD* = 9.6).	*Intervention* Participants received standard care. *Experimental group:* 30-min static positional stretches of the stroke-affected shoulder $2 \times$/day and positioning of the stroke-affected upper limb using an armrest support at all other times. *Outcome Measures* • Pain during passive movement (external rotation), movement, and rest (visual analog scale) • MAS • Modified BI.	In the 6 mo after discharge from rehabilitation, the treatment group demonstrated a clinically important (albeit not significant) decrease ($>10°$) for external rotation. The participants in the treatment group reported higher levels of pain during movement at discharge and follow-up than the comparison group. No between-groups differences were found for pain at rest, MAS, and modified BI.	The small sample size limits generalization. More participants in the experimental group presented with unilateral neglect. Follow-up assessments were not blind. There was no detailed evaluation of the glenohumeral joint to identify whether additional pathology was present.
http://dx.doi.org/10.12968/ijtr.2006.13.4.21369				

(Continued)

Table E2. Evidence for the Effectiveness of Interventions to Improve Occupational Performance for Those With Motor Impairments After Stroke (*cont.*)

Author/Year	Study Objectives	Level/Design/ Participants	Intervention and Outcome Measures	Results	Study Limitations
Horsley, Herbert, & Ada (2007)	To determine whether 30 min of daily stretching of the wrist and digit flexors prevents or reverses contracture, decreases pain, or improves upper-limb activity	Level I RCT $N = 40$ adults undergoing inpatient rehabilitation for stroke or strokelike brain injury who were unable to extend their wrist. Experimental group, $n = 20$ (M age = 61 yr, M days poststroke = 23). Control group, $n = 20$ (M age = 62 yr, M days poststroke = 35).	*Intervention* *Experimental group*: 30 min of stretching 5 days/wk for 4 wk. Stretching was achieved by means of extended arm weight bearing. *Control group*: Usual OT and PT. *Outcome Measures* • Torque-controlled passive wrist extension with the fingers extended • Pain (visual analog scale) • Modified Ashworth Scale (upper limb).	There were no significant differences between groups on all measures.	The sample size was insufficient. Participants were not blinded.

http://dx.doi.org/10.1016/S0004-9514(07)70004-1

| Hunter et al. (2011) | To find the most effective and feasible dose of MTS, including joint and soft tissue mobilization, PROM, and AAROM, to enhance voluntary muscle contraction | Level I

RCT, observer-blinded feasibility trial

$N = 76$ participants with substantial paresis (MI score <61).

Group 1, $n = 19$.

Group 2, $n = 18$.

Group 3, $n = 19$.

Group 4, $n = 20$. | *Intervention*
Group 1: Control group; no extra therapy.

Group 2: Up to 30 min/day MTS therapy.

Group 3: Up to 60 min/day MTS therapy.

Group 4: Up to 120 min/day MTS therapy.

MTS was delivered using standard techniques (i.e., sensory input, AAROM).

Outcome Measures
MI and ARAT, tested on Day 16 | No difference in change in the control group compared with each of the intervention groups. | Not possible to ensure the clinicians were blinded to group allocation—potential for bias.

Authors were not able to deliver the maximum dose of 120 minutes of MTS daily (secondary to participant fatigue, other scheduled activities). |

http://dx.doi.org/10.1177/1545968310390223

Katalinic et al. (2010)	To determine the effects of stretch on contractures in people with, or at risk of, contractures	Level I Systematic review and meta-analysis $N = 35$ studies with 1,391 participants. *Databases used:* Cochrane Central Register of Controlled Trials, DARE and HTA, MEDLINE, CINAHL, EMBASE, SCI-EXPANDED, PEDro.	*Intervention* Any stretch intervention that aimed to maintain or increase the mobility of any synovial joint. To be included, the stretch needed to sustain the soft tissues in a lengthened position for a minimum of 20 s on more than 1 occasion. *Outcome Measures* • *Joint mobility:* AROM and PROM • *QOL:* SF-36, assessment of QOL.	There was little or no effect of stretch on pain, spasticity, activity limitation, participation restriction, or QOL.	All relevant studies may not have been included. The risk of bias in the included studies varied. Lower quality studies were included.
http://dx.doi.org/10.1002/14651858.CD007455.pub				
Suat, Engin, Nilgun, Yavuz, & Fatma (2011)	To evaluate the effects of a hand splint with reflex inhibitory characteristics on balance and functional ambulation activities	Level I RCT $N = 19$ chronic stroke survivors recruited from outpatient programs. Experimental group, $n = 10$ (90% men; M age = 41 yr, $SD = 14.9$; M mo poststroke = 26.2, $SD = 14$). Control group, $n = 9$ (77.8% men; M age = 46.3 yr, $SD = 7.9$; M mo poststroke = 26.78, $SD = 12.3$).	*Intervention* Reflex inhibitory splinting ≥2 hr/day, during ambulation or when they felt the need. The control group received a home exercise program only. *Outcome Measures* • BBS • Functional Reach Test • TUG • L test (modified version of TUG).	Intergroup comparisons showed that the only difference between the groups was seen for TUG values at the 4th assessment, favoring the study group. Qualitative evaluations showed that the patients were compliant and generally satisfied with their splints.	The sample size was small. An associated reaction scale was not used. There was no blinding. Cannot generalize to acute and subacute stroke survivors.
http://dx.doi.org/10.1310/tsr1803-231				
Tyson & Kent (2011)	To establish whether an orthosis can improve function or impairments after stroke	Level I Systematic review and meta-analysis. $N = 4$ trials; 126 participants. *Databases used:* Cochrane Library, MEDLINE, EMBASE, CINAHL, AMED, PsycINFO, RECAL.	*Intervention* The orthoses were all custom-made, thermoplastic splints applied to the wrist, fingers, and/or thumb. *Outcome Measures* • ROM • Extensibility of the targeted muscles • Pain • Upper-limb function • Participant's satisfaction • Contracture • Edema.	No significant difference was found between the control group and the treatment group in upper-limb disability (2 studies). No significant differences were found between groups on ROM (4 studies). Two studies found no between-groups difference related to pain. One study found a significantly lower incidence of wrist pain in participants who wore an orthosis. No effect noted on spasticity (1 study).	The no. of participants included in the studies was low. The statistical analysis involved only 2 studies by the same research team. Only trials published in English were included.
http://dx.doi.org/10.3233/NRE-2011-0629				

(Continued)

Table E2. Evidence for the Effectiveness of Interventions to Improve Occupational Performance for Those With Motor Impairments After Stroke *(cont.)*

Author/Year	Study Objectives	Level/Design/ Participants	Intervention and Outcome Measures	Results	Study Limitations
Winter, Hunter, Sim, & Crome (2011) http://dx.doi.org/10.1002/14651858.CD006609.pub2	To determine whether hands-on therapeutic interventions enhance motor activity and function of the upper limb poststroke	Level I Systematic review $N = 3$ studies (all RCTs). Trials selected included adult participants (ages ≥18 yr) with upper-limb dysfunction as a result of a stroke (all types). *Databases used*: Cochrane Stroke Group, Cochrane Complementary Medicine Field, Cochrane Rehabilitation and Related Therapies Fields, Cochrane Central Register of Controlled Trials, MEDLINE, EMBASE, CINAHL, AMED, PEDro.	*Intervention* RCTs evaluating the effectiveness of a hands-on physical intervention for the upper limb after stroke. *Outcome Measures* Improvement in upper-limb function: ARAT, JTTHF	Results suggest limited evidence of the benefit of stretching, passive exercise, and mobilization when applied to the upper limb.	Studies were significantly heterogeneous in terms of participant characteristics, intervention protocols, and outcome measures. Study sample sizes were small. Studies were not well described, leading to unclear risk of bias in multiple categories (e.g., randomization procedures, allocation concealment, blinding of participants, evaluators, and interventionists). There was no pooled data analysis.
Botulinum Toxin Type A					
Chang et al. (2009) http://dx.doi.org/10.1016/j.apmr.2009.03.008	To determine whether baseline hand spastic hemiparesis assessed by the Chedoke–McMaster Assessment influences functional improvement after BtxA injections and postinjection therapy	Level II Prospective cohort study $N = 14$ with spastic hemiparesis poststroke and traumatic brain injury divided into 2 groups. Group 1 (Chedoke–McMaster Assessment Hand–Higher Function with score ≥4), $n = 5$. Group 2 (Chedoke–McMaster Assessment Hand–Lower Function with score = 2 or 3), $n = 9$.	*Intervention* Both groups received BtxA injections followed by 6 1-hr therapy sessions including RTP and FES, as well as an activity-based repetitive task practice home exercise program. *Outcome Measures* • MAL–28 • MAL–5 • ARAT • Modified Ashworth Scale • MAL self-report.	Primary and secondary outcomes improved significantly over time in both groups. The higher function group demonstrated greater change on MAL–28 from baseline to 6 wk and on MAL items from baseline to 12 wk than the lower functioning group.	The reliability and validity of the MAL–5 require further evaluation. The sample size was small. The Modified Ashworth Scale has demonstrated reliability for elbow and wrist and good intra- and interrater reliability for elbow, wrist, finger, and thumb flexion; the Modified Ashworth Scale has not been validated for the finger and thumb.

Author (Year)	Study Objectives	Level/Design	Participants/Groups	Intervention	Results	Study Limitations
Jahangir et al. (2007)	To assess the effectiveness, safety, and impact of BtxA on ADLs and QOL in participants with poststroke hand spasticity	Level I Randomized, double-blind, placebo-controlled study	$N = 52$ participants with stroke ≥ 1 yr earlier. Experimental group, $n = 27$. Control group, $n = 25$.	*Intervention* Both groups received regular PT sessions. *Experimental group:* Intramuscular injection of BtxA in the hand *Control group:* Placebo. *Outcome Measures* • Modified Ashworth Scale • BI of ADLs • EuroQOL-5D with a visual analog scale.	The BtxA group showed significant improvement on the MAS for the wrist flexor muscles at 1 and 3 mo ($p = .001$) and finger flexor muscles at 1 and 3 mo ($p < .005$) compared with placebo. No significant improvements were found on the Modified Ashworth Scale for the wrist and finger flexors in the placebo group compared with baseline. No between-groups differences found on measures of function and QOL.	The study population was small.
Levy et al. (2007)	To determine whether the combination of BtxA and exercise could improve motor function so that participants could be candidates for CIMT and to determine the feasibility of enrolling participants into CIMT if they met the motor criteria	Level II Nonrandomized clinical controlled trial	$N = 12$ adult participants with unilateral stroke (M age = 56.2, $SD = 15$, M time since stroke = 46.8 mo, $SD = 26$). Experimental group, $n = 3$. Control group, $n = 8$. Lost to follow-up, $n = 1$.	*Intervention* All participants received BtxA and exercise therapy. *Experimental group:* Met minimal requirements for CIMT and were enrolled in CIMT. *Control group:* Did not meet minimal requirements for CIMT and were enrolled in home exercise program. *Outcome Measures* • Ashworth Scale • WMFT • MAL • B&B Test • FMA (UE subtest).	Ashworth Scale scores showed a significant ($p = .01$) decrease after the exercise program; however, no significant change was seen on the FMA UE subtest. Of 12 participants, 4 were able to achieve minimal motor criteria to be enrolled in CIMT. CIMT participants improved on the B&B Test, MAL, and WMFT compared with their own baseline. Gains achieved during CIMT receded by Wk 24 as spasticity returned.	The sample size was relatively small. Functional measures, such as the WMFT and the MAL, were omitted at baseline. BtxA was dosed individually. Heterogeneity of the sample regarding age, comorbidities, and time since stroke.

http://dx.doi.org/10.1097/PHM.0b013e31813e2b4d

(*Continued*)

Table E2. Evidence for the Effectiveness of Interventions to Improve Occupational Performance for Those With Motor Impairments After Stroke (cont.)

Author/Year	Study Objectives	Level/Design/ Participants	Intervention and Outcome Measures	Results	Study Limitations
Meythaler, Vogtle, & Brunner (2009)	To determine whether BtxA combined with OT can facilitate improved UE functional status over therapy alone	Level I Double-blind randomized crossover trial $N = 21$ (15 men, 6 women) with stroke >6 mo after insult (M age = 53.33 yr, SD = 14.8, age range = 21–79 yr). Experimental group, $n = 11$ (only 8 finished the study). Control group, $n = 10$.	*Intervention* Either BtxA with OT or placebo injections with OT and then crossed over after 12 wk. *Outcome Measures* • Primary: MAL, Ashworth Scale • Secondary: Klein-Bell Activities of Daily Living Scale; BI; SF-36; deep tendon reflex score for biceps and triceps; goniometer measurements (AROM and PROM) at elbow and wrist; motor strength at elbow, wrist, and fingers; motor grip strength; and lateral pinch; and pain scale.	Each group showed improvement on the MAL throughout the study and in both arms of the study. All participants had a significant change in functional status on the MAL with therapy ($p < .05$). Use of BtxA combined with therapy compared with therapy only improved participants' functional status on the MAL QOM subscale ($p = .0180$, t test). BtxA combined with therapy decreased the Ashworth Scale score statistically ($p = .0271$), but the therapy-alone group decreased a similar amount at 6 wk ($p = .0117$). No difference on AROM, BI, and remaining measures.	The sample size was small. Data needed to be analyzed in a parallel design because of the unexpected and dramatic effects of the therapy. Trial should have incorporated a several-month follow-up period after therapy was discontinued to see whether functional changes were maintained without further intervention. The study did not include participants for whom there may be an indication for BtxA to reduce painful contractures or improve hygiene.

http://dx.doi.org/10.1016/j.apmr.2009.02.026

| Shaw et al. (2010, 2011) | To evaluate the clinical and cost-effectiveness of giving BtxA in addition to a standardized upper-limb program in the treatment of participants with poststroke upper-limb spasticity and the effect on impairment, activity limitation, and pain | Level I

Multicenter open-label parallel-group RCT

$N = 333$ (71% male, 64.7% female).

Experimental group, $n = 170$ (median age = 67, IQR = 58.8–74; time poststroke = 324 days, IQR = 128.5–1,387.5).

Control group, $n = 163$ (median age = 66, IQR = 59.8–72.3; time poststroke = 280 days, IQR = 148.8–1,145.8). | *Intervention*
Both groups received an evidence-based program for upper-limb therapy 2×/wk for 1 hr for 4 wk.

Experimental group: Received BtxA injections with therapy.

Control group: Received therapy alone.

Outcome Measures
• Primary: ARAT
• Secondary: Modified Ashworth Scale, MI, grip strength, Nine-Hole Peg Test, upper-limb basic functional activity questions, BI ADL, SIS, EuroQOL-5D, Oxford Handicap Scale, upper-limb pain. | No significant difference was found for improved upper-limb function on the ARAT. A significant difference was found favoring the experimental group on the Modified Ashworth Scale for muscle tone at the elbow at 1 mo. There was a significant difference favoring the experimental group on the MI for upper-body strength. A significant difference for upper-limb functional activities favored the experimental group in dressing sleeve at 1 mo; opening hand for cleaning at 1 mo, 3 mo, and 12 mo; and opening hand for cutting nails at 1 mo, 3 mo, and 12 mo. No significant difference was found for using cutlery. Significant difference was found for upper-limb pain favoring the experimental group at 12 mo. | There may have been other interventions that occurred outside the study; however, data on these were not collected.

Treatment was delivered in many different settings (i.e., stroke units, outpatients, day hospital, or home).

There were no placebo injections, so participants and therapists were not blind to the randomization group.

Treatment 2×/wk for 4 wk may not have been enough to see noticeable effects. |

http://dx.doi.org/10.3310/hta14260
http://dx.doi.org/10.1161/STROKEAHA.110.582197

Sun et al. (2010)	To investigate whether combined BtxA and mCIMT would improve spasticity and UE motor function more than BtxA plus CR in chronic stroke patients with UE spasticity	Level I Prospective randomized controlled, observer-blinded study $N = 29$ participants (5 women, 24 men) >1 yr after stroke. Experimental group, $n = 15$ (M age = 58.7 yr, SD = 9.9; M yr since 1st stroke = 2.9, SD = 1.5). Control group, $n = 14$ (M age = 61.5 yr, SD = 9.4; M yr since 1st stroke = 2.9, SD = 1.3).	*Intervention* *Experimental group:* BtxA and mCIMT. *Control Group:* BtxA with conventional therapy including OT and PT based on neurodevelopmental techniques. *Outcome Measures* • *Primary:* Modified Ashworth Scale. • *Secondary:* MAL, ARAT.	The experimental group showed significantly greater improvements in reduction in elbow, wrist, and finger spasticity and significantly higher scores on the MAL and ARAT than control group 6 mo postinjection.	A standard fixed-dosage BtxA regimen was used for all patients. Did not administer objective measures of affected limb use such as activity monitors. The sample size was small.
http://dx.doi.org/10.1177/1545968309341060					
Brain Stimulation					
Bolognini et al. (2011)	To assess whether tDCS combined with CIMT can increase the training-induced recovery of motor functions	Level I Double-blind sham-controlled study $N = 14$ participants with chronic stroke and M FMA UE Motor Assessment score of 29 (range = 8–50). Experimental group, $n = 7$. Control group, $n = 7$.	*Intervention* 10 days of bihemispheric tDCS (2 groups: active tDCS and sham tDCS) combined with CIMT (14 days; splint donned 90% of waking hr). *Outcome Measures* • JTTHF • Hand grip strength • MAL • FMA Motor score • Corticospinal excitability and transcallosal inhibition, measured with transcranial magnetic stimulation.	Patients in both groups demonstrated gains on primary outcome measures. Gains were significantly larger in the active tDCS group. Neurophysiological measurements showed a reduction in transcallosal inhibition from the intact to the affected hemisphere and increased corticospinal excitability in the affected hemisphere only in the active tDCS–CIMT group.	Differences between groups with respect to the localization and size of the hemispheric lesions were uncontrolled. The no. of patients was small.
http://dx.doi.org/10.1177/1545968311411056					

(Continued)

Table E2. Evidence for the Effectiveness of Interventions to Improve Occupational Performance for Those With Motor Impairments After Stroke (cont.)

Author/Year	Study Objectives	Level/Design/ Participants	Intervention and Outcome Measures	Results	Study Limitations
Huang et al. (2008)	To evaluate the feasibility of a fully implanted cortical stimulator to improve hand and arm function in patients after ischemic stroke in conjunction with upper-limb rehabilitation	Level I Prospective randomized non-blind controlled trial $N = 24$ participants with chronic stroke, ≥4 mo poststroke, ≥21 yr old, who could comply with the rehabilitation therapy protocol, had moderate to moderately severe hemiplegia (FMA UE score of 20–50). Experimental group, $n = 12$. Control group, $n = 12$.	*Intervention* Both control and investigational groups received therapy for a total of 65 hr of therapy. *Protocol 1:* Cortical stimulation during all treatment sessions. *Protocol 2:* Cortical stimulation during last 4 treatment sessions. *Control group:* No cortical ES. *Outcome Measures* • SIS • FMA UE section • B&B Test • Arm Motor Ability Test • NIHSS • Grip strength • MMSE • Beck Depression Inventory.	The investigational group had significantly greater *M* improvements in FMA UE score and improved scores on the B&B Test at 6-mo follow-up. No improvements were seen on other measures assessed.	The study lacked sufficient power for individual statistical analysis. Groups were not equally distributed. Sample size was small. Therapists performing protocols were not blinded to group assignment—potential bias.
Kim et al. (2010) http://dx.doi.org/10.1310/tsr1502-160	To test the hypothesis that 10 sessions of tDCS combined with OT elicit more improvement in motor function of the paretic upper limb than sham stimulation in patients with subacute stroke and to compare long-term effects of anodal tDCS and cathodal tDCS	Level I Prospective, RCT, blinded evaluators $N = 18$ participants with subacute stroke with hand motor impairment (M age = 62.9 yr; M mo poststroke = 22.9). Anode group, $n = 6$. Cathode group, $n = 5$. Control group, $n = 7$.	*Intervention* OT received by all three groups and consisted of a standardized shaping exercise protocol, and tDCS was applied for the 1st 20 min of each session. *Protocol 1:* Anodal tDCS over the affected motor cortex. *Protocol 2:* Cathodal tDCS over the affected motor cortex. *Control group:* Sham stimulation.	At 6-mo follow-up, cathodal tDCS led to a significantly greater improvement on the FMA. A significant inverse correlation was found between baseline FMA and 6-mo FMA. No significant differences were found between the groups on the modified BI.	Sample size was small. Participants with different types of stroke were enrolled. There were only 2 outcome measures.

Study	Purpose	Level/Design	Participants	Intervention & Outcome Measures	Results	Study Limitations
Lindenburg, Renga, Zhu, Nair, & Schlaug (2010) http://dx.doi.org/10.1097/PHM.0b013e318170aa7	To investigate whether noninvasive modulation of regional excitability of bilateral motor cortices in combination with OT and PT improves motor outcome after stroke	Level I RCT	$N = 20$ chronic stroke patients with ischemic stroke in the MCA ≥5 mo before enrollment, no previous or subsequent strokes, muscle grade ≤3/5 of extensor muscles of affected UE, ≥15° of active wrist dorsiflexion.	*Outcome Measures* • FMA • Modified BI (assessed at baseline, 1 day after stimulation, and 6 mo after stimulation). *Intervention* Five consecutive sessions of either bihemispheric tDCS with simultaneous PT and OT or sham stimulation with simultaneous PT and OT. *Outcome Measures* • WMFT • FMA UE section • Battery of proximal and distal motor activity tasks (secondary outcome) • Functional imaging parameters.	The improvement of motor function was significantly greater in the real stimulation group than in the sham group. In the real stimulation group, strong activation of the intact ipsilesional motor regions during paced movements of the affected limb was found. There is evidence that bihemisphere tDCS and simultaneous PT and OT given over 5 consecutive sessions significantly improves motor function (as measured by the FMA).	The sample size was small. Participants with different kinds of stroke were enrolled. The no. of outcome measures was limited. Location of electrode placement was not individualized.
Malcolm et al. (2007) http://dx.doi.org/10.1212/WNL.0b013e318202013a	To test the potential adjuvant effect of rTMS on motor learning in a group of stroke survivors undergoing modified CIT for upper-limb hemiparesis	Level I Prospective, randomized, double-blind, sham-controlled, parallel-group study.	$N = 19$ participants ≥1 yr poststroke with at least minimal motor function in hemiparetic arm. Experimental group, $n = 9$ (M age = 68.4 yr; M yr poststroke = 3.9). Control group, $n = 10$ (M age = 65.7 yr; M yr poststroke = 3.8).	*Intervention* Ten sessions over 2 wk of rTMS+modified CIT or sham rTMS+CIT. The modified CIT protocol consisted of both onsite training and 5 hr of structured home practice. Therapy consisted of 2,000 stimuli (50 trains of 40) at a rate of 20 Hz/2 s with intertrain of 28 s. OT consisted of CIT and mass practice activities (fine motor coordination and gross motor coordination). *Outcome Measures* • *Primary:* WMFT, MAL (Amount, How Well) • *Secondary:* B&B Test.	Regardless of group assignment, the participants demonstrated significant gains on the WMFT, B&B Test, and both MAL scales.	Differences between groups with respect to the localization and size of the hemispheric lesions were not controlled. The no. of patients was small.
http://dx.doi.org/10.1097/PHM.0b013e31813e0de0						

(Continued)

Table E2. Evidence for the Effectiveness of Interventions to Improve Occupational Performance for Those With Motor Impairments After Stroke *(cont.)*

Author/Year	Study Objectives	Level/Design/ Participants	Intervention and Outcome Measures	Results	Study Limitations
			Telerehabilitation		
Benvenuti et al. (2014) http://dx.doi.org/10.1177/1545968314521003	To evaluate the safety, acceptance, adherence, and effectiveness of a community-based exercise program for UE paresis and the effectiveness of telerehabilitation monitoring	Level II Longitudinal cohort with geographic control group $N = 188$ participants with stroke onset ≥3 mo earlier; ≥40 yr old; minimal residual function of impaired upper limb. Treatment group, $n = 143$. Usual-care group, $n = 45$.	*Intervention* Task-oriented, individually tailored intensive 3-mo rehabilitation integrating hospital outpatient rehab with home (3×/wk) and kiosk (2×/wk) practice for 5 wk. Kiosks were located throughout the community in social centers or voluntary associations in local municipalities. *Control:* Usual care; all but 2 participants in this group received no therapy, only visits to general practitioners as needed. *Outcome Measures* • *Primary:* WMFT, MI, Nine-Hole Peg Test • *Secondary:* BI, NEADL, Short Physical Performance Battery, SIS.	Significant improvement favoring the treatment group on the primary outcome measures postintervention. Significant improvement favoring the treatment group on the secondary measures. Significant differences in arm function on the MI were found between the average- and low-adherence group, but no significant differences were noted between the average- and high-adherence participants. Exercise at least 2×/wk with monitoring and assessment at least monthly improved motor function and QOL. Participants who practiced with the kiosk practiced more often, suggesting that telerehabilitation may be motivating.	Participants were not randomly assigned to groups. Patient assessors were not blinded to group assignment It is unclear what activities the control group were engaged in.
Chumbler et al. (2012) http://dx.doi.org/10.1161/STROKEAHA.111.646943	To determine the effect of a STeleR on physical function and disability in veterans poststroke	Level I Prospective, randomized, multisite, single-blinded controlled trial $N = 52$ (poststroke within past 24 mo; no cognitive impairments). $N = 48$ completing baseline assessments. STeleR group, $n = 25$ (1 woman; M age = 67.1 yr, SD = 9.5; median time poststroke = 26 days). Usual-care group, $n = 23$ (all men; M age = 67.7 yr, SD = 10.0; median time poststroke = 74 days).	*Intervention* STeleR: 3 home visits, 5 telephone calls, and an in-home messaging device for instruction of functionally based exercises and adaptive strategies. *Usual care:* Routine rehabilitation care. *Outcome Measures* • *Primary:* Overall functional component of the LLFDI; Motor subscale of the telephone version of the FIM • *Secondary:* 3 subscales of the LLFDI (UE function, basic and advanced LE function, and LLFDI disability component).	No significant differences were found between groups at baseline on outcome measures. Scores on primary outcome measures improved at 3 mo for the STeleR group and declined for the usual-care group; however, these differences were not statistically significant. With respect to the secondary measures, significant improvements favoring the STeleR group were noted on 4 of the 6 LLFDI disability subscales postintervention, and these improvements were maintained at 6-mo follow-up.	Participants were VA members, and only 1 woman was included in the study; findings may not be generalizable. The sample size was small.

Note. AAROM = active assisted range of motion; ADLs = activities of daily living; AO = action observation; AOU = amount of use; ARAT = Action Research Arm Test; AROM = active range of motion; B&B Test = Box and Block Test; BAT = bilateral arm training; BATRAC = bilateral arm training with rhythmic auditory cueing; BBS = Berg Balance Scale; BFM = Brunnström Fugl-Meyer test; BI = Barthel Index; BtxA = botulinum toxin A; BWSTT = body weight-supported treadmill training; CAHAI = Chedoke Arm and Hand Activity Inventory; CCT = circuit class therapy; CES-D = Center for Epidemiologic Studies Depression scale; CIMT = constraint-induced movement therapy; CIQ = Community Integration Questionnaire; CIT = constraint-induced therapy; COPM = Canadian Occupational Performance Measure; CPT = conventional physical therapy; CR = conventional rehabilitation; CSI = Composite Spasticity Index; CVA = cerebrovascular accident; dCIT = distributed constraint-induced therapy; DMTEs = dose-matched therapeutic exercises; EMG = electromyograph; EMG-BFB = electromyographic biofeedback; EMG-NMES = EMG-triggered neuromuscular electrical stimulation; ES = electrical stimulation; EuroQOL-5D = European Quality of Life–5 Dimensions; FAI = Frenchay Activities Index; FAT = Frenchay Arm Test; FES = functional electrical stimulation; FES-ET = functional electrical stimulation–assisted exercise therapy; FET = functional electrical therapy; FM = Fugl-Meyer; FMA = Fugl-Meyer Assessment; fMRI = functional MRI; FoF = fear of falling; FTHUE = Functional Test of the Hemiparetic Upper Extremity; GRASP = graded repetitive upper limb supplementary program; HRQOL = health-related quality of life; HWARD = Hand Wrist Assistive Rehabilitation Device; IADLs = instrumental activities of daily living; IOT = impairment-oriented training; IQR = interquartile range; JTTHF = Jebsen–Taylor Test of Hand Function; KP = knowledge of performance; KR = knowledge of results; LBSMT = learning-based sensorimotor training; LE = lower extremity; LLFDI = Late-Life Function and Disability Instrument; M = mean; MAL = Motor Activity Log; MANCOVA = multivariate analysis of covariance; MAS = Motor Assessment Scale; MASS = Modified Ashworth Spasticity Scale; MCA = middle cerebral artery; mCIMT = modified constraint-induced movement therapy; MFSI = Multidimensional Fatigue Symptom Inventory; MFT = Manual Function Test; MG = music + conventional therapy group; MI = Motricity Index; MIME = Mirror Image Motion Enabler; mMAS = Modified Motor Assessment Scale; MMSE = Mini-Mental State Examination; MORO = modified opposition restriction orthosis; MP = mental practice; MTS = mobilization and tactile stimulation; MT = motor therapy; MTST = meaningful task-specific training; NDT = neurodevelopmental treatment; NEADL = Nottingham Extended ADL scale; NHP = Nottingham Health Profile; NIHSS = National Institutes of Health Stroke Scale; NMES = neuromuscular electrical stimulation; OT = occupational therapy/occupational therapist; OTI = observation of action with intention to imitate; PP = physical practice; PROM = passive range of motion; PT = physical therapy/physical therapist; QOL = quality of life; QOM = quality of movement; QOU = quality of use; RCT = randomized controlled trial; RFEs = repetitive facilitation exercises; RFTP = repetitive functional task practice; RMA = Rivermead Motor Assessment; RMI = Rivermead Mobility Index; rMV = repeated muscle vibration; ROM = range of motion; RPS = Reaching Performance Scale; RPSS = repetitive peripheral nerve sensory stimulation; RT = robot-assisted therapy; rTMS = repetitive transcranial magnetic stimulation; RTP = repetitive task practice; RUE/MAL = Reduced Upper Extremity Motor Activity Log; SA-SIP30 = 30-item stroke-adapted Sickness Impact Profile; SD = standard deviation; SIPSO = Subjective Index of Physical and Social Outcome; SIPT = Sensory Integration and Praxis Test; SIS = Stroke Impact Scale; 6MWT = 6-min walk test; SMART = Sensorimotor Active Rehabilitation Training; STeleR = stroke telerehabilitation program; TEMPA = Upper Extremity Test for the Elderly; TR = trunk restraint; TRT = task-related training; TUG = Timed Up and Go Test; T-WREX = Therapy Wilmington Robotic Exoskeleton; UE = upper extremity; VA = Department of Veterans Affairs; VR = virtual reality; WHOQOL-BREF = World Health Organization Quality of Life Scale–BREF; WMFT = Wolf Motor Function Test.

Parts of this table were originally published in "Effectiveness of Interventions to Improve Occupational Performance of People With Motor Impairments After Stroke: An Evidence-Based Review," by D. M. Nilsen, G. Gillen, D. Geller, K. Hreha, E. Osei, and G. T. Saleem, 2015, *American Journal of Occupational Therapy, 69,* 6901180030. http://dx.doi.org/10.5014/ajot.2015.011965. Copyright © 2015 by the American Occupational Therapy Association. Used with permission.

This table is a product of AOTA's Evidence-Based Practice Project and AOTA Press and is copyright © 2015 by the American Occupational Therapy Association. It may be freely reproduced for personal use in clinical or educational settings as long as the source is cited. All other uses require written permission from the American Occupational Therapy Association. To apply, visit http://www.copyright.com.

Table E3. Evidence for the Effectiveness of Interventions to Improve Occupational Performance for Those With Psychological and/or Emotional Impairment After Stroke

Author/Year	Study Objectives	Level/Design/Participants	Intervention and Outcome Measures	Results	Study Limitations
Exercise or Movement-Based Interventions					
Cumming, Collier, Thrift, & Bernhardt (2008) http://dx.doi.org/10.2340/16501977-0226	To determine whether VEM had a positive impact on psychological well-being in 1st 12 mo after stroke	Level I RCT N = 71 participants (38 men, 33 women). Intervention group, n = 38 (M age = 74.6 yr). Control group, n = 33 (M age = 74.9 yr).	*Intervention* *Intervention group:* VEM ≤24 hr of symptom onset for 14 days in hospital. Patient to be upright and out of bed ≥2×/day in addition to standard care provided by rehabilitation staff. *Control group:* Standard care. *Outcome Measure* Irritability, Depression and Anxiety Scale	At 7 days, VEM group participants were less depressed than control group participants (p = .012). No significant differences were noted between groups for depression after 7 days and ≤12 mo. No significant differences were noted between groups for anxiety or irritability at any time ≤12 mo.	There was no attention control group for comparison with the VEM group. Reduced depression may be the result of the extra companionship and attention VEM participants received.
Holmgren, Gosman-Hedström, Lindström, & Wester (2010b) http://dx.doi.org/10.3109/14038196.2010.488272	To evaluate the impact of a 5-wk high-intensity exercise program or group discussion about hidden dysfunctions after stroke and how to cope with difficulties in HRQOL and depressive symptoms among people after stroke and at risk for falls	Level I RCT N = 34 participants (21 men, 13 women). Intervention group, n = 15 (M age = 77.7 yr). Control group, n = 19 (M age = 79.2 yr).	*Intervention* *Intervention group:* Five-week clinic-based high-intensity exercise program consisting of physical activity and functional performance activities, with individualized group training supervised by a PT. One 1-hr session/wk with group discussion on fall risk and security aspects with a PT and an OT. *Control group:* One 1-hr session/wk for 5 wk with group discussion with an OT. *Outcome Measures* • HRQOL (SF-36 Mental Component) • GDS.	The control group had significantly better scores on the SF-36 Mental Component (p = .02) and Mental Health subscale (p = .02) at the 3-mo follow-up compared with the intervention group. No differences were noted on the GDS between groups.	The small sample size resulted in limited power. Attention received by the intervention group was more (30 hr) than that received by the control group (5 hr) over 5 wk. A lack of explanation of the intervention limits the ability to replicate the study. Some participants were taking antidepressants, which may have affected depression scores and may also have caused negative physical side effects.

Lai et al. (2006)	To determine whether physical exercise has any effect on depressive symptoms	Level I RCT $N = 93$ participants (average age = 69.8 yr). Intervention group, $n = 44$. Control group, $n = 49$.	*Intervention* *Intervention group:* Progressive exercise program targeting strength, balance, endurance, and UE function in the home $3\times$/wk for 36 sessions. *Control group:* Usual-care home health rehabilitation services as ordered by their physician (54% received home health therapy.) *Outcome Measures* • GDS • HRQOL (SF-36 Mental Component).	GDS scores were lower in the intervention group than in the control group at 3 mo or immediately postintervention ($p < .01$) but were not significant at 9 mo. The intervention group had higher emotional QOL scores on the SF-36 Emotion subscales ($.01 < p < .05$) at 3 mo or immediately postintervention.	Small sample size resulted in limited power. The amount of attention was much greater for the intervention group than for the control group. Rate of psychiatric counseling for participants was unknown and may have confounded treatment effects. Participants were aware of their treatment assignment. QOL measures are susceptible to the influence of expectation bias.

http://dx.doi.org/10.1111/j.1532-5415.2006.00573.x

Langhammer, Stanghelle, & Lindmark (2008)	To evaluate the impact of 2 PT exercise programs on HRQOL after acute stroke	Level I RCT $N = 75$ participants (43 men, 32 women). Intensive exercise group, $n = 35$ (M age = 76 yr). Regular exercise group, $n = 40$ (M age = 72 yr).	*Intervention* *Intervention group:* Intensive PT exercise program of ≥ 80 hr over the 1st yr after stroke, emphasizing endurance, strength, and balance; initiated and led by a PT. *Control group:* Usual care with regular PT exercise if required. *Outcome Measure* NHP (Emotional Reactions subtest)	No statistically significant difference was found between the 2 groups on the Emotional Reactions subtest of the NHP.	Both groups trained equally hard, which was unintentional and not anticipated. The regular exercise group had more dropouts than the intensive exercise group.

http://dx.doi.org/10.1080/02699050801895423

(Continued)

Table E3. Evidence for the Effectiveness of Interventions to Improve Occupational Performance for Those With Psychological and/or Emotional Impairment After Stroke *(cont.)*

Author/Year	Study Objectives	Level/Design/Participants	Intervention and Outcome Measures	Results	Study Limitations
Lennon, Carey, Gaffney, Stephenson, & Blake (2008)	To evaluate HRQOL after a 10-wk cardiac rehabilitation program including 16 cycle ergometry sessions among people with nonacute ischemic stroke	Level I RCT $N = 48$ participants (28 men, 20 women). Two participants did not complete the study. Intervention group, $n = 23$ (M age = 60.5 yr). 1 refused. Control group, $n = 23$ (M age = 59.0 yr). 1 lost to follow-up.	*Intervention* *Intervention group:* In addition to usual care with OT and PT, intervention group participants were in the Cardiac Rehabilitation Programme, which consisted of 30-min cycle ergometry exercise 2×/wk for 10 wk and 2 life-skills classes for stress management, relaxation, and life balance. Assessments were performed at Wk 1 and 10. *Control group:* Usual care with no aerobic component and assessment performed at Wk 1 and 10. *Outcome Measure* HADS	No significant difference was found between the intervention and control groups on the HADS Anxiety or Depression subscales.	Small sample size resulted in limited power. Control group did not receive comparable non-exercise-related attention.

http://dx.doi.org/10.1177/0269215507081580

| Mead et al. (2007) | To determine the feasibility and effect of mixed exercise training (endurance and resistance) performed in a group setting compared with a relaxation attention-control intervention for ambulatory people with stroke | Level I

RCT; exploratory trial

$N = 66$ participants (36 men, 30 women).

Intervention group, $n = 32$ (M age = 72.0 yr).

Control group, $n = 34$ (M age = 71.7 yr). | *Intervention*
Intervention group: 12-week program, 3×/wk for 1 hr, consisting of endurance exercises and resistance training.

Control group: The relaxation group met 3×/wk for 12 wk.

Outcome Measures
• HADS
• HRQOL (SF-36 Mental Component). | No significant differences were found at the 3-mo or 7-mo assessments between the intervention and control groups on the SF-36 Mental Health subscale or the HADS Depression or Anxiety subscales. | Small sample size resulted in limited power.

No power analyses were reported.

Prestroke function or severity of stroke was not measured.

Patients unable to mobilize were excluded from the study because a higher ratio of instructors would have been required if participants were more impaired.

The same exercise instructor delivered both interventions.

This study was an exploratory trial. |

http://dx.doi.org/10.1111/j.1532-5415.2007.01185.x

Morris et al. (2008)	To compare the effects of bilateral simultaneous upper-limb task training with those of conventional unilateral upper-limb task training on upper-limb outcomes, HRQOL, and mood in early poststroke rehabilitation	Level I RCT N = 106 participants (61 men, 45 women). Intervention group, n = 56 (M age = 67.9 yr). Control group, n = 50 (M age = 67.8 yr).	*Intervention* *Intervention group:* Participants practiced identical bilateral arm tasks with each arm simultaneously in addition to usual care while in the hospital. Protocol was standardized. *Control group:* Participants practiced unilateral arm tasks with paretic arm only in addition to usual care while in the hospital. Outcome Measures • NHP • HADS.	No beneficial effects on HRQOL as measured by mood or the NHP were found for bilateral over unilateral training in terms of HRQOL or HADS Anxiety or Depression subtests at 6 wk or at the 18-wk follow-up.	Small sample size resulted in limited power. Participants who were discharged early were given a less strenuous intervention, and the intervention site changed. There were dropouts in both groups with loss of follow-up and missing data. The training dose in this study was low.
http://dx.doi.org/10.1016/j.japmr.2007.11.039					
Olney et al. (2006)	To compare the effectiveness of a 10-wk supervised strengthening and conditioning program with that of a 1-wk supervised instruction program plus a 9-wk unsupervised home program	Level I RCT N = 72 participants (45 men, 27 women). Intervention group, n = 37 (M age = 63.5 yr). Control group, n = 35 (M age = 65.8 yr). *Interventionists* Not reported	*Interventions* *Supervised exercise:* The supervised group with 3–4 participants had exercise sessions for 1.5 hr 3×/wk for 10 wk. Exercises included walking, stretching, ROM, cycling, strength training, and warmup and cooldown. *Unsupervised exercise:* The unsupervised group with 3–4 participants had exercise sessions for 1.5 hr 3×/wk for 1 wk followed by a home program for 9 wk. *Outcome Measure* HRQOL (SF–36 Mental Component)	Compared with the unsupervised group, the supervised group showed improvements on the SF–36 Mental Component that reached statistical significance at the 10-wk assessment measurement only ($p < .05$). At the 6- and 12-mo follow-up assessments, no significant differences were found.	Small sample size in the unsupervised exercise group resulted in limited power. There was no nonintervention control group. The positive effects of group interactions rather than the exercise may account for the supervised exercise group's improvement on the Mental Component of the SF–36. Generalizability may be limited because participants were volunteers who wanted to take part in an exercise program, could ambulate for 15 min and tolerate activity for 45 min, and had no severe coronary artery disease. Testers and participants were not blinded to group allocation.
http://dx.doi.org/10.1161/01.STR.0000199061.85897.b7					

(Continued)

Table E3. Evidence for the Effectiveness of Interventions to Improve Occupational Performance for Those With Psychological and/or Emotional Impairment After Stroke (cont.)

Author/Year	Study Objectives	Level/Design/Participants	Intervention and Outcome Measures	Results	Study Limitations
Ouellette et al. (2004)	To evaluate the efficacy of supervised high-intensity PRT on lower-extremity strength, function, and disability in older, long-term stroke survivors	Level I RCT $N = 42$ participants (28 men, 14 women) Intervention group, $n = 21$ (M age $= 65.8$ yr) Control group, $n = 21$ (M age $= 66$ yr).	*Intervention* *Intervention group*: PRT of lower extremities. *Control group*: Bilateral ROM and upper-body flexibility exercises. *Outcome Measure* GDS	No significant changes were noted in terms of depression for either group.	Small sample size resulted in limited power. There was no reported power analysis. No nonintervention control group was included. The GDS was a secondary outcome measure.

http://dx.doi.org/10.1161/01.STR.0000127785.73065.34

| Rand, Eng, Liu-Ambrose, & Tawashy (2010) | To examine whether a combined exercise and recreation program can improve executive functioning and memory in people with chronic stroke | Level III One-group nonrandomized study with pretest and posttest $N = 11$ participants (8 men, 3 women; M age $= 67$ yr). | *Intervention* The intervention was an exercise and recreation program. Included were stretching, strength, balance, mobility, and task-specific exercises. Recreation included social and fitness activities. *Outcome Measure* GDS | No significant changes were found on the GDS between baseline and 3- or 6-mo follow-up assessments. | Small sample size resulted in limited power. There was no control group and no randomization. Socializing, leisure participation, and learning new tasks might have confounded results. Separating effects of exercise from other components is difficult. |

http://dx.doi.org/10.1177/1545968310368684

| Sims et al. (2009) | To examine the feasibility of a PRT program in reducing depressive symptoms and improving mental health, physical and social function, and QOL of stroke survivors diagnosed with depression | Level I RCT $N = 45$ participants (27 men, 18 women). Intervention group, $n = 23$ (M age $= 67.95$ yr) | *Intervention* *Intervention group*: Participants attended a community-based gymnasium for PRT strengthening exercises for upper- and lower-limb muscles. | Study findings show that PRT may be helpful in reducing depressive symptoms and improving the overall health of some stroke survivors, but after adjusting for baseline differences in GDS and SF-12 Mental Health scores between groups, the findings were not statistically significant. | Small sample size resulted in limited power. There was no attention control group. Comparing group outcomes was compromised because the PRT group had lower scores on the GDS at baseline. |

| | | | | Control group, n = 22 (M age = 66.27 yr) *Interventionist* Accredited fitness trainer | *Control group:* Control group participants were on a wait list, were provided usual care, and were asked not to engage in any type of PRT exercises. *Outcome Measures* • CES-D • HRQOL (SF-12 Mental Component). | | Participants were recruited by mailed invitation; findings may not be generalizable to those who do not respond to a mailed invitation. Social interaction in the group may have influenced outcome measures. |

http://dx.doi.org/10.1002/gps.2082

| Smith & Thompson (2008) | To determine the secondary benefits of treadmill training for people in the chronic stage of recovery from stroke | Level I RCT; pilot study | N = 20 participants (12 men, 8 women). Intervention group, n = 10 (M age = 57.8 yr). Control group, n = 10 (M age = 56 yr). | *Intervention* *Intervention group:* 12 sessions of treadmill training with weekly phone calls and encouragement to record any life events in a log. *Control group:* Weekly phone calls and encouragement to record any life events in a log. *Outcome Measure* BDI | The difference between groups in depression symptoms on the BDI was not significant at the end of the intervention (4 wk) or 6 wk after the end of the intervention. | Small sample size resulted in limited power. The exercise intervention was only 4 wk long. The same examiner completed both the evaluations and the interventions. |

http://dx.doi.org/10.1177/0269215508088988

| Stuart et al. (2009) | To investigate the safety, feasibility, and effectiveness of a community-based physical activity program for participants with chronic stroke and moderate hemiparetic gait disorders | Level II Two-group, nonrandomized controlled study | N = 78 participants (54 men, 24 women). Intervention group, n = 40 (M age = 66.8 yr). Control group, n = 38 (M age = 70.0 yr). | *Intervention* *Intervention group:* APA Stroke Program, a community-based progressive group exercise regimen. Exercises included were for strengthening, flexibility, balance, and cardiorespiratory function. Participants were also encouraged to exercise at home. *Control group:* Usual care and medical care as needed; no additional exercise program. *Outcome Measure* HDRS | In assessing depression, only those participants in both groups with depression at baseline were reviewed (i.e., 15 in the APA group and 13 in the control group). Participants in the APA intervention group with depressive symptoms improved at 6 mo, and the control group remained unchanged ($p < .003$). | Participants were not randomly assigned to groups. Small sample size resulted in limited power. Examiners were not blinded to group assignment. Effects of socialization in the experimental group cannot be separated from the effects of the exercise. |

http://dx.doi.org/10.1177/1545968309332734

(Continued)

Table E3. Evidence for the Effectiveness of Interventions to Improve Occupational Performance for Those With Psychological and/or Emotional Impairment After Stroke *(cont.)*

Author/Year	Study Objectives	Level/Design/Participants	Intervention and Outcome Measures	Results	Study Limitations
Taylor-Piliae & Coull (2012)	To assess the safety and feasibility of a 12-wk Tai Chi exercise program in adult stroke survivors compared with usual care and to describe within-group changes in physical functioning and QOL	Level I RCT; pilot study $N = 28$ participants (17 men, 11 women) Intervention group, $n = 16$ (M age $= 72.8$ yr). Control group, $n = 12$, M age $= 64.5$ yr).	*Intervention* *Intervention group:* A maximum of 6 intervention participants per group attended Yang-style Tai Chi group classes in an outpatient rehabilitation facility. *Control group:* Usual care along with written materials and resources for participating in community-based physical activity programs. *Outcome Measures* • HRQOL (SF–36 Mental Component) • CES-D.	SF–36 Mental Health component scores improved more for the intervention group than for the control group from baseline to 12 wk, but no between-groups statistical comparison was reported. Similarly, scores on the CES-D declined more for the intervention group than for the control group, but no statistical comparison was reported.	Small sample size resulted in limited power. There was a potential cointervention because the control group received other treatments. There was no tracking of the control group's physical activity. Statistics comparing groups after intervention were not reported because the sample size was too small. The high percentage of college-educated participants may not allow for generalizability to all adult stroke survivors. All study dropouts were in the Tai Chi group (3 dropouts; 11%).

http://dx.doi.org/10.1177/0269215511419381

| Tseng, Chen, Wu, & Lin (2007) | To evaluate the effect of an ROM exercise program aimed at improving joint flexibility, activity function, perception of pain, and depressive symptoms in a sample of stroke survivors in long-term care facilities | Level I

RCT

$N = 59$ participants (45 men, 14 women; average age $= 75.05$ yr, age range $= 55–88$ yr).

Intervention Group 1, $n = 21$. | *Intervention*
Intervention Group 1: Protocol of full ROM movements supervised by a registered nurse.

Intervention Group 2: Assistance from a registered nurse with a protocol of full ROM movements in 6 joints. | Depressive symptoms as measured by the Chinese GDS showed a statistically significant improvement in favor of the 2 intervention groups ($p < .000$). | Small sample size resulted in limited power.

There was no power analysis.

There was no attention control group. |

			Intervention Group 2, $n = 21$. Control group, $n = 17$. *Interventionist* Registered nurse	*Control group*: Usual care. *Outcome Measures* • Chinese GDS • Usual care.	Improvement in depressive symptoms may be attributable to attention from the nurse rather than ROM exercises.

http://dx.doi.org/10.1111/j.1365-2648.2006.04078.x

Behavioral Therapy Plus Stroke Education

| Chang, Zhang, Xia, & Chen (2011) | To investigate the hypothesis that knowledge and behavior therapy improves emotional and physical well-being in patients with stroke | Level I

RCT

$N = 66$ participants (45 men, 21 women; M age $= 58.86$ yr; age range $= 34$–84 yr).

Intervention group, $n = 34$.

Control group, $n = 32$. | *Intervention*
Intervention group: Standard or usual care in an inpatient hospital setting plus counseling; educational topics including health psychology and recovery from hemiplegic stroke; and behavioral training including belief changes, forgiveness training, and anger management.

Control group: Standard or usual care in an inpatient hospital setting.

Outcome Measures
• HARS
• HDRS
• SS–QOL. | The intervention group participants scored significantly better on measures of anxiety (HARS; $p < .001$), depression (HDRS; $p < .001$), and QOL (SS–QOL; $p < .001$) than the control group participants. | No power analysis to determine required sample size was reported.

The intervention involved both behavioral training and stroke education, and separating the effects of each component is difficult.

This study was conducted in rural China and may not be generalizable to other populations of people with stroke.

No treatment fidelity measures were reported to ensure that the counseling and education were delivered by the psychology graduate students in a manner consistent with the intervention protocol. |

http://dx.doi.org/10.1310/tsr1805-525

(Continued)

Table E3. Evidence for the Effectiveness of Interventions to Improve Occupational Performance for Those With Psychological and/or Emotional Impairment After Stroke *(cont.)*

Author/Year	Study Objectives	Level/Design/Participants	Intervention and Outcome Measures	Results	Study Limitations
Clark, Rubenach, & Winsor (2003)	To determine whether a structured family education and counseling intervention after stroke leads to improved family functioning and psychosocial outcomes for stroke patients	Level I RCT N = 62 participants (38 men, 24 women). Intervention group, n = 32 (M age = 73.3 yr). Control group, n = 30 (M age = 71.2 yr).	*Intervention* *Intervention group:* Stroke information packet and, after discharge home, 3 1-hr visits from a social worker at 3 wk, 3 mo, and 5 mo. *Control group:* Usual care, no information packets or counseling visits. *Outcome Measures* • HRQOL (SF–36 Mental Component) • GDS • HADS.	No significant differences were noted between the intervention and control groups on any of the outcome measures in terms of depression, anxiety (GDS and HADS), or HRQOL (SF–36 Mental Health component).	Small sample size resulted in limited power. No power analysis was reported. The social worker's visits were structured but not standardized. No treatment fidelity measures were reported. Only 1 social worker delivered the counseling intervention, raising the question of whether treatment effect may be influenced by the skills of the interventionist rather than the components of the intervention.

http://dx.doi.org/10.1191/0269215503cr681oa

| Ellis, Rodger, McAlpine, & Langhorne (2005) | To evaluate health education and counseling for patients with stroke or TIA and its effects on risk factors, satisfaction, mood, and perceived health status | Level I

RCT

N = 205 participants (106 men, 99 women; 192 completed outcomes).

Intervention group, n = 100 (M age = 64.3 yr).

Control group, n = 105 (M age = 65.8 yr). | *Intervention*
Intervention group: Outpatient consultation visits at the hospital with the stroke nurse specialist that typically lasted 30 min. Topics included lifestyle changes and medication compliance.

Control group: Usual care with no postdischarge consultation.

Outcome Measures
• GDS
• EuroQOL. | No statistically significant differences were found between the intervention group and the control group on the GDS or EuroQOL. | There was a possible cointervention effect because the intervention and control group participants received usual care from their general practitioner.

There was no supervision of the interventionists or treatment fidelity measures reported to ensure that the stroke nurse specialist delivered counseling sessions in a manner consistent with the intervention protocol. |

http://dx.doi.org/10.1093/ageing/afi075

Author	Study Objectives	Level/Design/Participants	Intervention and Outcome Measures	Results	Study Limitations
Johnston et al. (2007) http://dx.doi.org/10.1080/03323310600950411	To evaluate the effectiveness of a workbook-based intervention to enhance recovery in stroke patients 6 mo after hospital discharge and to improve emotional outcomes for patients and caregivers	Level I RCT $N = 203$ participants (124 men, 79 women). Intervention group, $n = 103$ (M age = 68.96 yr). Control group, $n = 100$ (M age = 68.79 yr). *Interventionist* Workbook implementer	*Intervention* *Intervention group:* Participants were visited by the workbook implementer at home weekly for the 1st 2 wk and the 5th wk. Phone calls were made weekly in Wk 3 and 4. The workbook had information about stroke, recovery, coping, and self-management and used cognitive–behavioral techniques. *Control group:* Usual care. *Outcome Measure* HADS	The intervention and control group participants had no significant difference on the HADS for either anxiety or depression.	The intervention group experienced greater attrition than the control group. Intervention group participants did not complete workbook tasks as planned. There was no supervision of the workbook implementer, and no treatment fidelity measures were reported. Only 1 workbook implementer delivered the counseling intervention, which raises the question of whether the treatment effect was influenced by the skills of the person delivering the intervention rather than by the intervention itself.
Kendall et al. (2007) http://dx.doi.org/10.1016/j.socscimed.2006.09.012	To examine the utility of the CDSM course as a way of promoting progressive psychosocial recovery pathways among people with stroke	Level I RCT $N = 62$ participants (38 men, 24 women). Intervention group, $n = 32$ (M age = 73.3 yr). Control group, $n = 30$ (M age = 71.2 yr).	*Intervention* *Intervention group:* A CDSM course and a stroke-specific information session (CDSM promotes behavior change, problem-solving skills, etc.) in addition to standard postdischarge rehabilitation. *Control group:* Standard postdischarge rehabilitation. *Outcome Measure* SS–QOL	No significant differences were found on the SS–QOL Psychological domains between the CDSM intervention group and the control group at 3, 6, 9, and 12 mo poststroke.	CDSM courses are typically facilitated by peer leaders instead of health professionals, which may have affected the results of the CDSM program on mood.

(Continued)

Table E3. Evidence for the Effectiveness of Interventions to Improve Occupational Performance for Those With Psychological and/or Emotional Impairment After Stroke *(cont.)*

Author/Year	Study Objectives	Level/Design/Participants	Intervention and Outcome Measures	Results	Study Limitations
McManus, Craig, McAlpine, Langhorne, & Ellis (2009) http://dx.doi.org/10.1177/0269215508095874	To determine whether the stroke nurse specialist intervention described by Ellis et al. (2005) had a long-term effect on depression, QOL, and risk factors 3 yr after participants' stroke or TIA	Level I RCT $N = 102$ participants (gender not reported). Intervention group, $n = 49$ (M age not reported). Control group, $n = 53$ (M age not reported).	*Intervention* Outpatient consultation visits at the hospital with the stroke nurse specialist that typically lasted 30 min. Topics included lifestyle changes and medication compliance. *Control group:* Usual care with no postdischarge consultation. *Outcome Measures* • GDS • EuroQOL.	Differences between the intervention and control groups on the GDS or the EuroQOL were not statistically significant. The M length of follow-up was 3.6 yr from the initial study.	Small sample size resulted in limited power.
			Behavioral Therapy Only		
Davis (2004) http://dx.doi.org/10.1080/01612840490443455	To determine whether the use of life review therapy would result in lower levels of depression and higher degrees of life satisfaction in people with right-hemisphere CVA	Level I RCT; pilot study Intervention group, $n = 7$ (M age = 68.5 yr). Control group, $n = 7$ (M age = 67.5 yr).	*Intervention* *Intervention group:* 3 1-hr sessions of life review therapy with Haight's Life Review and Experiencing Form. *Control group:* An equivalent amount of time with a researcher watching and discussing 3 unrelated videos with no therapeutic intent. *Outcome Measure* Zung Scale for Depression	The intervention group had statistically significantly lower scores on the Zung Scale for Depression than the control group ($p < .01$).	Small sample size resulted in limited power. The study was a pilot study. The researcher administered all treatments and outcome measures, which may have resulted in experimenter bias. The researcher did not report the training, supervision, or treatment fidelity of the interventionist. The sample included only White participants and may not be generalizable to other groups. The control group intervention of watching videos was not equivalent in attention received.

Lincoln & Flannaghan (2003)	To evaluate CBT as a treatment for depression after stroke	Level I RCT $N = 123$ participants (63 men, 60 women) Intervention group, $n = 39$ (M age = 67.1 yr). Control Group 1, $n = 41$ (M age = 65 yr). Control Group 2, $n = 43$ (M age = 66.1 yr).	*Intervention* *Intervention group:* Ten 1-hr sessions of CBT from the community psychiatric nurse. CBT was based on a manualized protocol. *Control groups:* Control Group 1 received no intervention or contact from the community psychiatric nurse. Control Group 2 (attention placebo) received 10 visits by the research community psychiatric nurse for discussion of stroke and life changes. *Outcome Measures* • BDI • WDI.	No significant difference was found on the BDI or WDI between groups 6 mo after randomization.	Small sample size resulted in limited power. Only 10 sessions over 3 mo were offered. No treatment fidelity measures were reported to ensure that the CBT was delivered by the nurse in a manner consistent with the intervention protocol. The same nurse delivered the attention placebo and the CBT, which may have contaminated the treatments.
http://dx.doi.org/10.1161/01.STR.0000044167.44670.55					
Mitchell et al. (2009)	To evaluate the short- and long-term effect of a nurse-delivered psychosocial–behavioral intervention in addition to antidepressant treatment in reduction of poststroke depression and improvement in functional outcomes	Level I RCT $N = 101$ participants (61 men, 40 women). Intervention group, $n = 48$ (M age = 57 yr). Control group, $n = 53$ (M age = 57 yr).	*Intervention* American Stroke Association stroke information was provided to all participants. *Intervention group:* 9 sessions with the nurse interventionist for a psychosocial–behavioral therapy intervention based on a manualized protocol over 8 wk including problem-solving and pleasant events therapy. *Control group:* Usual care plus visits at 9 and 21 wk postentry and 12 and 24 mo poststroke. *Outcome Measure* HDRS	Remission of depression measured by the HDRS was significantly greater in the intervention group than in the control group at 1 yr after study entry ($p = .023$).	There was no attention control group. A cointervention effect may account for the results of the study because 77% of each group reported taking antidepressants during the 8-wk treatment period. However, the doses and type of drug were not standardized across participants or groups. No training and supervision or treatment fidelity measures were reported to ensure that the intervention was delivered by the nurses in a manner consistent with the intervention protocol.
http://dx.doi.org/10.1161/STROKEAHA.109.549808					

(Continued)

Table E3. Evidence for the Effectiveness of Interventions to Improve Occupational Performance for Those With Psychological and/or Emotional Impairment After Stroke (*cont.*)

Author/Year	Study Objectives	Level/Design/Participants	Intervention and Outcome Measures	Results	Study Limitations
Robinson et al. (2008)	To assess the efficacy of escitalopram or psychological problem-solving therapy in decreasing the no. of depression cases in the 1st yr after acute stroke compared with placebo medication	Level I RCT $N = 176$ participants (105 men, 71 women). Intervention Group 1, $n = 59$ (M age = 61.3 yr). Intervention Group 2, $n = 59$ (M age = 67.3 yr). Control group, $n = 58$ (M age = 63.9 yr).	*Intervention* *Intervention Group 1:* Escitalopram for 12 mo. *Intervention Group 2:* Problem-solving therapy; 6 treatment sessions in 12 wk and 6 reinforcement sessions in the remainder of the year. *Control group:* Received a placebo pill for 12 mo. *Outcome Measures* • Structured Clinical Interview for DSM–IV • HDRS • HARS.	The control placebo group participants were 4.5× more likely to develop depression than Intervention Group 1 (escitalopram; $p < .001$) and 2.2× more likely than Intervention Group 2 (problem-solving therapy; $p < .001$) over 12 mo of treatment.	Small sample size resulted in limited power. There was no attention group to act as the control group for the problem-solving therapy intervention. There was a high attrition rate of 51 dropouts from the 200 patients who originally agreed to be in the study.
http://dx.doi.org/10.1001/jama.299.20.2391					
Watkins et al. (2007)	To determine whether motivational interviewing can benefit patients' mood 3 mo after stroke	Level I RCT $N = 411$ participants (240 men, 171 women). Intervention group, $n = 204$ (M age = 70 yr). Control group, $n = 207$ (M age = 70 yr).	*Intervention* *Intervention group:* ≤4 individual sessions of motivational interviewing 1×/wk for 30 and 60 min each. *Control group:* Usual medical, nursing, and therapy care in an inpatient setting and usual discharge planning. *Outcome Measures* • GHQ–28 • Yale Depression Screen.	Motivational interviewing had beneficial effects on intervention group participants' mood measured by the GHQ–28 at 3 mo ($p = .03$) and on self-reported depression on the Yale Depression Screen at 3 mo ($p = .03$) compared with the control group.	There was no attention control group.
http://dx.doi.org/10.1161/01.STR.0000258114.28006.d7					

Stroke Education Only

Hoffmann, McKenna, Worrall, & Read (2007)	To compare the effects of providing stroke patients with computer-generated, tailored written information compared with generic written information	Level I RCT $N = 138$ participants (133 completed; 73 men, 60 women). Intervention group, $n = 66$ (M age = 67.2 yr). Control group, $n = 67$ (M age = 69.1 yr).	*Intervention* *Intervention group:* In addition to the usual education provided to patients after stroke (3 fact sheets about stroke), received an individually tailored, computer-generated written information packet about stroke. In an interview period with the nurse to elaborate on the educational topics, participants were able to choose topics they wanted more information about and were given information on some nonoptional topics. *Control group:* Usual education provided to patients. *Outcome Measure* HADS	There were no significant differences between the groups for depression on the HADS. The control group improved more than the intervention group in scores on the HADS Anxiety subtest ($p = .03$).	The improvement in anxiety levels in the control group could be due to the limited information they received about stroke; thus, having less knowledge of the illness may have resulted in decreased anxiety.
Smith, Forster, & Young (2004) http://dx.doi:10.1093/ageing/afm003	To evaluate the effectiveness of an education program for patients and caregivers recovering from stroke	Level I RCT $N = 170$ participants (86 men, 84 women). Intervention group, $n = 84$ (M age = 75 yr). Control group, $n = 86$ (M age = 74 yr).	*Intervention* *Intervention group:* Stroke Recovery Programme manual and meetings with the multidisciplinary team (physician, nurse, OT, PT). *Control group:* Usual care and educational materials. Multidisciplinary team members were free to answer questions or discuss stroke topics per usual care. *Outcome Measure* HADS	There was a significantly greater reduction in HADS anxiety scores in the intervention group at 3 mo ($p = .034$) and 6 mo ($p = .021$) than in the control group. There was no evidence of a treatment effect on HADS depression scores.	There was no attention control group. There may have been a cointervention effect because control group participants could also receive information from rehabilitation team members on their own. Not all intervention group members attended the team meetings (82% attended).

(Continued)

Table E3. Evidence for the Effectiveness of Interventions to Improve Occupational Performance for Those With Psychological and/or Emotional Impairment After Stroke *(cont.)*

Author/Year	Study Objectives	Level/Design/Participants	Intervention and Outcome Measures	Results	Study Limitations
					The researchers did not ask intervention group members whether they read the program materials.
					Possible contamination between groups may have occurred because of contact between intervention and control group participants.
					Multidisciplinary team members were aware of group assignment and may have provided more information to control group members.
http://dx.doi.org/10.1191/0269215504cr790oa					
			Care Support and Coordination		
Boter (2004)	To evaluate the effectiveness of an outreach nursing care program to improve QOL and dissatisfaction with care received for recently discharged stroke patients and informal caregivers	Level I RCT $N = 536$ participants (260 men, 276 women). Intervention group, $n = 263$ (M age = 66 yr). Control group, $n = 273$ (M age = 63 yr).	*Intervention* *Intervention group:* Standard care and 3 nurse-initiated telephone contacts and a visit to the patients in their homes. Nurses used a standardized checklist to give information on risk factors, consequences of stroke, and unmet needs for stroke. *Control group:* Usual care. *Outcome Measures* • HRQOL (SF–36 Mental Component) • HADS.	No statistically significant differences were found between groups on the HRQOL (SF–36) or the HADS Depression subtest. The intervention group had statistically significantly lower scores on the HADS Anxiety subtest than the control group (p not reported).	Small sample size resulted in limited power. The researchers did not report the stroke nurses' training, supervision, or treatment fidelity measurement. Not enough information was reported on the intervention to replicate the study. The researchers did not report all the outcomes of the statistical analysis.
http://dx.doi.org/10.1161/01.STR.0000147717.57531.e5					

Burton & Gibbon (2005)	To evaluate whether expanding a stroke nurse specialist role to provide continuity in care to stroke patients and caregivers after discharge from hospital is effective in promoting recovery	Level I RCT $N = 176$ participants (92 men, 84 women). Intervention group, $n = 87$ (M age = 75.8 yr). Control group, $n = 89$ (M age = 74.7 yr).	*Intervention* *Intervention group:* Visit from the stroke nurse specialist ≤2 days after discharge. Further visits were flexible and averaged 3 visits over 2 mo postdischarge. *Control group:* Usual care and no further contact from the stroke nurse. *Outcome Measures* • NHP (Emotional Reaction) • BDI.	Participants in the intervention group reported significantly better scores on the NHP Emotional Reaction subtest at 3 and 12 mo ($p = .010$). No differences were detected between groups on the BDI.	Small sample size resulted in limited power. Only 1 stroke nurse delivered the intervention, and treatment fidelity was not assessed or reported by the researchers. A substantial proportion of data were missing for the BDI at 3 mo (9%) and at 12 mo (34%).
http://dx.doi.org/10.1111/j.1365-2648.2005.03639.x					
Claiborne (2006)	To measure the effectiveness of systematically integrating biopsychosocial interventions within coordinated delivery of care in improving stroke survivors' care	Level I RCT $N = 28$ participants (17 men, 11 women). Intervention group, $n = 16$ (M age = 70 yr). Control group, $n = 12$ (M age = 65 yr).	*Intervention* *Intervention group:* Usual care on discharge from inpatient rehabilitation plus care coordination and monitoring through visit and telephone calls. *Control group:* Usual care. *Outcome Measures* • HRQOL (SF–36 Mental Component) • GDS.	The intervention group showed a significant improvement on the SF–36 Mental Health Summary and the GDS compared with the control group.	Small sample size resulted in limited power. No power calculations were reported. There was no report of training, supervision, or treatment fidelity measurement for the social workers.
http://dx.doi.org/10.1093/hsw/31.2.87					
Lincoln, Francis, Lilley, Sharma, & Summerfield (2003)	To evaluate the benefits of an FSO for patient and caregiver outcomes of emotional health, independence in ADLs and IADLs, knowledge of stroke, and satisfaction with stroke services	Level I RCT $N = 250$ participants (130 men, 120 women). Intervention group, $n = 126$ (M age = 69 yr). Control group, $n = 124$ (M age = 70.2 yr).	*Intervention* *Intervention group:* Participants were contacted by an FSO while in the hospital and were provided with a stroke information packet. The FSO attended case conferences and was a liaison with the rehabilitation team, assisted caregivers with discharge needs, and visited patients after discharge in the home. The service was offered for ≤9 mo with an average of 6 visits per patient.	There was no statistically significant evidence that the FSO had an effect on mood measured with the GHQ.	No power calculations were reported. There was no report of training, supervision, or treatment fidelity measurement for the social workers. No consistent no. of FSO visits were provided for each intervention group member.

(Continued)

Table E3. Evidence for the Effectiveness of Interventions to Improve Occupational Performance for Those With Psychological and/or Emotional Impairment After Stroke (cont.)

Author/Year	Study Objectives	Level/Design/Participants	Intervention and Outcome Measures	Results	Study Limitations
			Control group: Usual care. Outcome Measure GHQ		Rehabilitation team members were aware of group assignment and may have unintentionally compensated for this with the control group.
http://dx.doi.org/10.1161/01.STR.0000047850.33686.32					
Mayo et al. (2008)	To determine whether stroke case management would improve HRQOL and result in fewer emergency department visits and fewer nonelective hospitalizations in people discharged to the community after a stroke	Type I RCT $N = 190$ participants (116 men, 74 women). Intervention group, $n = 96$ (M age = 70 yr) Control group, $n = 94$ (M age = 72 yr)	Intervention Intervention group: Case management from a nurse, including home visits and telephone contacts for 6 wk after discharge. Control group: Usual care. Outcome Measures • HRQOL (SF-36 Mental Component) • GDS.	No significant difference was found between groups on the SF-36 Mental Component summary or the GDS.	There was no report of supervision or treatment fidelity measurement for the nurse case managers.
http://dx.doi.org/10.1093/ageing/afm133					
Tilling, Coshall, McKevitt, Daneski, & Wolfe (2005)	To compare the effect of a Stroke Association FSO with usual care on emotional outcomes, reintegration to normal life, and use of and satisfaction with services among stroke patients and their caregivers	Level I RCT $N = 340$ participants (141 men, 199 women). Intervention group, $n = 170$ (M age = 78 yr) Control group, $n = 170$ (M age = 77 yr).	Intervention Intervention group: Face-to-face and telephone contacts with FSOs; average was 15 contacts per participant. Control group: Usual outpatient care and information. Outcome Measure HADS	No significant differences were found between the FSO intervention group and the control group on the HADS at 3 mo or 1 yr.	Small sample size resulted in limited power. The intervention was poorly described. FSO records indicated that the FSOs identified intervention group participants' needs but did not target the intervention to those needs in many cases. Researchers stated that more training of FSOs was necessary to achieve treatment fidelity.
http://dx.doi.org/10.1159/000086511					

Community-Based Interventions That Include Occupational Therapy

Author/Year	Study Objectives	Level/Design	Participants	Intervention and Outcome Measures	Results	Study Limitations
Corr, Phillips, & Walker (2004) http://dx.doi.org/10.1191/0269215504cr703oa	To evaluate a day service for people ages 18–55 yr with stroke	Level I RCT; pilot study	$N = 26$ participants (15 men, 11 women; M age = 48). Intervention group, $n = 14$ (M age = 49 yr). Control group, $n = 12$ (M age = 46 yr).	*Intervention* *Intervention group*: Attended the Cardiff Day Service program immediately for 6 mo. The program provided meaningful activities and opportunities in the community for younger adults. *Control group*: Wait listed and attended the Cardiff Day Service program after the intervention group. *Outcome Measures* • HRQOL (SF–36 Mental Component) • HADS.	There was no statistically significant evidence that depression and anxiety on the HADS were reduced. No significant differences were found between Groups A and B on the SF–36 Mental Component summary.	Small sample size resulted in limited power. Limited services were available to meet the needs of some of the participants, suggesting that the service provided did not cater to the breadth of this group's needs. No therapy personnel were used in this study to provide services or concurrent rehabilitation.
Desrosiers et al. (2007) http://dx.doi.org/10.1016/j.apmr.2007.06.017	To evaluate the effect of a leisure education program on participation in and satisfaction with leisure activities and well-being, depressive symptoms, and QOL after stroke	Level I RCT	$N = 56$ participants (28 men, 28 women). Intervention group, $n = 29$ (M age = 70 yr). Control group, $n = 27$ (M age = 70 yr).	*Intervention* *Intervention group*: Leisure education program in the home and community provided by a recreation therapist, 1×/wk for 1 hr for 8–12 wk. The program had 3 parts delivered in 12 steps: leisure awareness, self-awareness, and competency development. *Control group*: Same no. of home visits from a recreation therapist, who discussed topics unrelated to leisure. *Outcome Measures* • General Well-Being Schedule • CES–D • HRQOL (Stroke Adapted Sickness Impact Profile).	The differences between groups on well-being and HRQOL were not significant. There was a significant difference on the CES–D between groups for depressive symptoms in favor of the intervention group ($p = .01$).	Small sample size resulted in limited power. The control group may have benefited from the discussion attention visits.

(Continued)

Table E3. Evidence for the Effectiveness of Interventions to Improve Occupational Performance for Those With Psychological and/or Emotional Impairment After Stroke (cont.)

Author/Year	Study Objectives	Level/Design/Participants	Intervention and Outcome Measures	Results	Study Limitations
Egan, Kessler, Laporte, Metcalfe, & Carter (2007) http://dx.doi.org/10.1310/tsr1405-37	To evaluate the potential effectiveness of community-based OT to enhance participation in valued activities 6 mo postdischarge from an inpatient rehabilitation program	Level I RCT; pilot study $N = 14$ participants (11 men, 3 women). Intervention group, $n = 6$ (M age = 75.7 yr). Control group, $n = 8$ (M age = 65.6 yr).	*Intervention* *Intervention group:* ≤8 visits from an OT with a client-centered, occupation-based approach guided by the COPM. *Control group:* Usual care, which typically does not include OT. *Outcome Measure* HRQOL (SF–36 Mental Component)	The differences between the intervention group and control group on the SF–36 Mental Component summary were not significant.	Small sample size resulted in limited power; study was a pilot study. Ceiling effects were found to be a problem with the Mental Health subscale of the SF–36. There was no attention control group.
Logan et al. (2004) http://dx.doi.org/10.1136/bmj.38264.679560.8F	To evaluate an OT intervention to improve outdoor mobility and psychological well-being ≤36 mo after stroke	Level I RCT $N = 168$ participants (91 men, 77 women). Intervention group, $n = 82$ (M age = 74 yr). Control group, $n = 86$ (M age = 74 yr).	*Intervention* *Intervention group:* The OT provided information, aids, appliances, and approaches to overcoming fear of and increasing outdoor mobility in ≤7 OT sessions for ≤3 mo. *Control group:* Provided with leaflets describing local transport services for disabled people. *Outcome Measure* GHQ	No significant difference was found between groups for psychological well-being at 4 or 10 mo after randomization.	There was no attention control group.
Ryan, Enderby, & Rigby (2006) http://dx.doi.org/10.1191/0269215506cr930oa	To compare intensive and nonintensive home-based rehabilitation provision after stroke or hip fracture in people ages ≥65 yr (results reported for the stroke subgroup only)	Level I RCT $N = 89$ participants (gender not reported). Intervention group, $n = 45$ (M age = 76.4 yr). Control group, $n = 44$ (M age = 77.3 yr).	*Intervention* *Intervention group:* Augmented service of ≥6 contacts with members of a multidisciplinary rehabilitation team in their home. Maximum length of treatment time was 12 wk. *Control group:* Routine treatment or ≤3 contacts with multidisciplinary team members in their home. *Outcome Measure* HADS	Significant differences were found for the stroke group in favor of the more intensive intervention group on anxiety ($p = .02$) and depression ($p = .01$) as measured by the HADS.	Small sample size resulted in limited power. The intervention was not standardized; therapists were only asked to provide a more intensive service to the intervention group.

Note. ADLs = activities of daily living; APA = Adaptive Physical Activity; BDI = Beck Depression Inventory; CBT = cognitive-behavioral therapy; CDSM = Chronic Disease Self-Management; CES-D = Center for Epidemiologic Studies Depression Scale; COPM = Canadian Occupational Performance Measure; CVA = cerebrovascular accident; *DSM–IV* = *Diagnostic and Statistical Manual of Mental Disorders* (4th ed.); EuroQOL = European Quality of Life scale; FSO = family support organizer; GDS = Geriatric Depression Scale; GHQ = General Health Questionnaire; HADS = Hospital Anxiety and Depression Scale; HARS = Hamilton Anxiety Rating Scale; HDRS = Hamilton Depression Rating Scale; HRQOL = health-related quality of life; IADLs = instrumental activities of daily living; M = mean; NHP = Nottingham Health Profile; OT = occupational therapy/occupational therapist; PT = physical therapy/physical therapist; PRT = progressive resistance training; QOL = quality of life; RCT = randomized controlled trial; ROM = range of motion; SS-QOL = Stroke-Specific Quality of Life Scale; TIA = transient ischemic attack; UE = upper extremity; VEM = very early mobilization; WDI = Wakefield Self-Assessment of Depression Inventory.

Parts of this table were originally published in "Effectiveness of Interventions for Adults With Psychological or Emotional Impairment After Stroke: An Evidence-Based Review," by M. W. Hildebrand, 2015, *American Journal of Occupational Therapy, 69,* 6901180050. http://dx.doi.org/10.5014/ajot.2015.012054. Copyright © 2015 by the American Occupational Therapy Association. Used with permission.

This table is a product of AOTA's Evidence-Based Practice Project and AOTA Press and is copyright © 2015 by the American Occupational Therapy Association. It may be freely reproduced for personal use in clinical or educational settings as long as the source is cited. All other uses require written permission from the American Occupational Therapy Association. To apply, visit http://www.copyright.com.

Table E4. Evidence for the Effectiveness of Activity- and Occupation-Based Interventions to Improve Areas of Occupation and Social Participation After Stroke

Author/Year	Study Objectives	Level/Design/Participants	Intervention and Outcome Measures	Results	Study Limitations
Abizanda et al. (2011)	To analyze the benefits of OT coupled with a CTM on functional improvement after hospital discharge in an acute geriatric unit compared with CTM only	Level I RCT $N = 400$ people; 55 had a stroke, and the remaining participants had cardiopulmonary pathologies or other diagnoses. OT+CTM, $n = 198$ (M age = 82.7 yr). CTM, $n = 202$ (M age = 82.7 yr).	*Intervention* OT+CTM: Orientation, family education, ADL retraining. CTM: Nutritional assessment, syndrome management, polypharmacy. Both groups were treated daily for 45-min sessions 5 days/wk. *Outcome Measure* BI	No significant difference was found between groups, looking specifically at stroke diagnosis.	No cluster randomization introduces the possibility of confounding. The treatment time was short.

http://dx.doi.org/10.1016/j.maturitas.2011.04.001

| Askim, Rohweder, Lyderson, & Indredavik (2004) | To evaluate the effect on people with stroke of an ESUS with early supported discharge and further rehabilitation in cooperation with the primary health care system | Level I

RCT

$N = 62$ participants with acute stroke living at home.

ESUS, $n = 31$ (M age = 76.9 yr).

OSUS, $n = 31$ (M age = 76.3 yr). | *Intervention*
ESUS: Stroke unit treatment combined with a home-based program. Home program provided by mobile stroke team (nurse, PT, OT, physician) working with a primary health care team during 1st 4 wk after discharge.

OSUS: Standard care based on evidence-based recommendations.

Both groups were assessed at 6, 26, and 52 wk poststroke.

Outcome Measures
• mRS
• BI
• NHP. | No differences in functional gains between groups; at 26 wk, the ESUS group reported lower score on social isolation dimension of the NHP. | The study had low statistical power.

The sample size was small.

Specific interventions were not reported for ESUS.

OSUS interventions could not be controlled and varied by hospital. |

http://dx.doi.org/10.1191/0269215504cr752oa

Bode, Heinemann, Zahara, & Lovell (2007)	To describe the demographic, initial impairment, and functional status of people with stroke referred to single-modality or comprehensive outpatient programs; to describe the type, intensity, and duration of rehabilitation in each setting; and to determine the relationship between the amount and intensity of rehabilitation and long-term outcomes in each setting	Level II
		
		Nonrandomized controlled design
		
		$N = 167$ people receiving postacute rehabilitation in the Rehabilitation Institute of Chicago system of care.
		
		Comprehensive outpatient group, $n = 94$.
		
		Single-modality group, $n = 73$.
			Intervention
			Comprehensive program: Postacute rehabilitation completed at day rehabilitation site.
			
			Single modality: Postacute rehabilitation completed at outpatient clinic.
			
			Outcome Measures
			• Stroke and demographic data collected through participant interview and review of medical charts.
			• Outcome measures administered at 3 time points to assess patient status:
			  – Frenchay Activities Index
			  – FIM
			  – NHP
			  – Satisfaction With Life Scale
			  – Stroke Impairment Assessment.
				Significant differences in patient characteristics and therapy services provided in day rehabilitation vs. outpatient programs; patients with greater impairment were more likely to be referred to comprehensive day rehabilitation, and patients in day rehab settings received more therapy within and across disciplines. No difference was seen in intensity of therapy services between groups. Amount of therapy was positively correlated with initial status in both settings.	The study had high attrition (62 total dropouts).
					
					The Stroke Impairment Assessment (used to measure impairment) was developed for an inpatient population; not all tasks were appropriate for outpatient assessment.
					
					Initial impairment level differed significantly between groups, so benefits of therapy cannot be directly attributed to the amount of therapy received.

http://dx.doi.org/10.1310/tsr1401-38					
Chiu & Man (2004)	To evaluate whether extra home-based AT training improves rate of AT use, independence in ADLs, and satisfaction with AT	Level I RCT $N = 53$ patients requiring a bathing device according to OT prescription at inpatient discharge after a stroke (M age = 72.1 yr). Intervention group, $n = 30$. Control group, $n = 23$.	*Intervention* Both groups received usual care or training in the use of the prescribed bathing device before inpatient discharge. *Treatment group:* Received 2–3 home-based training sessions regarding their prescribed bathing AT (instruction, demonstration, question–answer, assessment of fit) in addition to inpatient predischarge training. *Control group:* Predischarge training.	Both treatment and control groups improved on FIM score compared with baseline. Treatment group showed greater improvement in the FIM Total and Motor (but not Cognition) scores. Differences persisted when controlling for gender imbalance between groups. 96.7% of the treatment group used the bathing device, compared with 56.5% of the control group.	Did not describe the outcome assessors; they may not have been blinded to the group allocations.

(Continued)

Table E4. Evidence for the Effectiveness of Activity- and Occupation-Based Interventions to Improve Areas of Occupation and Social Participation After Stroke (cont.)

Author/Year	Study Objectives	Level/Design/Participants	Intervention and Outcome Measures	Results	Study Limitations
Corr, Phillips, & Walker (2004) http://dx.doi.org/10.1177/153944920402400305	To evaluate the effect of attending a pilot day service rehabilitation program for people ages 18–55 poststroke in the following areas: extent of changes in social function, leisure activities, QOL, mood, valued roles and occupations, and self-concept	Level I RCT (cross over design) $N = 26$. Group A, $n = 14$ (M age = 49 yr). Group B, $n = 12$ (M age = 46 yr).	Both groups were assessed preintervention and 3 mo postintervention. *Outcome Measure* FIM *Intervention* Day service pilot program offered 1 day/wk. Participants encouraged to participate in activities provided. *Group A*: Attended program 6 mo immediately postdischarge, then did not attend for 6 mo. *Group B*: Attended after a 6-mo period postdischarge. *Outcome Measures* • Extended ADL Scale • NLQ • SF–36 • COPM.	Significant improvement was found in occupational performance and satisfaction after completing pilot program, as reported by Group A on the COPM. Participation in leisure activities increased after completion of the pilot program, as reported by Group B on the NLQ. No differences were found in QOL or functional performance after participation in the pilot program.	Pilot program activities were available to participants, but their use was not reported. The sample size was small. Data were missing from participants who did not attend the pilot program's allocated intervention phase (Group A = 5, Group B = 5).
Desrosiers et al. (2007) http://dx.doi.org/10.1191/0269215504cr703oa http://dx.doi.org/10.1016/j.apmr.2007.06.017	To evaluate the effect of a home leisure education program (with an emphasis on empowerment) on the leisure participation, well-being, depressive symptoms, and QOL of people with stroke	Level I RCT $N = 56$ participants ≤5 yr poststroke living in the community. Home leisure group, $n = 29$ (M age = 70 yr). Control group, $n = 27$ (M age = 70 yr).	*Intervention* *Home leisure group*: 12-step home-based leisure education program (integration of leisure activities into daily life through leisure awareness, self-awareness and competency development). *Control group*: Home visits not focused on leisure (e.g., family, cooking, politics). *Outcome Measures* • Logbook of leisure activity • Leisure Satisfaction Scale • General Well-Being Schedule • Stroke Adapted Sickness Impact Profile (HRQOL).	Overall leisure participation and satisfaction significantly increased in the leisure group compared with the control group. The no. of active leisure activities and duration of activities were higher in the leisure group than in the control group. Overall satisfaction with leisure activities was higher in the leisure group than in the control group. No difference in satisfaction with use of spare time between groups.	The leisure group received more sessions than the control group (leisure, $M = 10.1$; control, $M = 9.5$) and longer session duration (leisure, $M = 76.9$ min; control $M = 65.8$ min). Measures of no. of leisure activities and duration were based on logbook; the reliability of the method is unknown. No follow-up at 6 or 12 mo, so long-term effects of program are unknown.

Author/Year	Study Objectives	Level/Design/Participants	Intervention and Outcome Measures	Results	Study Limitations
Devos et al. (2009) http://dx.doi.org/10.1177/1545968309334208	To examine the specific effects of a driving simulator vs. cognitive training on the TRIP after stroke	Level I RCT $N = 73$. Driving simulator, $n = 37$. Cognitive training, $n = 36$.	*Intervention* *Driving simulator group*: 12 simulator scenarios were developed to train 6 driving skills: positioning on roads, speed adaptation and stops, anticipatory skills, overtaking maneuvers at high speeds, perceptual skills, and hazard perception and judgment. *Cognitive training group*: Driver training using commercially available games to train cognitive skills. Both groups received 15 sessions, 60 min each, 3×/wk. *Outcome Measure* TRIP (on-road assessment to determine reissue of license in Belgium); assessed before training, after training, and at 6 mo	Significantly higher score on overall on-road driving performance in the simulator group compared with the cognitive training group: The simulator group showed significant improvement in anticipation and perception of road signs, visual behavior and communication, quality of traffic participation, and turning left compared with the cognitive training group. Performance on operational maneuvers (position on road, mechanical operations) and tactical maneuvers (speed, distance from cars) was not significantly different between groups.	No demographic information was reported (referenced previous study). TRIP had a ceiling effect. Games used in the cognitive training group had a ceiling effect. High attrition rate (12% dropout from intervention programs; 37% not assessed at 6 mo). Driving simulator program was developed to train specific skills similar to skills graded in TRIP assessment.
Egan, Kessler, Laporte, Metcalfe, & Carter (2007) http://dx.doi.org/10.1310/tsr1405-37	To evaluate the potential effectiveness of client-centered OT in improving participation after stroke and to examine the suitability of outcome measures for a larger trial	Level I RCT $N = 14$ participants with stroke 6 mo postdischarge from an inpatient rehabilitation program Community-based OT, $n = 6$ (M age = 75 yr). Control group, $n = 8$ (M age = 65.6 yr).	*Intervention* *Community-based OT*: Individualized treatment to address goals from COPM. Treatment included coaching, education, environmental modification, and use of community resources. Participants received ≤8 sessions over 2–4 mo. *Control group*: Standard care, which did not typically include OT services. *Outcome Measures* • COPM • SF–36 • Reintegration to Normal Living Index.	Satisfaction with activity performance was significantly higher in community OT group than in standard care group. No differences were found between groups on activity performance, well-being, or participation.	The sample size was small. The SF–36 had possible ceiling effects in measuring overall well-being. Standard care received by control group was not specified. The potential therapy services received were undocumented.

(Continued)

Table E4. Evidence for the Effectiveness of Activity- and Occupation-Based Interventions to Improve Areas of Occupation and Social Participation After Stroke (cont.)

Author/Year	Study Objectives	Level/Design/Participants	Intervention and Outcome Measures	Results	Study Limitations
Graven, Brock, Hill, & Joubert (2011)	To determine the efficacy of reducing poststroke depressive symptoms and facilitating participation and increased HRQOL through community-based interventions delivered by allied health and nursing	Level I Systematic review N = 54 articles, including studies that compared intervention with control or placebo and comparison of 2 different interventions, which were analyzed separately. Databases used: MEDLINE, Cochrane Database of Systematic Reviews, CINAHL, PEDro.	Intervention Studies were sorted into 9 categories on the basis of intervention domains including comprehensive care, exercise programs, self-management programs, and leisure-based community programs. Outcome Measures • Depressed mood status Participation and HRQOL: – Lawton IADLs – Frenchay Activities Index – NHP – Index of Extended Activities of Daily Living assessment – SIS.	Some evidence supported leisure rehabilitation and comprehensive rehabilitation interventions and to a lesser extent single-discipline rehabilitation intervention in reducing depression or improving participation or HRQOL. No evidence supported gait and balance programs, care coordination, psychosocial or interdisciplinary management, self-management, or information provision, which affected the outcomes of interest. Level I evidence supported exercise as successful in improving depressive symptoms in the short term. Strong evidence for efficacy of comprehensive rehab to improve HRQOL.	Depressive symptoms, participation, and QOL were secondary outcome measures for 29 of the studies; the primary outcomes were not functional. "Usual care" was not clearly defined. The studies had small samples and low power. The nonparametric analysis limited the meta-analysis.
http://dx.doi.org/10.3109/09638288.2010.542874					
Guidetti, Andersson, Andersson, Tham, & Von Koch (2010)	To evaluate the effect of a CCSCI on ADLs and life satisfaction of people with stroke	Level I RCT N = 33 participants with stroke referred to rehabilitation clinic. CCSCI group, n = 14. Control group, n = 19.	Intervention CCSCI group: Nine-step intervention based on CO-OP. Focused on resuming agency and responsibility for self-care using the global problem-solving strategy of goal–plan–do–check. Control: Standard self-care training. Both groups were assessed at baseline and at 3 mo. Caregiver burden, use of informal care and home-help services, and the feasibility of the study were also evaluated. Outcome Measures • BI • FIM • SIS • LiSat–11 • Frenchay Activities Index.	No differences were found between groups on ADL performance or life satisfaction. Significant within-groups improvements were found on the FIM from baseline to 3 mo.	The study had high attrition (7 dropouts at 3 mo). The demographic analysis used predropout participant numbers. The FIM is sensitive to changes in functional performance. Details of standard care were not specified. Not all statistics were reported with p values.
http://dx.doi.org/10.3109/11038120903281169					

| Guidetti & Ytterberg (2011) | To evaluate the effect of a CCSCI on ADL performance, use of informal care and home help services, and caregiver burden ≤12 mo post-stroke and to evaluate the feasibility of the study design | Level I

RCT

$N = 24$.

CCSCI group, $n = 10$.

Control group, $N = 14$. | *Intervention*

CCSCI group: Nine-step intervention approach focused on resuming agency and responsibility for self-care using the global problem-solving strategy of goal–plan–do–check.

Control group: Received standard self-care training.

Both groups were assessed at baseline, 3, 6, and 12 mo.

Outcome Measures
- BI
- FIM
- SIS (Subscales 5 and 8)
- LiSat-11
- Frenchay Activities Index.
- Occupational Gaps Scale. | No differences were found between groups on ADL performance or life satisfaction at 3, 6, or 12 mo. Significant improvements were seen in ADL performance within groups from baseline to 12 mo. A significant difference was found between groups on the SIS (Subscale 8) at 12 mo. | The study had high attrition (16 dropouts at 12 mo).

The demographic analysis used predropout participant numbers.

Details of standard care were not specified. |

http://dx.doi.org/10.3109/09638288.2010.498553

| Gustafsson & McKenna (2010) | To determine the effects of an occupation-based group program on activity levels, well-being, and self-efficacy after discharge from 2 inpatient rehabilitation centers for patients with stroke | Level II

Nonrandomized control

$N = 20$ participants, ~30 days poststroke.

Unit A (occupation-based group program), $n = 8$ (*M* age = 69 yr).

Unit B (standard care), $n = 12$ (*M* age = 68.1 yr). | *Intervention*

Unit A: Individual therapy and occupation-based group program.

Unit B: Standard care (individual therapy and weekly recreational cooking group).

Both groups assessed at baseline, 1 weekday and 1 weekend day within a 7-day period (behavioral mapping) and at 1 mo postdischarge by phone.

Outcome Measures
- SIS
- Self-Efficacy Gauge
- BI
- Behavioral mapping. | No significant differences were found in self-efficacy and well-being between groups at 1 mo postdischarge. Unit A reported significantly lower social participation scores and overall stroke recovery than Unit B at 1 mo postdischarge. | Differences between groups in gender and time spent in OT were noted but not reported with significance.

The sample size was small.

Besides presence or absence of occupation-based program, differences in Unit A and Unit B sites were not reported. |

http://dx.doi.org/10.1310/tsr1702-108

(Continued)

Table E4. Evidence for the Effectiveness of Activity- and Occupation-Based Interventions to Improve Areas of Occupation and Social Participation After Stroke (*cont.*)

Author/Year	Study Objectives	Level/Design/Participants	Intervention and Outcome Measures	Results	Study Limitations
Harrington et al. (2010)	To evaluate the effect of a community-based exercise and education scheme on reintegration and QOL after stroke	Level I RCT $N = 174$ participants ≥3 mo poststroke living at home. Exercise and education scheme, $n = 81$. Control group, $n = 93$.	*Intervention* Exercise and education scheme: Total of 16 sessions; 1 hr exercise and 1 hr interactive education. *Control group:* Standard care and information handouts. Both groups were assessed at baseline, 9 wk, 6 mo, and 12 mo. *Outcome Measures* • BI • MMSE • SIPSO • Frenchay Activities Index • Rivermead Mobility Index • WHOQOL–BREF.	No significant differences were found between groups in reintegration or QOL at 12 mo. Significant improvement in SIPSO Physical score was found at 12 mo in intervention group compared with control group. Significant improvement was found on psychological domain of WHOQOL–BREF at 6 mo in intervention group compared with control group.	BI score was significantly lower in the intervention group than in the control group at baseline (19 and 18, respectively). Treatment and community services received were undocumented in the control group. Content of exercise and education scheme lacked specificity. The sample size was small. There were a total of 70 dropouts at 12 mo. The study did not meet power analysis criteria. The demographics were reported including the dropouts.

http://dx.doi.org/10.1177/0269215509347437

Hartman-Maeir et al. (2007)	To evaluate the effect of an outpatient community rehabilitation program on functional status, leisure participation, and satisfaction in patients with stroke	Level II Nonrandomized control $N = 83$ participants ≥1 yr poststroke discharged from postacute rehab, residing in the community. Community rehab group, $n = 27$ (M age = 61.59 yr). Control group, $n = 56$ (M age = 57.7 yr).	*Intervention* *Community rehab group*: Participants living at home 1 yr poststroke attended an ongoing community rehabilitation program (day center offered PT, OT and speech, and art therapy) 2–4 days/wk. Assessed at day center. *Control group*: Not participating in ongoing rehabilitation program while living at home. *Outcome Measures* • SIS • FIM • Lawton IADLs • ACS • LiSat–9.	Activity participation increased significantly in the community rehabilitation group before and after participation in the program (ACS). Functional performance was significantly lower for the rehabilitation group than the control group (FIM). Satisfaction was significantly higher for participants in the rehabilitation group than in the control group (LiSat–9).	Client participation in activities offered at the day center was not reported. There was a possible cointervention; whether the control group received additional therapy (other than not participating in a rehabilitation program) was not reported. Measures were not consistently administered between groups (the SIS was not administered to the control group, functional ADL and IADL measures were not administered to rehabilitation group at the start of the program). The frequency of administration of the outcome measures was not specified.
Haslam & Beaulieu (2007)	To compare the evidence for functional and remedial interventions regarding self-care improvement for people with stroke to establish the best treatment approach	Level I Systematic review $N = 11$ articles. *Databases used*: AMED, CINAHL, MEDLINE, OTseeker.	*Intervention* *Functional*: Repetitive practice of particular tasks—usually ADLs. *Remedial*: Treatment did not occur within the context of activity. *Outcome Measures* • BI • ADL observation • Motor Function Test • FIM.	Strong evidence was found for functional intervention in strategy training and apraxia, and weak evidence was found for half-field eye patching, occupational adaptation, and the FIT program. Only weak evidence was found for remedial interventions for sensorimotor stimulation, trunk rotation, and scanning training. Results were inconclusive because of multiple limitations of and biases in studies.	Only 11 studies were included. The articles included only a limited no. of specific interventions.

(Continued)

Table E4. Evidence for the Effectiveness of Activity- and Occupation-Based Interventions to Improve Areas of Occupation and Social Participation After Stroke *(cont.)*

Author/Year	Study Objectives	Level/Design/Participants	Intervention and Outcome Measures	Results	Study Limitations
			Search terms: cerebrovascular accident, rehabilitation, occupational therapy, treatment outcome, activities of daily living.		
http://dx.doi.org/10.12968/ijtr.2007.14.3.23525					
Hershkovitz, Beloosesky, Brill, & Gottlieb (2004)	To determine whether a rehabilitation day hospital program is associated with reduced handicap level of stroke patients	Level III Nonrandomized before and after $N = 81$ participants 4–12 wk poststroke, referred from acute inpatient and rehab settings (M age = 71 for men, 69 for women).	Dates: 1993–2007. *Intervention* Standard care at specific day hospital rehabilitation program included individual or group OT (e.g., ADLs and IADLs, greenhouse gardening, safety education) for 30 min, 1–3×/wk. The relationship between the LHS and other outcome measures and the effect of demographics on LHS scores were also examined. *Outcome Measures* • LHS • FIM • NEADL.	Significant improvement was found in functional independence and occupation from admission to day hospital rehabilitation program to discharge.	Sensitivity of measures (FIM) Treatment between participants varied, and amount of OT received (compared with other therapy) was not reported.
http://dx.doi.org/10.1191/0269215504cr731oa					
Katz et al. (2005)	To determine whether computer desktop–based interactive VR is an effective mode to train people with USN after right-hemisphere stroke compared with CS tasks	Level I RCT $N = 19$ people with 1st right-hemisphere stroke with persistent USN, all right handed, using wheelchair for mobility and having difficulty crossing streets. VR, $n = 11$ (M age = 62.4 yr). CS, $n = 8$ (M age = 63.3 yr).	*Intervention* VR: Superscape's 3D Webmaster program on desktop with graded difficulty; user decides when it is safe to cross street. CS: Computer-based visual scanning tasks. *Outcome Measures* • USN measured by observed ADL checklist (scored 0–30, on which a lower score means no or low USN) • VR street crossings • Real street crossing measured by OT.	Both groups scored significantly better on the ADL checklist. Only the VR group was significantly better at VR street crossing. The VR group had many fewer accidents than the CS group when virtually crossing the street. The VR group did increase looking to the left in the real street crossing (not significantly), unlike the CS group. Decision time, however, did not change for the VR group and decreased for the CS group.	The VR group had more severe USN at pretest than the CS group. The sample size was small. The long-term effects were unknown (tested just 1 wk posttraining).
http://dx.doi.org/10.1080/09638280500076079					

Kendall et al. (2007)	To determine the utility of the CDSMP to promote psychosocial recovery for people with stroke	Level I RCT $N = 100$ people; all had sustained a stroke within the past few mo; no previous stroke, dementia, or psychiatric illness; sufficient English skills; expected to be discharged to own home or a family member's and had a family member or friend participating with them. CDSMP, $n = 58$ (M age = 66.38 yr). Control, $n = 42$ (M age = 66.36 yr).	*Intervention* *CDSMP group*: Program delivered in community setting and facilitated by trained health professionals. Participants also received standard postdischarge rehabilitation. *Control group*: Received standard postdischarge rehabilitation. *Outcome Measures* • SSQOL • Self-Efficacy Scale.	Family roles and fine motor tasks showed a significant interaction. CDSMP group tended to have a stable level of adjustment compared with the control group, which showed early declines, except at Time 4, when both groups were at the same level of function. Main effects were seen in functional independence, less so in the Physical domains of the SSQOL. Mood, thinking, social roles, and self-efficacy were not affected, but self-efficacy was significantly connected to all SSQOL outcome variables.	Pretesting indicated that the control group had lower levels of self-efficacy. Attrition rate was high. Control conditions were not described.

http://dx.doi.org/10.1016/j.socscimed.2006.09.012

| Kim et al. (2007) | To test the efficacy of VR as a training tool to rehabilitate USN in people after stroke | Level II

Cohort design

$N = 50$ people; those in the VR group had right-hemisphere damage, left USN, scored >21 on the Mini-Mental State Examination; remaining participants were healthy normal adults.

VR group, $n = 10$ (M age = 51.4 yr).

Control computer group, $n = 20$ (M age = 29.7 yr).

Control no-computer group, $n = 20$ (M age = 59.8 yr). | *Intervention*

VR: Program using head-mounted VR display and auditory and visual cuing during street-crossing training.

Control computer group: Group receiving no intervention but which served to "test the effect of the computer ability in the virtual environment training system."

Control no-computer group: Control group for the treatment group.

Groups' outcomes were recorded for 60 trials. | A significant difference was found between the treatment group and the control no-computer group on all outcome measures. The VR group had a significantly slower response time to the left than to the right, whereas the control no-computer group showed no significant difference between left and right response time. A significant correlation was found between VR and a commonly used line bisection test used to train clients in visual scanning to treat USN. Computer experience was not a significant factor. | The control group conditions were not clearly described.

The control group self-reported on computer ability. |

(Continued)

Table E4. Evidence for the Effectiveness of Activity- and Occupation-Based Interventions to Improve Areas of Occupation and Social Participation After Stroke (cont.)

Author/Year	Study Objectives	Level/Design/Participants	Intervention and Outcome Measures	Results	Study Limitations
			Outcome Measures • Deviation angle (how much head moved from center) • Reaction time • No. of visual cues • No. of auditory cues • Failure rate (% of failed street crossings).		
http://dx.doi.org/10.1089/cpb.2006.9998					
Legg, Drummond, & Langhorne (2006)	To determine whether OT focused on personal ADLs improves outcomes after stroke	Level I Systematic review N = 9 RCTs. *Databases used:* Cochrane Stroke Group Trials Register, Cochrane Central Register of Controlled Trials, MEDLINE (1966–2006), EMBASE (1980–2006), 8 other databases with varying search dates. Hand-searched 20 OT-focused journals.	*Interventions* All treatment group interventions were (1) home based, (2) focused on practice of or improvement in ADLs, and (3) provided and supervised by an OT. *Outcome Measures* • BI • FIM • *Extended ADL independence:* NEADL, death, or a poor outcome.	OT focused on ADL performance was associated with greater independence on ADL scales compared with usual care or no care in 8 trials. Odds of death or a poor outcome were significantly lower for those receiving ADL-focused OT in 7 trials. Participants receiving ADL-focused OT were more independent in extended ADLs in 6 trials.	The review included only Level I research. The conclusions are only applicable to those receiving home-based, ADL-focused OT post-stroke.
http://dx.doi.org/10.1002/14651858.CD003585.pub2					
Legg et al. (2007)	To determine whether OT focused on ADLs improves ADL independence poststroke	Level I Systematic review N = 9 RCTs. *Databases used:* Cochrane Stroke Group Trials Register, Cochrane Central Register of Controlled Trials, MEDLINE (1966–2006), EMBASE (1980–2006), 8 other databases with varying search dates.	*Interventions* Interventions (1) focused on ADLs and (2) provided and supervised by an OT. *Outcome Measures* • BI • FIM • *Extended ADL independence:* NEADL, death, or a poor outcome.	OT focused on ADL performance was associated with greater independence on ADL scales compared with usual care or no care in 8 trials. Odds of death or a poor outcome were significantly lower for those receiving ADL-focused OT in 7 trials. Participants receiving ADL-focused OT were more independent in extended ADLs in 6 trials.	The review included only Level I research. The conclusions are only applicable to those receiving home-based, ADL-focused OT post-stroke.
http://dx.doi.org/10.1136/bmj.39343.466863.55					

Legg & Langhorne (2004)	To determine whether outpatient rehabilitation services affect stroke recovery of patients who have returned home	Level I Systematic review $N = 14$ RCTs comparing home-based rehabilitation with usual care or no routine care in participants <1 yr poststroke. *Databases used:* Cochrane Central Register of Controlled Trials, MEDLINE, CINAHL, PsycLIT, EMBASE, and additional databases with varying search dates.	*Intervention* Home-based rehabilitation provided by OTs (8 trials), PTs (2 trials), or an interdisciplinary team (4 trials). *Outcome Measures* • *Deterioration:* Includes death, deterioration in ADL performance, ADL dependence at follow-up, or requiring institutional care at follow-up. • *ADL independence level performance at follow-up:* BI.	In 6 trials, therapy-based rehabilitation reduced participants' odds of deterioration. In 12 trials, ADL independence improved among surviving participants in the intervention groups, but this improvement (equated to roughly 1 point on the BI) may not be clinically significant.	The review included only Level I research. Heterogeneity of trials suggests that the types of interventions may differ in their effects.
http://dx.doi.org/10.1016/S0140-6736(04)15434-2					
Logan et al. (2004)	To evaluate an OT intervention leading to improved outdoor mobility for people poststroke	Level I RCT $N = 168$ community-dwelling people who experienced a stroke ≤6 mo. Outdoor mobility, $n = 86$ (M age = 74 yr). Control, $n = 82$ (M age = 74 yr).	*Intervention* *Outdoor mobility:* Received information regarding resuming driving, alternative to driving, use of AT, overcoming fear, etc. *Control:* Received leaflets describing local transport services for people with disabilities. *Outcome Measures* • BI • *NEADL:* "Do you get out of the house as much as you would like?" "How many outdoor journeys have you taken in the past month?"	Significant differences were seen at both 4 and 10 mo, with the outdoor mobility group having more outdoor journeys in the past month. At 4 mo, only the mobility scores on the NEADL were significantly higher in the outdoor mobility group. Notably, at 10 mo, no significant difference was found in NEADL scores.	The outdoor mobility group received a larger therapy dosage than the control group.
http://dx.doi.org/10.1136/bmj.38264.679560.8F					

(Continued)

Table E4. Evidence for the Effectiveness of Activity- and Occupation-Based Interventions to Improve Areas of Occupation and Social Participation After Stroke (cont.)

Author/Year	Study Objectives	Level/Design/Participants	Intervention and Outcome Measures	Results	Study Limitations
Mew (2010)	To compare NM and FA to rehabilitate lower-limb dressing of people in the subacute phase of stroke recovery	Level I RCT; pilot $N = 4$ people who had acute stroke and sensorimotor deficit. FA (treatment) group, $n = 1$ (age = 73 yr). NM (control) group, $n = 3$ (ages = 79, 76, and 82 yr).	*Intervention* *FA group:* Focused on achieving independence by using compensatory strategies, environmental adaptations, and aids. *NM group:* Similar to Bobath concept; used handling skills to normalize tone and alignment and avoid abnormal or effortful movements. Both groups received treatment 3×/wk for ≤8 wk. *Outcome Measures* • Nottingham Stroke Dressing Assessment • Rivermead Motor Assessment • COPM.	Descriptive statistics and single-case data showed that all patients improved in dressing independence. NM patients were independent by the end of the study, whereas the FA patient improved at a faster rate but was more dependent. A decline was noted in the FA patient's importance, performance, and satisfaction scores regarding dressing independence. NM patients had faster motor recovery, but it was associated with more therapy. The FA patient achieved independence faster with less therapy, but it was not associated with motor recovery.	Small sample did not allow for determination of significance or valid comparison of groups. There was potential recruitment bias; completion of the recruitment recording sheet was unreliable. There was an intensity effect for the control group.

http://dx.doi.org/10.4276/030802210X12658062793807

| Mount et al. (2007) | To compare the efficacy of errorless learning vs. trial-and-error learning when teaching ADLs to people with acute stroke with or without explicit memory impairments | Level III

Pretest–posttest

$N = 33$ people, 14 without intact memory and 19 with intact memory (M age = 63 yr).

Participants served as their own control. | *Intervention*
Participants learned 2 tasks (preparing a wheelchair for transfer or putting on a sock using a sock donner), using errorless learning or trial-and-error learning at random. The study also looked at carryover effects.

Outcome Measures
• *Retention:* Completion of tasks without verbal or physical cues 2 consecutive times.
• *Postretention:* Similar task performed; no. of correct steps and errors were recorded.
• *Carryover:* No physical or verbal cues given and all steps correct. | No significant differences were found in the effectiveness of instructional methods regarding clients' ability to perform functional tasks with or without explicit memory problems. Trial-and-error learning did significantly improve carryover effects for sock-donning task only; memory status was not a significant factor in this. Significant differences were found between the wheelchair task and the sock-donning task in proportion of errors of action and errors of no response. | Improvement may have been due to recovery from stroke.

The sample size was small.

Time of treatment (4:00 or 5:00 p.m.) was late in the day.

Treatment was of short duration (because of fatigue and commitments)—only 7 days total. |

Mountain et al. (2010)	To test the ability of people with stroke to safely learn how to use a power wheelchair	Level III Pretest–posttest $N = 10$ people in inpatient rehabilitation, 6 with neglect, 4 without (M age = 67.1 yr).	*Intervention* *Wheelchair Skills Program:* Training using motor learning principles and specific program content. Five 30-min training sessions over 13 days. *Outcome Measure* Wheelchair Skills Test given pretraining and 3 days posttraining	The significant difference between pretraining and posttraining tests indicated improvement in performance. No significant difference was found in improvement when comparing clients with neglect and clients without neglect.	A convenience sample was used. The sample size was small. There was no control group. Neurological recovery could account for improvement in scores. There was a potential selection bias. There was an expectation bias (no blinding that participants were doing training). No clear explanation of what training included was provided.
http://dx.doi.org/10.1016/j.apmr.2009.12.011					
Pettersson, Törnquist, & Ahlström (2006)	To compare activity limitations and restricted participation from the perspective of people with stroke before and after using an outdoor power wheelchair (or three-wheeled electric scooter)	Level III Pretest–posttest $N = 32$ people with M stroke onset of 24 mo (M age = 67 yr).	*Intervention* Use of power wheelchair or three-wheeled electric scooter. *Outcome Measures* Individually prioritized problem assessment: Face-to-face interviewing, identification of a maximum of 7 participation problems client wants to be eliminated with device, WHODAS II. Tested before and then again 3–5 mo after having device.	A significant positive effect size was seen in community domain (social and civic life on the Individually Prioritized Problem Assessment). Significant positive changes were also seen on the WHODAS II overall scale on "getting around" and "self-care."	The WHODAS II does not yet have established psychometric properties in the Swedish context. Participants were not randomly selected. The small sample resulted in weak statistical power. Differences in wheelchair use because of the individualization needed in this experiment were not controlled for.
http://dx.doi.org/10.1080/17483100600757841					

(Continued)

Table E4. Evidence for the Effectiveness of Activity- and Occupation-Based Interventions to Improve Areas of Occupation and Social Participation After Stroke (cont.)

Author/Year	Study Objectives	Level/Design/Participants	Intervention and Outcome Measures	Results	Study Limitations
Polatajko, McEwen, Ryan, & Baum (2012) http://dx.doi.org/10.5014/ajot.2012.001784	To determine the difference in performance improvements on self-selected goals between the CO–OP and standard OT	Level I RCT; pilot $N = 8$ people ≥ 6 mo poststroke, living in community, with an NIHSS score of ≤ 13. CO–OP group, $n = 4$ (M age not given). Standard OT group, $n = 4$ (M age not given).	*Intervention* CO–OP group: Client-directed, guided discovery by therapist, goal–plan–do–check process. Standard OT group: Therapist driven, emphasis on impairment level. Both interventions given by trained OTs for 10 1-hr sessions. *Outcome Measures* • PQRS • COPM.	Significant difference in positive direction was seen in both PQRS and COPM performance. No difference was seen on COPM Satisfaction.	The sample size was small. Assessment administration was not blinded. There was a high withdrawal rate of participants who had significantly poorer scores on neuropsychological tests. There was a potential scoring bias; treating therapists also administered outcome measures. Description of sample was not given.
Rand, Weiss, & Katz (2009) http://dx.doi.org/10.5014/ajot.63.5.535	To assess the potential of a VR supermarket program (VMall) as an intervention for EF and multitasking deficits after stroke and to assess stroke survivors' multitasking abilities during virtual and real-life shopping tasks	Level III Pretest–posttest study $N = 4$ participants discharged home, with deficits in EF (age range = 53–70; 5–27 mo poststroke).	*Intervention* 10 60-min sessions with an OT using a VR system over 3 wk. Participants manually interacted with a virtual environment on a video screen. In each session, participants used VMall for 45 min and other multitasking VR programs for 15 min. Assessments occurred pre- and postintervention, using altered versions to avoid a learning effect. *Outcome Measures* • MET–HV • VMET (adapted MET for use within VMall) • IADL Questionnaire.	The study reported improvement on most components of the MET–HV and VMET for all participants from preintervention to postintervention. No significance levels were reported. There was no significant improvement in general IADL performance.	The sample was small and had a wide range in time poststroke. There was no control group. The intervention period was short. The MET outcome measures were nonstandardized, and no psychometrics were reported. The IADL outcome measure was not sensitive to small changes in independence levels.

Sahebalzamani, Aliloo, & Shakibi (2009)	To explore the efficacy of self-care education in rehabilitation for stroke patients	Level V RCT $N = 80$ hemiplegic stroke patients. Intervention group, $n = 40$. Control group, $n = 40$.	*Intervention group*: 6–8 120-min self-care education sessions over 45 days in addition to usual self-care education and pamphlets at hospital discharge. *Control group*: Usual self-care education and pamphlets at hospital discharge. Both groups were assessed preintervention and 45 days after hospital discharge. *Outcome Measures* • Katz Basic ADL scales • Lawton-Brody IADL Scale.	Case group improved relative to the control group on every item of the ADL and IADL scales (except urine and stool control) at follow-up.	The follow-up period was short. The description of the educational intervention program was incomplete. The study did not describe the outcome assessors; they may not have been blinded to the group allocations.
Saposnik et al. (2010)	To assess the feasibility and safety of a VR Nintendo Wii (VR Wii) intervention in improving upper-extremity motor functioning compared with RT	Level I RCT $N = 22$ participants <6 mo poststroke; 6 dropped out by the follow-up period VR Wii, $n = 9$ (M age = 55 yr). RT, $n = 7$ (M age = 67 yr).	*Intervention* *VR Wii group*: Seated VR gaming simulations of sports or cooking. *RT group*: Seated table games such as cards, bingo, or Jenga. Both groups received 8 60-min sessions in addition to usual care in the inpatient setting (1 hr of PT and OT/day). *Outcome Measures* • WMFT • SIS.	No significant differences were found between treatment groups immediately postintervention. The VR Wii group took significantly less time to complete the WMFT at 4 wk than at baseline. The VR Wii group's WMFT performance at 4 wk was significantly better than that of the RT group, controlling for age, baseline functional status (WMFT), and stroke severity. The RT group improved on the SIS composite function variable at 4 wk compared with baseline.	The sample size was small. The study was not powered to detect significant differences. Participants could not be blinded to treatment group. The study had a 27% attrition rate (6/22). The intervention and follow-up periods were short.

http://dx.doi.org/10.1161/STROKEAHA.110.584979

(Continued)

Table E4. Evidence for the Effectiveness of Activity- and Occupation-Based Interventions to Improve Areas of Occupation and Social Participation After Stroke (cont.)

Author/Year	Study Objectives	Level/Design/Participants	Intervention and Outcome Measures	Results	Study Limitations
Schmid et al. (2012) http://dx.doi.org/10.1161/STROKEAHA.112.658211	To develop and evaluate the effect of an 8-wk yoga-based rehabilitation intervention on balance, balance self-efficacy, FoF, and QOL in people with chronic stroke	Level I RCT N = 47 veteran and nonveteran participants with chronic stroke (> 6 mo). Group yoga, n = 37 (M age = 63.9 yr). Control, n = 10 (M age = 60.2 yr).	Intervention Group yoga: 1-hr session 2×/week for 8 wk. Participants assigned to 1 of 5 groups consisting of ≤10 people. Groups 1–4 included veterans only; Group 5 included veterans and nonveterans. Intervention developed by yoga therapist and rehabilitation team to include modified postures, breathing, and meditation. Control: Usual care (did not receive stroke-related rehabilitation). Outcome Measures • mRS • Berg Balance Scale • Activities-specific Balance Confidence Scale (used to measure balance self-efficacy) • SSQOL (yes–no question to evaluate FoF).	No significant differences in outcomes were found between groups from baseline to 8 wk. No significant differences were found in outcomes in the control group from baseline to 8 wk. Within the yoga group, no significant differences were found on BBS, mRS, and FoF scores from baseline to 8 wk.	The assessment administrator was not blinded to participant groups. The sample size was small. Enrollment of women was low. The FoF measure (single yes–no question) was not standardized. The mRS had a floor effect. The analysis of group yoga included 2 groups that completed different yoga protocols (group yoga vs. group yoga plus at-home relaxation).
Söderström, Pettersson, & Leppert (2006) http://dx.doi.org/10.1111/j.1467-9450.2006.00550.x	To evaluate the predictive value of a neuropsychological testing battery for determining driving performance poststroke and to determine whether people who initially failed an on-road driving test poststroke could improve test performance after behind-the-wheel training	Level III Pretest–posttest study N = 15 participants from a larger study who failed an on-road driving test. Larger study characteristics: N = 34 (M age = 54 yr; 1.4–14 mo poststroke).	Intervention Training intervention took place through a contracted driving school and included a 2-hr classroom driving class and 6–12 hours of behind-the-wheel, supervised driving practice. Outcome Measures Driving was reassessed after the initial test failure, on average, on performance in a follow-up on-road driving test, using a car adapted for hemiparesis. Outcome was pass–fail.	Of the participants, 87% (13/15) passed the driving test after the intervention. No significance level reported.	The sample size was small. The characteristics of the 15 participants were not described. Neurological recovery could have fueled participants' improvement on the driving assessment.

Song, Oh, Kim, & Seo (2011)	To evaluate the effect of a sexual rehabilitation intervention program on sexual knowledge, frequency, and satisfaction in stroke populations	Level I RCT $N = 46$ stroke patients and their spouses (age range = 40–46). Treatment, $n = 24$. Wait-list control, $n = 22$.	*Intervention* Poststroke sexual rehabilitation intervention provided by the interventionist at hospital discharge, including education on a healthy sexual life, sexual activity poststroke, and suggested strategies for minimizing sexual dysfunction. Both groups assessed preintervention and 1 mo postintervention. *Outcome Measures* • 10 items related to satisfaction from the Derogatis Sexual Functioning Inventory • Frequency of participation in 6 independent and mutual sexual activities.	The treatment group reported greater satisfaction and higher frequency of sexual activity, including intercourse.	The outcome measures were self-report only. The study had low generalizability because of the small, homogeneous sample.
http://dx.doi.org/10.3233/NRE-2011-0642					
Sonoda, Saitoh, Nagai, Kawakita, & Kanada (2004)	To validate the FIT rehabilitation program for hemiplegic stroke patients in terms of ADL functioning at discharge	Level II Nonrandomized controlled study $N = 106$ hemiplegic stroke patients admitted to a rehabilitation program 30–80 days poststroke. Treatment, $n = 58$. Control, $n = 48$.	*Intervention* *Experimental group:* High-frequency OT and PT (7 days/wk). Nursing staff encouraged participants to increase intensity of exercise and activity by (1) spending more time in common spaces and (2) performing ADLs as independently as possible. *Control group:* 40 min each of OT and PT 5 days/wk. This treatment focused on gait and exercise related to ADLs. *Outcome Measures* FIM and FIM efficiency (participants' improvement in FIM score divided by length of stay)	The FIT group demonstrated greater independence in ADLs on the FIM than the control group at discharge. The FIT group had a significantly better FIM Efficiency score than the control group.	Behavioral data supporting the general description of increased intensity of exercise and activity through the FIT program were not quantitatively tracked. It is unclear whether or how much of the FIT group's FIM improvements resulted from the increased therapy dose vs. the proposed increase in intensity of exercise and activity each day.
http://dx.doi.org/10.1097/01.PHM.0000107481.69424.E1					

(Continued)

Table E4. Evidence for the Effectiveness of Activity- and Occupation-Based Interventions to Improve Areas of Occupation and Social Participation After Stroke *(cont.)*

Author/Year	Study Objectives	Level/Design/Participants	Intervention and Outcome Measures	Results	Study Limitations
Taylor-Piliae & Coull (2012) http://dx.doi.org/10.1177/0269215511419381	To assess the safety and feasibility of a Tai Chi program in people ≥3 mo poststroke	Level I RCT $N = 28$ people poststroke. Tai Chi, $n = 16$ (M age = 72.8 yr). Control, $n = 12$ (M age = 64.5 yr).	*Intervention* *Tai Chi group:* 36 60-min modified Tai Chi classes over 12 wk. *Control group:* Received information about community-based exercise programs for older adults, weekly check-in calls from study staff, and an exercise DVD and booklet at study completion. *Outcome Measures* • Pittsburgh Sleep Quality Index, a self-report measure of sleep quality • SF-36.	No significant improvements were found in the Tai Chi group relative to the control group in sleep quality or QOL. A power analysis suggested a group size of $N = 52$ to determine significance in QOL using the SF-36.	The sample size was small. Participants were recruited through flyers at outpatient rehabilitation facilities, which may limit generalizability to a more active, involved population.
Teasell, Foley, Bhogal, Chakravertty, & Bluvol (2005) http://dx.doi.org/10.1017/S0317167100004534	To describe the rehabilitation program at 1 specialized "slow-stream" stroke facility and to create a prediction model for discharge destination from the facility	Level III Pretest–posttest study $N = 196$ stroke patients with profound disability, admitted to the Stroke Rehabilitation Unit from 1996 to 2001 (M age = 72 yr; <6 mo poststroke).	*Intervention* Rehabilitation program focusing on individualization and goal attainment with an interdisciplinary team (physician, PT, OT, speech therapist, dietitian, recreation therapist, and rehabilitation therapist). Program involved families and stressed community reintegration. Participants were assessed at admission and discharge, according to retrospective mining of treatment records. *Outcome Measure* FIM	Participants demonstrated greater independence in ADLs on the FIM at discharge than at admission.	Unclear whether or how much changes in FIM scores resulted from the specialized rehabilitation program vs. usual care or natural neurological recovery. Actual patient use of the independent living unit for skill practice was not tracked.

Walker et al. (2004)	To review evidence regarding the efficacy of community OT for stroke patients	Level I Systematic review and meta-analysis $N = 8$ trials with 1,143 participants (602 men, 541 women).	*Intervention* Researchers reviewed randomized controlled trials using Cochrane methodology. They focused on individual data rather than group data. *Outcome Measures* • Extended ADLs (NEADL) • Personal ADLs (BI or Rivermead ADL Scale) • General health (GHQ) • Leisure activity (NLQ) • Death.	Participants receiving OT had higher scores on the NEADL and NLQ at the end of the intervention and the end of the trial than participants receiving usual care. Participants receiving OT that emphasized ADLs had higher scores on the NEADL and a significant 29% reduction in odds of activity limitation (assessed using BI or Rivermead ADL Scale at the end of intervention).	Study is of good quality.
http://dx.doi.org/10.1161/01.STR.0000137766.17092.fb					
Wilkins, Jung, Wishart, Edwards, & Norton (2003)	To determine the effectiveness of education and functional training programs in improving occupational performance and QOL for older adults	Level I Systematic review $N = 17$. Stroke, $n = 11$. Falls prevention, $n = 5$. Rheumatoid arthritis, $n = 1$. *Databases used:* MEDLINE, CINAHL, Cochrane Database of Systematic Reviews, Best Evidence, PsycAbstracts, PsycINFO, Social Science Citation Index, Sociological Abstracts, AGELINE.	*Intervention* Stroke-specific interventions subdivided into 3 categories: general skills, specific skills (i.e., leisure and dressing), and rehabilitation. *Outcome Measures* Participation in ADLs or self-care, productivity and leisure, environmental conditions	Support was found for the effectiveness of OT education and functional training programs. Client-centered, community-based OT can reduce hospital readmission and improve short-term ADL performance. Short community-based interventions focused on specific issues are more effective than those covering a broad range of performance issues. The results concerning the effectiveness of leisure interventions were inconclusive.	Studies were only included if part of the sample was ≥65 yr old. Studies were limited to community-based or outpatient programs. The articles included had possible limitations: not specific about standard OT intervention, lack of follow-up, and possible cointervention and contamination. Specific outcome measures were not reported.
http://dx.doi.org/10.1177/000841740307000405					

(Continued)

Table E4. Evidence for the Effectiveness of Activity- and Occupation-Based Interventions to Improve Areas of Occupation and Social Participation After Stroke *(cont.)*

Author/Year	Study Objectives	Level/Design/Participants	Intervention and Outcome Measures	Results	Study Limitations
Yip & Man (2009)	To test the usability and efficacy of a VR-based cognitive rehabilitation program to train people with stroke or TBI in community-living skills	Level III Quasi before and after testing; pilot $N = 4$ people from a local rehabilitation center who had stroke or TBI but were medically stable, had complaints of cognitive deficits affecting community integration, had attention span $\geq$3 minutes, no visual perceptual deficits, no similar VR training.	*Intervention* VR: Computer training focused on traveling by bus and grocery shopping, 10 sessions 3×/wk, 35–40 min/session. *Outcome Measures* • Parameters provided in software: distance traveled, time taken, dangerous behavior • Checklist to rate skills in real environment • Self-efficacy questionnaire • Lawton IADLs.	No significance differences were found between groups. Positive training effects were seen in outcomes. There was a reduction in distance traveled as well as time to navigate and finish the task.	The small sample size did not allow for determination of significance. The sample was one of convenience. There was possible rater bias (researchers also served as raters). The pre- and posttreatment measurements were identical, suggesting a practice effect.

http://dx.doi.org/10.3109/02699050903379412

Note. ACS = Activity Card Sort; ADLs = activities of daily living; AT = assistive technology; BI = Barthel Index; CCSCI = client-centered self-care intervention; CDSMP = Chronic Disease Self-Management Program; CO-OP = Cognitive Orientation to daily Occupational Performance; COPM = Canadian Occupational Performance Measure; CS = computer scanning; CTM = conventional treatment model; EF = executive functioning; ESUS = extended stroke unit service; FA = functional approaches; FIT = Full-time Integrated Treatment; FoF = fear of falling; GHQ = General Health Questionnaire; HRQOL = health-related quality of life; IADLs = instrumental activities of daily living; LHS = London Handicap Scale; LiSat = Life Satisfaction Questionnaire; M = mean; MET–HV = Multiple Errands Test, Hospital Version; MMSE = Mini-Mental State Examination; mRS = Modified Rankin Scale; NEADL = Nottingham Extended ADL Index; NHP = Nottingham Health Profile; NIHSS = National Institutes of Health Stroke Scale; NLQ = Nottingham Leisure Questionnaire; NM = normal movement; OSUS = ordinary stroke unit service; OT = occupational therapy/occupational therapist; PQRS = Performance Quality Rating Scale; PT = physical therapy/physical therapist; QOL = quality of life; RCT = randomized controlled trial; RT = recreational therapy; SIPSO = Subjective Index of Physical and Social Outcome; SIS = Stroke Impact Scale; SSQOL = Stroke Specific Quality of Life Scale; TBI = traumatic brain injury; TRIP = Test Ride for Investigating Practical fitness to drive; USN = unilateral spatial neglect; VMET = Virtual Multiple Errands Test; VR = virtual reality; WHODAS II = World Health Organization Disability Assessment Schedule II; WHOQOL–BREF = World Health Organization Quality of Life Scale–BREF; WMFT = Wolf Motor Function Test.

Parts of this table were originally published in "Effectiveness of Occupation-Based Interventions to Improve Areas of Occupation and Social Participation After Stroke: An Evidence-Based Review," by T. J. Wolf, A. Chuh, T. Floyd, K. McInnis, and E. Williams, 2015. *American Journal of Occupational Therapy, 69,* 6901180060. http://dx.doi.org/10.5014/ajot.2015.012195. Copyright © 2015 by the American Occupational Therapy Association. Used with permission.

This table is a product of AOTA's Evidence-Based Practice Project and AOTA Press and is copyright © 2015 by the American Occupational Therapy Association. It may be freely reproduced for personal use in clinical or educational settings as long as the source is cited. All other uses require written permission from the American Occupational Therapy Association. To apply, visit http://www.copyright.com.

Literatur

Abizanda, P., León, M., Domínguez-Martín, L., Lozano-Berrio, V., Romero, L., Luengo, C., ... Martín-Sebastiá, E. (2011). Effects of a short-term occupational therapy intervention in an acute geriatric unit: A randomized clinical trial. *Maturitas, 69,* 273–278. http://dx.doi.org/10.1016/j.maturitas.2011.04.001

Acar, M., & Karatas, G.K. (2010). The effect of arm sling on balance in patients with hemiplegia. *Gait and Posture, 32,* 641–644. http://dx.doi.org/10.1016/j.gaitpost.2010.09.008

Accreditation Council for Occupational Therapy Education. (2012). 2011 Accreditation Council for Occupational Therapy Education (ACOTE®) standards. *American Journal of Occupational Therapy, 66* (Suppl.), S6–S74. http://dx.doi.org/10.5014/ajot.2012.66S6

Ada, L., Dorsch, S., & Canning, C.G. (2006). Strengthening interventions increase strength and improve activity after stroke: A systematic review. *Australian Journal of Physiotherapy, 52,* 241–248. http://dx.doi.org/10.1016/S0004-9514(06)70003-4

Allison, R., & Dennett, R. (2007). Pilot randomized controlled trial to assess the impact of additional supported standing practice on functional ability post stroke. *Clinical Rehabilitation, 21,* 614–619. http://dx.doi.org/10.1177/0269215507077364

Alon, G., Levitt, A.F., & McCarthy, P.A. (2007). Functional electrical stimulation enhancement of upper extremity functional recovery during stroke rehabilitation: A pilot study. *Neurorehabilitation and Neural Repair, 21,* 207–215. http://dx.doi.org/10.1177/1545968306297871

Alon, G., Levitt, A.F., & McCarthy, P.A. (2008). Functional electrical stimulation (FES) may modify the poor prognosis of stroke survivors with severe motor loss of the upper extremity: A preliminary study. *American Journal of Physical Medicine and Rehabilitation, 87,* 627–636. http://dx.doi.org/10.1097/PHM.0b013e31817fabc1

American Heart Association. (2013). *Heart disease and stroke statistics—2013 update.* Dallas, TX: Author.

American Medical Association. (2014). *Current procedural terminology (CPT) 2015 standard.* Chicago: American Medical Association Press.

American Occupational Therapy Association. (1989). Uniform terminology for occupational therapy—Second edition. *American Journal of Occupational Therapy, 43,* 808–815. http://dx.doi.org/10.5014/ajot.43.12.808

American Occupational Therapy Association. (1994). Unifor m terminology for occupational therapy — Third edition. *American Journal of Occupational Therapy, 48,* 1047–1054. http://dx.doi.org/10.5014/ajot.48.11.1047

American Occupational Therapy Association. (2002). Occupational therapy practice framework: Domain and process. *American Journal of Occupational Therapy, 56,* 609–639. http://dx.doi.org/10.5014/ajot.56.6.609

American Occupational Therapy Association. (2006). Policy 1.44: Categories of occupational therapy personnel. In *Policy manual* (2013 ed., pp. 32–33). Bethesda, MD: Author.

American Occupational Therapy Association. (2008). Occupational therapy practice framework: Domain and process (2nd ed.). *American Journal of Occupational Therapy, 62,* 625–683. http://dx.doi.org/10.5014/ajot.62.6.625

American Occupational Therapy Association. (2013). Telehealth. *American Journal of Occupational Therapy, 67* (Suppl.), S69–S90. http://dx.doi.org/10.5014/ajot.2013.67S69

American Occupational Therapy Association. (2014a). Guidelines for supervision, roles, and responsibilities during the delivery of occupational therapy services. *American Journal of Occupational Therapy, 68* (Suppl. 3), S16– S22. http://dx.doi.org/10.5014/ajot.2014.686S03

American Occupational Therapy Association. (2014b). Occupational therapy practice framework: Domain and process (3rd ed.). *American Journal of Occupational Therapy, 68,* (Suppl. 1), S1–S48. http://dx.doi.org/10.5014/ajot.2014.682006

Angeli, V., Benassi, M.G., & Làdavas, E. (2004). Recovery of oculo-motor bias in neglect patients after prism adaptation. *Neuropsychologia, 42,* 1223–1234. http://dx.doi.org/10.1016/j.neuropsychologia.2004.01.007

Árnadóttir, G. (1990). *The brain and behavior: Assessing cortical dysfunction through activities of daily living.* St. Louis, MO: Mosby/Elsevier.

Arya, K.N., Verma, R., Garg, R.K., Sharma, V.P., Agarwal, M., & Aggarwal, G.G. (2012). Meaningful task-specific training (MTST) for stroke rehabilitation: A randomized controlled trial. *Topics in Stroke Rehabilitation, 19,* 193–211. http://dx.doi.org/10.1310/tsr1903-193

Askim, T., Rohweder, G., Lydersen, S., & Indredavik, B. (2004). Evaluation of an extended stroke unit service with early supported discharge for patients living in a rural community: A randomized controlled trial. *Clinical Rehabilitation, 18,* 238–248. http://dx.doi.org/10.1191/0269215504cr752oa

Au-Yeung, S. S., Hui-Chan, C. W., & Tang, J. C. (2009). Shortform Tai Chi improves standing balance of people with chronic stroke. *Neurorehabilitation and Neural Repair, 23,* 515–522. http://dx.doi.org/10.1177/1545968308326425

Azab, M., Al-Jarrah, M., Nazzal, M., Maayah, M., Sammour, M. A., & Jamous, M. (2009). Effectiveness of constraintinduced movement therapy (CIMT) as home-based therapy on Barthel Index in patients with chronic stroke. *Topics in Stroke Rehabilitation, 16,* 207–211. http://dx.doi.org/10.1310/tsr1603-207

Azouvi, P., Olivier, S., de Montety, G., Samuel, C., Louis-Dreyfus, A., & Tesio, L. (2003). Behavioral assessment of unilateral neglect: Study of the psychometric properties of the Catherine Bergego Scale. *Archives of Physical Medicine and Rehabilitation, 84,* 51–57. http://dx.doi.org/10.1053/apmr.2003.50062

Barclay-Goddard, R., Stevenson, T., Poluha, W., & Thalman, L. (2011). Mental practice for treating upper extremity deficits in individuals with hemiparesis after stroke. *Cochrane Database of Systematic Reviews, 2011,* CD005950. http://dx.doi.org/10.1002/14651858.CD005950.pub4

Barker, R. N., Brauer, S. G., & Carson, R. G. (2008). Training of reaching in stroke survivors with severe and chronic upper limb paresis using a novel nonrobotic device: A randomized clinical trial. *Stroke, 39,* 1800–1807. http://dx.doi.org/10.1161/STROKEAHA.107.498485

Barker-Collo, S. L., Feigin, V. L., Lawes, C. M., Parag, V., Senior, H., & Rodgers, A. (2009). Reducing attention deficits after stroke using attention process training: A randomized controlled trial. *Stroke, 40,* 3293–3298. http://dx.doi.org/10.1161/STROKEAHA.109.558239

Barreca, S., Stratford, P., Lambert, C., Masters, L., & Streiner, D. (2005). Test–retest reliability, validity, and sensitivity of the Chedoke Arm and Hand Activity Inventory: A new measure of upper-limb function for survivors of stroke. *Archives of Physical Medicine and Rehabilitation, 86,* 1616–1622. http://dx.doi.org/10.1016/j.apmr.2005.03.017

Bartels, M. N., Duffy, C. A., & Beland, H. (2015). Pathophysiology, medical management, and acute rehabilitation of stroke survivors. In G. Gillen (Ed.), *Stroke rehabilitation: A function-based approach* (4th ed.). St. Louis, MO: Mosby/Elsevier.

Barzel, A., Liepert, J., Haever nick, K., Eisele, M., Ketels, G., Rijntjes, M., & van den Bussche, H. (2009). Comparison of two types of constraint-induced movement therapy in chronic stroke patients: A pilot study. *Restorative Neurology and Neuroscience, 27,* 673–680.

Baum, C. M., Connor, L. T., Morrison, T., Hahn, M., Dromerick, A. W., & Edwards, D. F. (2008). Reliability, validity, and clinical utility of the Executive Function Performance Test: A measure of executive function in a sample of people with stroke. *American Journal of Occupational Therapy, 62,* 446–455. http://dx.doi.org/10.5014/ajot.62.4.446

Baum, C. M., & Edwards, D. (2008). *Activity Card Sort* (2nd ed.). Bethesda, MD: AOTA Press.

Beck, A. T., Steer, R. A., & Brown, G. K. (1996). *Beck Depression Inventory-II (BDI-II)*. San Antonio, TX: Pearson Education.

Bello, A. I., Rockson, B. E., & Olaogun, M. O. (2009). The effects of electromyographic-triggered neuromuscular electrical muscle stimulation on the functional hand recovery among stroke survivors. *African Journal of Medicine and Medical Sciences, 38,* 185–191.

Benaim, C., Pérennou, D. A., Villy, J., Rousseaux, M., & Pelissier, J. Y. (1999). Validation of a standardized assessment of postural control in stroke patients: The Postural Assessment Scale for Stroke Patients (PASS). *Stroke, 30,* 1862–1868. http://dx.doi.org/10.1161/01.STR.30.9.1862

Benvenuti, F., Stuart, M., Cappena, V., Gabella, S., Corsi, S., Taviani, A., ... & Weinrich, M. (2014). Community-based exercise for upper limb paresis: A controlled trial with telerehabilitation. *Neurorehabilitation and Neural Repair, 28,* 611–620. http://dx.doi.org/10.1177/1545968314521003

Berg, K., Wood-Dauphinee, S., & Williams, J. I. (1995). The Balance Scale: Reliability assessment with elderly residents and patients with an acute stroke. *Scandinavian Journal of Rehabilitation Medicine, 27,* 27–36.

Bergsma, D. P., Leenders, M. J., Verster, J. C., van der Wildt, G. J., & van den Berg, A. V. (2011). Oculomotor behavior of hemianopic chronic stroke patients in a driving simulator is modulated by vision training. *Restorative Neurology and Neuroscience, 29,* 347–359. http://dx.doi.org/10.3233/RNN-2011-604

Bergsma, D. P., & van der Wildt, G. (2010). Visual training of cerebral blindness patients gradually enlarges the visual field. *British Journal of Ophthalmology, 94,* 88–96. http://dx.doi.org/10.1136/bjo.2008.154336

Bhatt, E., Nagpal, A., Greer, K. H., Grunewald, T. K., Steele, J. L., Wiemiller, J. W., ... Carey, J. R. (2007). Effect of finger tracking combined with electrical stimulation on brain reorganization and hand function in subjects with stroke. *Experimental Brain Research, 182,* 435–447. http://dx.doi.org/10.1007/s00221-007-1001-5

Bode, R. K., Heinemann, A. W., Zahara, D., & Lovell, L. (2007). Outcomes in two post-acute non-inpatient rehabilitation settings. *Topics in Stroke Rehabilitation, 14,* 38–47. http://dx.doi.org/10.1310/tsr1401-38

Bohannon, R. W., & Smith, M. B. (1987). Interrater reliability of a Modified Ashworth Scale of muscle spasticity. *Physical Therapy, 67,* 206–207.

Bolognini, N., Vallar, G., Casati, C., Latif, L. A., El-Nazer, R., Williams, J., ... Fregni, F. (2011). Neurophysiological and behavioral effects of tDCS combined with constraintinduced movement therapy in poststroke patients. *Neurorehabilitation and Neural Repair, 25,* 819–829. http://dx.doi.org/10.1177/1545968311411056

Bonaiuti, D., Rebasti, L., & Sioli, P. (2007). The constraint induced movement therapy: A systematic review of randomised controlled trials on the adult stroke patients. *Europa Medicophysica, 43,* 139–146.

Boter, H.; HESTIA Study Group. (2004). Multicenter randomized controlled trial of an outreach nursing support program for recently discharged stroke patients. *Stroke, 35,* 2867–2872. http://dx.doi.org/10.1161/01.STR.0000147717.57531.e5

Bovend'Eerdt, T. J., Dawes, H., Sackley, C., Izadi, H., & Wade, D. T. (2010). An integrated motor imagery program to improve functional task performance in neurorehabilitation: A single-blind randomized controlled trial. *Archives of Physical Medicine and Rehabilitation, 91,* 939–946. http://dx.doi.org/10.1016/j.apmr.2010.03.008

Bowen, A., Knapp, P., Gillespie, D., Nicolson, D. J., & Vail, A. (2011). Non-pharmacological interventions for perceptual disorders following stroke and other adultacquired, non-progressive brain injury. *Cochrane Database of Systematic Reviews, 2011,* CD007039. http://dx.doi.org/10.1002/14651858.CD007039.pub2

Bowen, A., & Lincoln, N. B. (2008). Cognitive rehabilitation for spatial neglect following stroke. *Cochrane Database of Systematic Reviews, 2008,* CD003586. http://dx.doi.org/10.1002/14651858.CD003586.pub2

Braun, S. M., Beurskens, A. J., Kleynen, M., Oudelaar, B., Schols, J. M., & Wade, D. T. (2012). A multi-centered randomized controlled trial to compare sub-acute "treatment as usual" with and without mental practice among persons with stroke in Dutch nursing homes. *Journal of the American Medical Directors Association, 13,* 85.e1–85.e7. http://dx.doi.org/10.1016/j.jamda.2010.07.009

Brazzelli, M., Saunders, D. H., Greig, C. A., & Mead, G. E. (2011). Physical fitness training for stroke patients. *Cochrane Database of Systematic Reviews, 2011,* CD003316. http://dx.doi.org/10.1002/14651858.CD003316.pub4

Brogårdh, C., & Lexell, J. (2010). A 1-year follow-up after shortened constraint-induced movement therapy with and without mitt poststroke. *Archives of Physical Medicine and Rehabilitation, 91,* 460–464. http://dx.doi.org/10.1016/j.apmr.2009.11.009

Brogårdh, C., & Sjölund, B. H. (2006). Constraint-induced movement therapy in patients with stroke: A pilot study on effects of small group training and of extended mitt use. *Clinical Rehabilitation, 20,* 218–227. http://dx.doi.org/10.1191/0269215506cr937oa

Burgar, C. G., Lum, P. S., Scremin, A. M., Garber, S. L., Van der Loos, H. F., Kenney, D., & Shor, P. (2011). Robot-assisted upper-limb therapy in acute rehabilitation setting following stroke: Department of Veterans Affairs multisite clinical trial. *Journal of Rehabilitation Research and Development, 48,* 445–458. http://dx.doi.org/10.1682/JRRD.2010.04.0062

Burton, C., & Gibbon, B. (2005). Expanding the role of the stroke nurse: A pragmatic clinical trial. *Journal of Advanced Nursing, 52,* 640–650. http://dx.doi.org/10.1111/j.1365-2648.2005.03639.x

Buschfort, R., Brocke, J., Hess, A., Werner, C., Waldner, A., & Hesse, S. (2010). Arm studio to intensify the upper limb rehabilitation after stroke: Concept, acceptance, utilization and preliminary clinical results. *Journal of Rehabilitation Medicine, 42,* 310–314. http://dx.doi.org/10.2340/16501977-0517

Byl, N. N., Pitsch, E. A., & Abrams, G. M. (2008). Functional outcomes can vary by dose: Learning-based sensorimotor training for patients stable poststroke. *Neurorehabilitation and Neural Repair, 22,* 494–504. http://dx.doi.org/10.1177/1545968308317431

Canbek, J., Fulk, G., Nof, L., & Echter nach, J. (2013). Test-retest reliability and construct validity of the Tinetti Performance-Oriented Mobility Assessment in people with stroke. *Journal of Neurologic Physical Therapy, 37,* 14–19. http://dx.doi.org/10.1097/NPT.0b013e318283ffcc

Carr, J. H., Shepherd, R. B., Nordholm, L., & Lynne, D. (1985). Investigation of a new motor assessment scale for stroke patients. *Physical Therapy, 65,* 175–180.

Carter, L. T., Howard, B. E., & O'Neil, W. A. (1983). Effectiveness of cognitive skill remediation in acute stroke patients. *American Journal of Occupational Therapy, 37,* 320–326. http://dx.doi.org/10.5014/ajot.37.5.320

Cauraugh, J. H., Lodha, N., Naik, S. K., & Summers, J. J. (2010). Bilateral movement training and stroke motor recovery progress: A structured review and meta-analysis. *Human Movement Science, 29,* 853–870. http://dx.doi.org/10.1016/j.humov.2009.09.004

Centers for Medicare and Medicaid Services. (2014). *ICD-9-CM diagnosis and procedure codes: Abbreviated and full code titles.* Retrieved from http://www.cms.gov/Medicare/Coding/ICD9ProviderDiagnosticCodes/index.html

Chan, D. Y., Chan, C. C., & Au, D. K. (2006). Motor relearning programme for stroke patients: A randomized controlled trial. *Clinical Rehabilitation, 20,* 191–200. http://dx.doi.org/10.1191/0269215506cr930oa

Chan, M. K., Tong, R. K., & Chung, K. Y. (2009). Bilateral upper limb training with functional electric stimulation in patients with chronic stroke. *Neurorehabilitation and Neural Repair, 23,* 357–365. http://dx.doi.org/10.1177/1545968308326428

Chang, C. L., Munin, M. C., Skidmore, E. R., Niyonkuru, C., Huber, L. M., & Weber, D. J. (2009). Effect of baseline spastic hemiparesis on recovery of upper-limb function following botulinum toxin type A injections and postinjection therapy. *Archives of Physical Medicine and Rehabilitation, 90,* 1462–1468. http://dx.doi.org/10.1016/j.apmr.2009.03.008

Chang, K., Zhang, H., Xia, Y., & Chen, C. (2011). Testing the effectiveness of knowledge and behavior therapy in patients of hemiplegic stroke. *Topics in Stroke Rehabilitation, 18,* 525–535. http://dx.doi.org/10.1310/tsr1805-525

Chen, C. C., & Bode, R. K. (2010). Psychometric validation of the Manual Ability Measure-36 (MAM-36) in patients with neurologic and musculoskeletal disorders. *Archives of Physical Medicine and Rehabilitation, 91,* 414–420. http://dx.doi.org/10.1016/j.apmr.2009.11.012

Chen, H. M., Chen, C. C., Hsueh, I. P., Huang, S. L., & Hsieh, C. L. (2009). Test-retest reproducibility and smallest real difference of 5 hand function tests in patients with stroke. *Neurorehabilitation and Neural Repair, 23,* 435–440. http://dx.doi.org/10.1177/1545968308331146

Cheng, P. T., Wang, C. M., Chung, C. Y., & Chen, C. L. (2004). Effects of visual feedback rhythmic weight-shift training on hemiplegic stroke patients. *Clinical Rehabilitation, 18,* 747–753. http://dx.doi.org/10.1191/0269215504cr778oa

Chiu, C. W. Y., & Man, D. W. (2004). The effect of training older adults with stroke to use home-based assistive devices. *OTJR: Occupation, Participation and Health, 24,* 113–120. http://dx.doi.org/10.1177/153944920402400305

Cho, H., Kim, J., & Lee, G. (2013). Effects of motor imagery training on balance and gait abilities in post-stroke patients: A randomized controlled trial. *Clinical Rehabilitation, 27,* 675–680. http://dx.doi.org/10.1177/0269215512464702

Chumbler, N. R., Quigley, P., Xinli, L., Morey, M., Rose, D., Sanford, J., ... Hoenig, H. (2012). Effects of telerehabilitation on physical function and disability for stroke patients: A randomized, controlled trial. *Stroke, 43,* 2168–2174. http://dx.doi.org/10.1161/STROKEAHA.111.646943

Cirstea, M. C., & Levin, M. F. (2007). Improvement of arm movement patter ns and endpoint control depends on type of feedback during practice in stroke survivors. *Neurorehabilitation and Neural Repair, 21,* 398–411. http://dx.doi.org/10.1177/1545968306298414

Cirstea, C. M., Ptito, A., & Levin, M. F. (2006). Feedback and cognition in arm motor skill reacquisition after stroke. *Stroke, 37,* 1237–1242. http://dx.doi.org/10.1161/01.STR.0000217417.89347.63

Claibor ne, N. (2006). Effectiveness of a care coordination model for stroke survivors: A randomized study. *Health and Social Work, 31,* 87–96. http://dx.doi.org/10.1093/hsw/31.2.87

Clark, M. S., Rubenach, S., & Winsor, A. (2003). A randomized controlled trial of an education and counselling intervention for families after stroke. *Clinical Rehabilitation, 17,* 703–712. http://dx.doi.org/10.1191/0269215503cr681oa

Conforto, A. B., Ferreiro, K. N., Tomasi, C., dos Santos, R. L., Moreira, V. L., Marie, S. K., ... Cohen, L. G. (2010). Effects of somatosensory stimulation on motor function after subacute stroke. *Neurorehabilitation and Neural Repair, 24,* 263–272. http://dx.doi.org/10.1177/1545968309349946

Conroy, S. S., Whitall, J., Dipietro, L., Jones-Lush, L. M., Zhan, M., ... Bever, C. T. (2011). Effect of gravity on robotassisted motor training after chronic stroke: A randomized trial. *Archives of Physical Medicine and Rehabilitation, 92,* 1754–1761. http://dx.doi.org/10.1016/j.apmr.2011.06.016

Cooke, D. M., McKenna, K., & Fleming, J. (2005). Development of a standardized occupational therapy screening tool for visual perception in adults. *Scandinavian Journal of Occupational Therapy, 12,* 59–71. http://dx.doi.org/10.1080/11038120410020683-1

Corbetta, D., Sirtori, V., Moja, L., & Gatti, R. (2010). Constraint-induced movement therapy in stroke patients: Systematic review and meta-analysis. *European Journal of Physical and Rehabilitation Medicine, 46,* 537–544.

Corr, S., Phillips, C. J., & Walker, M. (2004). Evaluation of a pilot service designed to provide support following stroke: A randomized cross-over design study. *Clinical Rehabilitation, 18,* 69–75. http://dx.doi.org/10.1191/0269215504cr703oa

Coupar, F., Pollock, A., van Wijck, F., Morris, J., & Langhorne, P. (2010). Simultaneous bilateral training for improving arm function after stroke. *Cochrane Database of Systematic Reviews, 2010,* CD006432. http://dx.doi.org/10.1002/14651858.CD006432.pub2

Cowles, T., Clark, A., Mares, K., Peryer, G., Stuck, R., & Pomeroy, V. (2013). Observation-to-imitate plus practice could add little to physical therapy benefits within 31 days of stroke: Translational randomized controlled trial. *Neurorehabilitation and Neural Repair, 27,* 173–182. http://dx.doi.org/10.1177/1545968312452470

Crotty, M., & George, S. (2009). Retraining visual processing skills to improve driving ability after stroke. *Archives of Physical Medicine and Rehabilitation, 90,* 2096–2102. http://dx.doi.org/10.1016/j.apmr.2009.08.143

Cumming, T. B., Collier, J., Thrift, A. G., & Bernhardt, J. (2008). The effect of very early mobilisation after stroke on psychological well-being. *Journal of Rehabilitation Medicine, 40,* 609–614. http://dx.doi.org/10.2340/16501977-0226

da Silva Cameirão, M., Bermúdez I Badia, S., Duarte, E., & Verschure, P. F. M. J. (2011). Virtual reality based rehabilitation speeds up functional recovery of the upper extremities after stroke: A randomized controlled pilot study in the acute phase of stroke using the Rehabilitation Gaming System. *Restorative Neurology and Neuroscience, 29,* 287–298. http://dx.doi.org/10.3233/RNN-2011-0599

das Nair, R., & Lincoln, N. B. (2007). Cognitive rehabilitation for memory deficits following stroke. *Cochrane Database of Systematic Reviews, 2007,* CD002293. http://dx.doi.org/10.1002/14651858.CD002293.pub2

Davis, M. C. (2004). Life review therapy as an intervention to manage depression and enhance life satisfaction in individuals with right hemisphere cerebral vascular accidents. *Issues in Mental Health Nursing, 25,* 503–515. http://dx.doi.org/10.1080/01612840490443455

de Jong, L. D., Nieuwboer, A., & Aufdemkampe, G. (2006). Contracture preventive positioning of the hemiplegic arm in subacute stroke patients: A pilot randomized controlled trial. *Clinical Rehabilitation, 20,* 656–667. http://dx.doi.org/10.1191/0269215506cre1007oa

de Kroon, J. R., & IJzerman, M. J. (2008). Electrical stimulation of the upper extremity in stroke: Cyclic versus EMGtriggered stimulation. *Clinical Rehabilitation, 22,* 690–697. http://dx.doi.org/10.1177/0269215508088984

Desrosiers, J., Noreau, L., Rochette, A., Carbonneau, H., Fontaine, L., Viscogliosi, C., & Bravo, G. (2007). Effect of a home leisure education program after stroke: A randomized controlled trial. *Archives of Physical Medicine and Rehabilitation, 88,* 1095–1100. http://dx.doi.org/10.1016/j.apmr.2007.06.017

Devos, H., Akinwuntan, A. E., Nieuwboer, A., Tant, M., Truijen, S., De Wit, L., ... De Weerdt, W. (2009). Comparison of the effect of two driving retraining programs on on-road perfor mance after stroke. *Neurorehabilitation and Neural Repair, 23,* 699–705. http://dx.doi.org/10.1177/1545968309334208

Dohle, C., Püllen, J., Nakaten, A., Küst, J., Rietz, C., & Karbe, H. (2009). Mirror therapy promotes recovery from severe hemiparesis: A randomized controlled trial. *Neurorehabilitation and Neural Repair, 23,* 209–217. http://dx.doi.org/10.1177/1545968308324786

Donkervoort, M., Dekker, J., Stehmann-Saris, J. C., & Deelman, B. G. (2001). Efficacy of strategy training in left hemisphere stroke patients with apraxia: A randomized clinical trial. *Neuropsychological Rehabilitation, 11,* 549–566. http://dx.doi.org/10.1080/09602010143000093

Duncan, P. W., Bode, R. K., Min Lai, S., & Perera, S.; Glycine Antagonist in Neuroprotection Americas Investigators. (2003). Rasch analysis of a new stroke-specific outcome scale: The Stroke Impact Scale. *Archives of Physical Medicine and Rehabilitation, 84,* 950–963. http://dx.doi.org/10.1016/S0003-9993(03)00035-2

Egan, M., Kessler, D., Laporte, L., Metcalfe, V., & Carter, M. (2007). A pilot randomized controlled trial of communitybased occupational therapy in late stroke rehabilitation. *Topics in Stroke Rehabilitation, 14,* 37–45. http://dx.doi.org/10.1310/tsr1405-37

Ellis, G., Rodger, J., McAlpine, C., & Langhor ne, P. (2005). The impact of stroke nurse specialist input on risk factor modification: A randomised controlled trial. *Age and Ageing, 34,* 389–392. http://dx.doi.org/10.1093/ageing/afi075

English, C., & Hillier, S. (2011). Circuit class therapy for improving mobility after stroke: A systematic review. *Journal of Rehabilitation Medicine, 43,* 565–571. http://dx.doi.org/10.2340/16501977-0824

Ertelt, D., Small, S., Solodkin, A., Dettmers, C., McNamara, A., Binkofski, F., & Buccino, G. (2007). Action observation has a positive impact on rehabilitation of motor deficits after stroke. *NeuroImage, 36,* T164–T173. http://dx.doi.org/10.1016/j.neuroimage.2007.03.043

Feys, H., De Weerdt, W., Verbeke, G., Steck, G. C., Capiau, C., Kiekens, C., ... Cras, P. (2004). Early and repetitive stimulation of the arm can substantially improve the long-term outcome after stroke: A 5-year follow-up study of a randomized trial. *Stroke, 35,* 924–929. http://dx.doi.org/10.1161/01.STR.0000121645.44752.f7

Fil, A., Armutlu, K., Atay, A. O., Kerimoglu, U., & Elibol, B. (2011). The effect of electrical stimulation in combination with Bobath techniques in the prevention of shoulder subluxation in acute stroke patients. *Clinical Rehabilitation, 25,* 51–59. http://dx.doi.org/10.1177/0269215510375919

Fisher, A. G., & Griswold, L. A. (2010). *Evaluation of social interaction* (2nd ed.). Fort Collins, CO: Three Star Press.

Fisher, A. G., & Jones, K. B. (2012). *Assessment of Motor and Process Skills: Development, standardization, and administration manual* (7th ed., rev.). Fort Collins, CO: Three Star Press.

Fong, K. N., Chan, M. K., Ng, P. P., Tsang, M. H., Chow, K. K., Lau, C. W., ... Chan, C. C. (2007). The effect of voluntary trunk rotation and half-field eye-patching for patients with unilateral neglect in stroke: A randomized controlled trial. *Clinical Rehabilitation, 21,* 729–741. http://dx.doi.org/10.1177/0269215507076391

Forlander, D. A., & Bohannon, R. W. (1999). Rivermead Mobility Index: A br ief review of research to date. *Clinical Rehabilitation, 13,* 97–100. http://dx.doi.org/10.1191/026921599675502264

Fortis, P., Maravita, A., Gallucci, M., Ronchi, R., Grassi, E., Senna, I., ... Vallar, G. (2010). Rehabilitating patients with left spatial neglect by prism exposure during a visuomotor activity. *Neuropsychology, 24,* 681–697. http://dx.doi.org/10.1037/a0019476

Franceschini, M., Ceravolo, M. G., Agosti, M., Cavallini, P., Bonassi, S., Dall'Armi, V., ... Sale, P. (2012). Clinical relevance of action observation in upper-limb stroke rehabilitation: A possible role in recovery of functional dexterity. A randomized clinical trial. *Neurorehabilitation and Neural Repair, 26,* 456–462. http://dx.doi.org/10.1177/1545968311427406

French, B., Leathley, M., Sutton, C., McAdam, J., Thomas, L., Forster, A., ... Watkins, C. (2008). A systematic review of repetitive functional task practice with modeling of resource use, costs and effectiveness. *Health Technology Assessment, 12*(30), iii, ix–x, 1–117.

French, B., Thomas, L., Leathley, M., Sutton, C., McAdam, J., Forster, A., ... Watkins, C. (2010). Does repetitive task training improve functional activity after stroke? A Cochrane systematic review and meta-analysis. *Journal of Rehabilitation Medicine, 42,* 9–14. http://dx.doi.org/10.2340/16501977-0473

Fugl-Meyer, A. R., Jääskö, L., Leyman, I., Olsson, S., & Steglind, S. (1975). The post-stroke hemiplegic patient: 1. A method for evaluation of physical performance. *Scandinavian Journal of Rehabilitation Medicine, 7,* 13–31.

Galvin, R., Murphy, B., Cusack, T., & Stokes, E. (2008). The impact of increased duration of exercise therapy on functional recovery following stroke—What is the evidence? *Topics in Stroke Rehabilitation, 15,* 365–377. http://dx.doi.org/10.1310/tsr1504-365

Geusgens, C., van Heugten, C., Donkervoort, M., van den Ende, E., Jolles, J., & van den Heuvel, W. (2006). Transfer of training effects in stroke patients with apraxia: An exploratory study. *Neuropsychological Rehabilitation, 16,* 213–229. http://dx.doi.org/10.1080/09602010500172350

Gillen, G. (2014). Motor function and occupational performance. In B. A. Boyt Schell, G. Gillen, & M. E. Scaffa (Eds.), *Willard and Spackman's occupational therapy* (12th ed., pp. 750–778). Philadelphia: Lippincott Williams & Wilkins.

Gillen, G., & Boyt Schell, B. A. (2014). Overview of theory guided intervention. In B. A. Boyt Schell, G. Gillen, & M. E. Scaffa (Eds.), *Willard and Spackman's occupational therapy* (12th ed., pp. 746–750). Philadelphia: Lippincott Williams & Wilkins.

Gillen, G., Nilsen, D. M., Attridge, J., Banakos, E., Morgan, M., Winterbottom, L., & York, W. (2014). *What is the evidence for the effectiveness of interventions to improve occupational performance for those with cognitive impairments after stroke?* (Critically Appraised Topic). Bethesda, MD: American Occupational Therapy Association. Retrieved from http://www.aota.org/-/media/Corporate/Files/Secure/Practice/CCL/Stroke/Stroke-CAT-2-Cognition.pdf

Gillen, G., Nilsen, D. M., Attridge, J., Banakos, E., Morgan, M., Winterbottom, L., & York, W. (2015). Effectiveness of interventions to improve occupational performance of people with cognitive impairments after stroke: An evidencebased review. *American Journal of Occupational Therapy, 69,* 6901180040. http://dx.doi.org/10.5014/ajot.2015.012138

Go, A. S., Mozaffarian, D., Roger, V. L., Benjamin, E. J., Berry, J. D., Borden, W. B., ... Turner, M. B.; American Heart Association Statistics Committee and Stroke Statistics Subcommittee. (2013). Heart disease and stroke statistics—2013 update: A report from the American Heart Association. *Circulation, 127,* e6–e245. http://dx.doi.org/10.1161/CIR.0b013e31828124ad

Goljar, N., Burger, H., Rudolf, M., & Stanonik, I. (2010). Improving balance in subacute stroke patients: A randomized controlled study. *International Journal of Rehabilitation Research, 33,* 205–210. http://dx.doi.org/10.1097/MRR.0b013e328333de61

Graven, C., Brock, K., Hill, K., & Joubert, L. (2011). Are rehabilitation and/or care co-ordination interventions delivered in the community effective in reducing depression, facilitating participation and improving quality of life after stroke? *Disability and Rehabilitation, 33,* 17, 1501–1520. http://dx.doi.org/10.3109/09638288.2010.542874

Griffin, A., & Bernhardt, J. (2006). Strapping the hemiplegic shoulder prevents development of pain during rehabilitation: A randomized controlled trial. *Clinical Rehabilitation, 20,* 287–295. http://dx.doi.org/10.1191/0269215505cr941oa

Guidetti, S., Andersson, K., Andersson, M., Tham, K., & Von Koch, L. (2010). Client-centred self-care intervention after stroke: A feasibility study. *Scandinavian Journal of Occupational Therapy, 17,* 276–285. http://dx.doi.org/10.3109/11038120903281169

Guidetti, S., & Ytterberg, C. (2011). A randomised controlled trial of a client-centred self-care intervention after stroke: A longitudinal pilot study. *Disability and Rehabilitation, 33,* 494–503. http://dx.doi.org/10.3109/09638288.2010.498553

Gustafsson, L., & McKenna, K. (2006). Long-term effects of static positional stretches of the patient's stroke-affected shoulder. *International Journal of Therapy and Rehabilitation, 13,* 159–165. http://dx.doi.org/10.12968/ijtr.2006.13.4.21369

Gustafsson, L., & McKenna, K. (2010). Is there a role for meaningful activity in stroke rehabilitation? *Topics in Stroke Rehabilitation, 17,* 108–118. http://dx.doi.org/10.1310/tsr1702-108

Hafsteinsdóttir, T. B., Algra, A., Kappelle, L. J., & Grypdonck, M. H.; Dutch NDT Study Group. (2005). Neurodevelopmental treatment after stroke: A comparative study. *Journal of Neurology, Neurosurgery, and Psychiatry, 76,* 788–792. http://dx.doi.org/10.1136/jnnp.2004.042267

Hafsteinsdóttir, T. B., Kappelle, J., Grypdonck, M. H., & Algra, A. (2007). Effects of Bobath-based therapy on depression, shoulder pain and health-related quality of life in patients after stroke. *Journal of Rehabilitation Medicine, 39,* 627–632. http://dx.doi.org/10.2340/16501977-0097

Hakkennes, S., & Keating, J. L. (2005). Constraint-induced movement therapy following stroke: A systematic review of randomised controlled trials. *Australian Journal of Physiotherapy, 51,* 221–231. http://dx.doi.org/10.1016/S0004-9514(05)70003-9

Haley, S. M., Coster, W. J., Andres, P. L., Ludlow, L. H., Ni, P., Bond, T. L., ... Jette, A. M. (2004). Activity outcome measurement for postacute care. *Medical Care, 42*(Suppl.), I49–I61. http://dx.doi.org/10.1097/01.mlr.0000103520.43902.6c

Handy, J., Salinas, S., Blanchard, S. A., & Aitken, M. J. (2003). Meta-analysis examining the effectiveness of electrical stimulation in improving functional use of the upper limb in stroke patients. *Physical and Occupational Therapy in Geriatrics, 21,* 67–78. http://dx.doi.org/10.1080/J148v21n04_05

Hara, Y., Ogawa, S., Tsujiuchi, K., & Muraoka, Y. (2008). A home-based rehabilitation program for the hemiplegic upper extremity by power-assisted functional electrical stimulation. *Disability and Rehabilitation, 30,* 296–304. http://dx.doi.org/10.1080/09638280701265539

Harrington, R., Taylor, G., Hollinghurst, S., Reed, M., Kay, H., & Wood, V. A. (2010). A community-based exercise and education scheme for stroke survivors: A randomized controlled trial and economic evaluation. *Clinical Rehabilitation, 24,* 3–15. http://dx.doi.org/10.1177/0269215509347437

Harris, J. E., & Eng, J. J. (2010). Strength training improves upper-limb function in individuals with stroke: A meta-analysis. *Stroke, 41,* 136–140. http://dx.doi.org/10.1161/STROKEAHA.109.567438

Harris, J. E., Eng, J. J., Miller, W. C., & Dawson, A. S. (2009). A self-administered Graded Repetitive Arm Supplementary Program (GRASP) improves arm function during inpatient stroke rehabilitation: A multi-site randomized controlled trial. *Stroke, 40,* 2123–2128. http://dx.doi.org/10.1161/STROKEAHA.108.544585

Harris, J. E., Eng, J. J., Miller, W. C., & Dawson, A. S. (2010). The role of caregiver involvement in upper-limb treatment in individuals with subacute stroke. *Physical Therapy, 90,* 1302–1310. http://dx.doi.org/10.2522/ptj.20090349

Hart, J., Kanner, H., Gilboa-Mayo, R., Haroeh-Peer, O., Rozenthul-Sorokin, N., & Eldar, R. (2004). Tai Chi Chuan practice in community-dwelling persons after stroke. *International Journal of Rehabilitation Research, 27,* 303–304. http://dx.doi.org/10.1097/00004356-200412000-00008

Hartman-Maeir, A., Eliad, Y., Kizoni, R., Nahaloni, I., Kelberman, H., & Katz, N. (2007). Evaluation of a long-term community based rehabilitation program for adult stroke survivors. *NeuroRehabilitation, 22,* 295–301.

Hartman-Maeir, A., Harel, H., & Katz, N. (2009). Kettle Test—A brief measure of cognitive functional performance: Reliability and validity in stroke rehabilitation. *American Journal of Occupational Therapy, 63,* 592–599. http://dx.doi.org/10.5014/ajot.63.5.592

Haslam, T. M., & Beaulieu, K. (2007). A comparison of the evidence of two interventions for self-care with stroke patients. *International Journal of Therapy and Rehabilitation, 14,* 118–127. http://dx.doi.org/10.12968/ijtr.2007.14.3.23525

Hayner, K., Gibson, G., & Giles, G. M. (2010). Comparison of constraint-induced movement therapy and bilateral treatment of equal intensity in people with chronic upper-extremity dysfunction after cerebrovascular accident. *American Journal of Occupational Therapy, 64,* 528–539. http://dx.doi.org/10.5014/ajot.2010.08027

Henderson, A., Korner-Bitensky, N., & Levin, M. (2007). Virtual reality in stroke rehabilitation: A systematic review of its effectiveness for upper limb motor recovery. *Topics in Stroke Rehabilitation, 14,* 52–61. http://dx.doi.org/10.1310/tsr1402-52

Hershkovitz, A., Beloosesky, Y., Brill, S., & Gottlieb, D. (2004). Is a day hospital rehabilitation programme associated with reduction of handicap in stroke patients? *Clinical Rehabilitation, 18,* 261–266. http://dx.doi.org/10.1191/0269215504cr731oa

Hildebrand, M. (2014). *What is the evidence for the effectiveness of interventions to improve occupational performance for people with psychological and/or emotional impairment after stroke?* (Critically Appraised Topic). Bethesda, MD: American Occupational Therapy Association. Retrieved from http://www.aota.org/-/media/Corporate/Files/Secure/Practice/CCL/Stroke/Stroke-CAT-4-Psychosocial.PDF

Hildebrand, M. W. (2015). Effectiveness of interventions for adults with psychological or emotional impairment after stroke: An evidence-based review. *American Journal of Occupational Therapy, 69,* 6901180050. http://dx.doi.org/10.5014/ajot.2015.012054

Hildebrandt, H., Gehrmann, A., Modden, C., & Eling, P. (2011). Enhancing memory performance after organic brain disease relies on retrieval processes rather than encoding or consolidation. *Journal of Clinical and Experimental Neuropsychology, 33,* 257–270. http://dx.doi.org/10.1080/13803395.2010.511471

Hoffmann, T., Bennett, S., Koh, C. L., & McKenna, K. T. (2010). Occupational therapy for cognitive impairment in stroke patients. *Cochrane Database of Systematic Reviews, 2010,* CD006430. http://dx.doi.org/10.1002/14651858.CD006430.pub2

Hoffmann, T., McKenna, K., Worrall, L., & Read, S. J. (2007). Randomised trial of a computer-generated tailored written education package for patients following stroke. *Age and Ageing, 36,* 280–286. http://dx.doi.org/10.1093/ageing/afm003

Holmgren, E., Gosman-Hedström, G., Lindström, B., & Wester, P. (2010). What is the benefit of a high-intensive exercise program on health-related quality of life and depression after stroke? A randomized controlled trial. *Advances in Physiotherapy, 12,* 125–133. http://dx.doi.org/10.3109/14038196.2010.488272

Holmgren, E., Lindström, B., Gosman-Hedström, G., Nyberg, L., & Wester, P. (2010). What is the benefit of a highintensive exercise program? A randomized controlled trial. *Advances in Physiotherapy, 12,* 115–124. http://dx.doi.org/10.3109/14038196.2010.491555

Horsley, S. A., Herbert, R. D., & Ada, L. (2007). Four weeks of daily stretch has little or no effect on wrist contracture after stroke: A randomised controlled trial. *Australian*

Journal of Physiotherapy, 53, 239–245. http://dx.doi.org/10.1016/S0004-9514(07)70004-1

Housman, S. J., Scott, K. M., & Reinkensmeyer, D. J. (2009). A randomized controlled trial of gravity-supported, computer-enhanced arm exercise for individuals with severe hemiparesis. *Neurorehabilitation and Neural Repair, 23,* 505–514. http://dx.doi.org/10.1177/1545968308331148

Hsieh, Y. W., Wu, C. Y., Liao, W. W., Lin, K. C., Wu, K. Y., & Lee, C. Y. (2011). Effects of treatment intensity in upper limb robot-assisted therapy for chronic stroke: A pilot randomized controlled trial. *Neurorehabilitation and Neural Repair, 25,* 503–511. http://dx.doi.org/10.1177/1545968310394871

Hsu, S. S., Hu, M. H., Wang, Y. H., Yip, P. K., Chiu, J. W., & Hsieh, C. L. (2010). Dose-response relation between neuromuscular electrical stimulation and upper-extremity function in patients with stroke. *Stroke, 41,* 821–824. http://dx.doi.org/10.1161/STROKEAHA.109.574160

Huang, M., Harvey, R. L., Stoykov, M. E., Ruland, S., Weinand, M., Lowry, D., & Levy, R. (2008). Cortical stimulation for upper limb recovery following ischemic stroke: A small Phase II pilot study of a fully implanted stimulator. *Topics in Stroke Rehabilitation, 15,* 160–172. http://dx.doi.org/10.1310/tsr1502-160

Hunter, S. M., Hammett, L., Ball, S., Smith, N., Anderson, C., Clark, A., … Pomeroy, V. M. (2011). Dose-response study of mobilisation and tactile stimulation therapy for the upper extremity early after stroke: A Phase I trial. *Neurorehabilitation and Neural Repair, 25,* 314–322. http://dx.doi.org/10.1177/1545968310390223

ICD9Data.com (2015). *Occlusion and stenosis of precerebral arteries.* Oakhurst, NY: Alkaline Software, Inc. Retrieved from http://www.icd9data.com/2015/Volume1/390-459/430-438/433/default.htm

Ietswaart, M., Johnston, M., Dijkerman, H. C., Joice, S., Scott, C. L., MacWalter, R. S., & Hamilton, S. J. (2011). Mental practice with motor imagery in stroke recovery: Randomized controlled trial of efficacy. *Brain, 134,* 1373–1386. http://dx.doi.org/10.1093/brain/awr077

Invernizzi, M., Negrini, S., Carda, S., Lanzotti, L., Cisari, C., & Baricich, A. (2013). The value of adding mirror therapy for upper limb motor recovery of subacute stroke patients: A randomized controlled trial. *European Journal of Physical and Rehabilitation Medicine, 49,* 311–317.

Jackson, P. L., Lafleur, M. F., Malouin, F., Richards, C., & Doyon, J. (2001). Potential role of mental practice using motor imagery in neurologic rehabilitation. *Archives of Physical Medicine and Rehabilitation, 82,* 1133–1141. http://dx.doi.org/10.1053/apmr.2001.24286

Jahangir, A. W., Tan, H. J., Norlinah, M. I., Nafisah, W. Y., Ramesh, S., Hamidon, B. B., & Raymond, A. A. (2007). Intramuscular injection of botulinum toxin for the treatment of wrist and finger spasticity after stroke. *Medical Journal of Malaysia, 62,* 319–322.

Jebsen, R. H., Taylor, N., Trieschmann, R. B., Trotter, M. J., & Howard, L. A. (1969). An objective and standardized test of hand function. *Archives of Physical Medicine and Rehabilitation, 50,* 311–319.

Johnston, M., Bonetti, D., Joice, S., Pollard, B., Morrison, V., Francis, J. J., & Macwalter, R. (2007). Recovery from disability after stroke as a target for a behavioural intervention: Results of a randomized controlled trial. *Disability and Rehabilitation, 29,* 1117–1127. http://dx.doi.org/10.1080/03323310600950411

Kamada, K., Shimodozono, M., Hamada, H., & Kawahira, K. (2011). Effects of 5 minutes of neck-muscle vibration immediately before occupational therapy on unilateral spatial neglect. *Disability and Rehabilitation, 33,* 2322–2328. http://dx.doi.org/10.3109/09638288.2011.570411.

Kang, S. H., Kim, D.-K., Seo, K. M., Choi, K. N., Yoo, J. Y., Sung, S. Y., & Park, H. J. (2009). A computerized visual perception rehabilitation programme with interactive computer interface using motion tracking technology—A randomized controlled, single-blinded, pilot clinical trial study. *Clinical Rehabilitation, 23,* 434–444. http://dx.doi.org/10.1177/0269215508101732

Katalinic, O. M., Harvey, L. A., Herbert, R. D., Moseley, A. M., Lannin, N. A., & Schur r, K. (2010). Stretch for the treatment and prevention of contractures. *Cochrane Database of Systematic Reviews, 2010,* CD007455. http://dx.doi.org/10.1002/14651858.CD007455.pub2

Katz, N., Ring, H., Naveh, Y., Kizony, R., Feintuch, U., & Weiss, P. L. (2005). Interactive virtual environment training for safe street crossing of right hemisphere stroke patients with unilateral spatial neglect. *Disability and Rehabilitation, 27,* 1235–1243. http://dx.doi.org/10.1080/09638280500076079

Kawahira, K., Shimodozono, M., Etoh, S., Kamada, K., Noma, T., & Tanaka, N. (2010). Effects of intensive repetition of a new facilitation technique on motor functional recovery of the hemiplegic upper limb and hand. *Brain Injury, 24,* 1202–1213. http://dx.doi.org/10.3109/02699052.2010.506855

Keller, I., & Lefin-Rank, G. (2010). Improvement of visual search after audiovisual exploration training in hemianopic patients. *Neurorehabilitation and Neural Repair, 24,* 666–673. http://dx.doi.org/10.1177/1545968310372774

Keller, I., Lefin-Rank, G., Lösch, J., & Kerkhoff, G. (2009). Combination of pursuit eye movement training with prism adaptation and arm movements in neglect therapy: A pilot study. *Neurorehabilitation and Neural Repair, 23,* 58–66. http://dx.doi.org/10.1177/1545968308317438

Kendall, E., Catalano, T., Kuipers, P., Posner, N., Buys, N., & Charker, J. (2007). Recovery following stroke: The role of self-management education. *Social Science and Medicine, 64,* 735–746. http://dx.doi.org/10.1016/j.socscimed.2006.09.012

Kerkhoff, G., Keller, I., Ritter, V., & Marquardt, C. (2006). Repetitive optokinetic stimulation induces lasting recovery from visual neglect. *Restorative Neurology and Neuroscience, 24*, 357–369.

Kielhofner, G., Mallinson, T., Crawford, C., Nowak, M., Rigby, M., Henry, A., & Walens, D. (2004). *OPHI-II: The Occupational Performance History Interview* (Version 2.1). Chicago: Model of Human Occupation Clearinghouse, Department of Occupational Therapy, College of Applied Health Sciences, University of Illinois at Chicago.

Kim, D. G., Cho, Y. W., Hong, J. H., Song, J. C., Chung, H. A., Bai, D. S., ... Jang, S. H. (2008). Effect of constraint-induced movement therapy with modified opposition restriction orthosis in chronic hemiparetic patients with stroke. *NeuroRehabilitation, 23*, 239–244.

Kim, D. Y., Lim, J. Y., Kang, E. K., You, D. S., Oh, M. K., Oh, B. M., & Paik, N. J. (2010). Effect of transcranial direct cur rent stimulation on motor recovery in patients with subacute stroke. *American Journal of Physical Medicine and Rehabilitation, 89*, 879–886. http://dx.doi.org/10.1097/PHM.0b013e3181f70aa7

Kim, J., Kim, K., Kim, D. Y., Chang, W. H., Park, C. I., Ohn, S. H., ... Kim, S. I. (2007). Virtual environment training system for rehabilitation of stroke patients with unilateral neglect: Crossing the virtual street. *Cyberpsychology and Behavior, 10*, 7–15. http://dx.doi.org/10.1089/cpb.2006.9998

Kimberley, T. J., Lewis, S. M., Auerbach, E. J., Dorsey, L. L., Lojovich, J. M., & Carey, J. R. (2004). Electrical stimulation driving functional improvements and cortical changes in subjects with stroke. *Experimental Brain Research, 154*, 450–460. http://dx.doi.org/10.1007/s00221-003-1695-y

Kollen, B. J., Lennon, S., Lyons, B., Wheatley-Smith, L., Scheper, M., Buurke, J. H., ... Kwakkel, G. (2009). The effectiveness of the Bobath concept in stroke rehabilitation: What is the evidence? *Stroke, 40*, e89–e97. http://dx.doi.org/10.1161/STROKEAHA.108.533828

Kopp, B., Kunkel, A., Flor, H., Platz, T., Rose, U., Mauritz, K. H., ... Taub, E. (1997). The Arm Motor Ability Test: Reliability, validity, and sensitivity to change of an instrument for assessing disabilities in activities of daily living. *Archives of Physical Medicine and Rehabilitation, 78*, 615–620. http://dx.doi.org/10.1016/S0003-9993(97)90427-5

Kowalczewski, J., Gritsenko, V., Ashworth, N., Ellaway, P., & Prochazka, A. (2007). Upper-extremity functional electric stimulation–assisted exercises on a workstation in the subacute phase of stroke recovery. *Archives of Physical Medicine and Rehabilitation, 88*, 833–839. http://dx.doi.org/10.1016/j.apmr.2007.03.036

Kutner, N. G., Zhang, R., Butler, A. J., Wolf, S. L., & Alberts, J. L. (2010). Quality-of-life change associated with roboticassisted therapy to improve hand motor function in patients with subacute stroke: A randomized clinical trial. *Physical Therapy, 90*, 493–504. http://dx.doi.org/10.2522/ptj.20090160

Kwakkel, G., Kollen, B. J., & Krebs, H. I. (2008). Effects of robot-assisted therapy on upper limb recovery after stroke: A systematic review. *Neurorehabilitation and Neural Repair, 22*, 111–121. http://dx.doi.org/10.1177/1545968307305457

Lai, S. M., Studenski, S., Richards, L., Perera, S., Reker, D., Rigler, S., & Duncan, P. W. (2006). Therapeutic exercise and depressive symptoms after stroke. *Journal of the American Geriatrics Society, 54*, 240–247. http://dx.doi.org/10.1111/j.1532-5415.2006.00573.x

Langhammer, B., Stanghelle, J. K., & Lindmark, B. (2008). Exercise and health-related quality of life during the first year following acute stroke: A randomized controlled trial. *Brain Injury, 22*, 135–145. http://dx.doi.org/10.1080/02699050801895423

Langhammer, B., Stanghelle, J. K., & Lindmark, B. (2009). An evaluation of two different exercise regimes during the first year following stroke: A randomised controlled trial. *Physiotherapy Theory and Practice, 25*, 55–68. http://dx.doi.org/10.1080/09593980802686938

Laver, K. E., George, S., Thomas, S., Deutsch, J. E., & Crotty, M. (2011). Virtual reality for stroke rehabilitation. *Cochrane Database of Systematic Reviews, 2011*, CD008349. http://dx.doi.org/10.1002/14651858.CD008349.pub2.

Law, M., Baptiste, S., Carswell, A., McColl, M. A., Polatajko, H., & Pollock, N. (2014). *The Canadian Occupational Performance Measure* (5th ed.). Ottawa: CAOT Publications ACE.

Lee, D., Roh, H., Park, J., Lee, S., & Han, S. (2013). Drinking behavior training for stroke patients using action observation and practice of upper limb function. *Journal of Physical Disability Science, 25*, 611–614. http://dx.doi.org/10.1589/jpts.25.611

Lee, M. M., Cho, H. Y., & Song, C. H. (2012). The mirror therapy program enhances upper-limb motor recovery and motor function in acute stroke patients. *American Journal of Physical Medicine and Rehabilitation, 91*, 689–696, quiz 697–700. http://dx.doi.org/10.1097/PHM.0b013e31824fa86d

Legg, L. (2004). Rehabilitation therapy services for stroke patients living at home: Systematic review of randomised trials. *Lancet, 363*, 352–356. http://dx.doi.org/10.1016/S0140-6736(04)15434-2

Legg, L. A., Drummond, A. E., & Langhorne, P. (2006). Occupational therapy for patients with problems in activities of daily living after stroke. *Cochrane Database of Systematic Reviews, 2006*, CD003585. http://dx.doi.org/10.1002/14651858. CD003585.pub2

Legg, L., Drummond, A., Leonardi-Bee, J., Gladman, J. R. F., Corr, S., Donkervoort, M., ... Langhor ne, P. (2007). Occupational therapy for patients with problems in personal activities of daily living after stroke: Systematic review of randomised trials. *BMJ, 335*, 922 http://dx.doi.org/10.1136/bmj.39343.466863.55

Legg, L., & Langhorne, P.; Outpatient Service Trialists. (2004).Rehabilitation therapy services for stroke patients living at home: Systematic review of randomised trials. *Lancet, 363,* 352-356. http://dx.doi.org/10.1016/S0140-6736(04)15434-2

Lennon, O., Carey, A., Gaffney, N., Stephenson, J., & Blake, C. (2008). A pilot randomized controlled trial to evaluate the benefit of the cardiac rehabilitation paradigm for the nonacute ischaemic stroke population. *Clinical Rehabilitation, 22,* 125-133. http://dx.doi.org/10.1177/0269215507081580

Levy, C. E., Giuffrida, C., Richards, L., Wu, S., Davis, S., & Nadeau, S. E. (2007). Botulinum toxin A, evidence-based exercise therapy, and constraint-induced movement therapy for upper-limb hemiparesis attributable to stroke: A preliminary study. *American Journal of Physical Medicine and Rehabilitation, 86,* 696-706. http://dx.doi.org/10.1097/PHM.0b013e31813e2b4d

Lieberman, D., & Scheer, J. (2002). AOTA's Evidence-Based Literature Review Project: An overview. *American Journal of Occupational Therapy, 56,* 344-349. http://dx.doi.org/10.5014/ajot.56.3.344

Lin, K. C., Chung, H. Y., Wu, C. Y., Liu, H. L., Hsieh, Y. W., Chen, I. H., ... Wai, Y. Y. (2010). Constraint-induced therapy versus control intervention in patients with stroke: A functional magnetic resonance imaging study. *American Journal of Physical Medicine and Rehabilitation, 89,* 177-185. http://dx.doi.org/10.1097/PHM.0b013e3181cf1c78

Lincoln, N. B., & Flannaghan, T. (2003). Cognitive behavioral psychotherapy for depression following stroke: A randomized controlled trial. *Stroke, 34,* 111-115. http://dx.doi.org/10.1161/01.STR.0000044167.44670.55

Lincoln, N. B., Francis, V. M., Lilley, S. A., Sharma, J. C., & Summerfield, M. (2003). Evaluation of a stroke family support organiser: A randomized controlled trial. *Stroke, 34,* 116-121. http://dx.doi.org/10.1161/01.STR.0000047850.33686.32 Lindenberg, R., Renga, V., Zhu, L. L., Nair, D., & Schlaug, G. (2010). Bihemispheric brain stimulation facilitates motor recovery in chronic stroke patients. *Neurology, 75,* 2176-2184. http://dx.doi.org/10.1212/WNL.0b013e318202013a

Liu, K. P., Chan, C. C., Lee, T. M., & Hui-Chan, C. W. (2004). Mental imagery for promoting relearning for people after stroke: A randomized controlled trial. *Archives of Physical Medicine and Rehabilitation, 85,* 1403-1408. http://dx.doi.org/10.1016/j.apmr.2003.12.035

Liu, K. P. Y., Chan, C. C. H., Wong, R. S. M., Kwan, I. W. L., Yau, C. S. F., Li, L. S. W., & Lee, T. M. C. (2009). A randomized controlled trial of mental imagery augment generalization of learning in acute poststroke patients. *Stroke, 40,* 2222-2225. http://dx.doi.org/10.1161/STROKEAHA.108.540997

Logan, P. A., Gladman, J. R., Avery, A., Walker, M. F., Dyas, J., & Groom, L. (2004). Randomised controlled trial of an occupational therapy intervention to increase outdoor mobility after stroke. *BMJ, 329,* 1372-1375. http://dx.doi.org/10.1136/bmj.38264.679560.8F

Lourenção, M. I. P., Battistella, L. R., de Brito, C. M. M., Tsukimoto, G. R., & Miyazaki, M. H. (2008). Effect of biofeedback accompanying occupational therapy and functional electrical stimulation in hemiplegic patients. *International Journal of Rehabilitation Research, 31,* 33-41. http://dx.doi.org/10.1097/MRR.0b013e3282f4524c

Luukkainen-Markkula, R., Tarkka, I. M., Pitkänen, K., Sivenius, J., & Hämäläinen, H. (2009). Rehabilitation of hemispatial neglect: A randomized study using either arm activation or visual scanning training. *Restorative Neurology and Neuroscience, 27,* 663-672. http://dx.doi.org/10.3233/RNN-2009-0520

Lyle, R. C. (1981). A performance test for assessment of upper limb function in physical rehabilitation treatment and research. *International Journal of Rehabilitation Research, 4,* 483-492. http://dx.doi.org/10.1097/00004356-198112000-00001

Mahoney, F. I., & Barthel, D. W. (1965). Functional evaluation: The Barthel Index. *Maryland State Medical Journal, 14,* 61-65.

Malcolm, M. P., Triggs, W. J., Light, K. E., Gonzalez Rothi, L. J., Wu, S., Reid, K., & Nadeau, S. E. (2007). Repetitive transcranial magnetic stimulation as an adjunct to constraint-induced therapy: An exploratory randomized controlled trial. *American Journal of Physical Medicine and Rehabilitation, 86,* 707-715. http://dx.doi.org/10.1097/PHM.0b013e31813e0de0

Management of Stroke Rehabilitation Working Group. (2010). *VA/DoD clinical practice guideline for the management of stroke rehabilitation.* Washington, DC: Department of Veterans Affairs, Department of Defense, & American Heart Association/American Stroke Association. Retrieved from http://www.healthquality.va.gov/guidelines/Rehab/stroke/stroke_full_221.pdf

Mangold, S., Schuster, C., Keller, T., Zimmermann-Schlatter, A., & Ettlin, T. (2009). Motor training of upper extremity with functional electrical stimulation in early stroke rehabilitation. *Neurorehabilitation and Neural Repair, 23,* 184-190. http://dx.doi.org/10.1177/1545968308324548

Marconi, B., Filippi, G. M., Koch, G., Giacobbe, V., Pecchioli, C., Versace, V., ... Caltagirone, C. (2011). Long-term effects on cortical excitability and motor recovery induced by repeated muscle vibration in chronic stroke patients. *Neurorehabilitation and Neural Repair, 25,* 48-60. http://dx.doi.org/10.1177/1545968310376757

Masiero, S., Armani, M., & Rosati, G. (2011). Upper-limb robotassisted therapy in rehabilitation of acute stroke patients: Focused review and results of new randomized controlled trial. *Journal of Rehabilitation Research and Development, 48,* 355-366. http://dx.doi.org/10.1682/JRRD.2010.04.0063

Masiero, S., Celia, A., Armani, M., & Rosati, G. (2006). A novel robot device in rehabilitation of post-stroke hemiplegic upper limbs. *Aging Clinical and Experimental Re-

search, 18, 531–535. http://dx.doi.org/10.1007/BF03324854

Mathias, S., Nayak, U. S., & Isaacs, B. (1986). Balance in elderly patients: The "get-up and go" test. *Archives of Physical Medicine and Rehabilitation, 67,* 387–389.

Mayo, N. E., Nadeau, L., Ahmed, S., White, C., Grad, R., Huang, A., ... Wood-Dauphinee, S. (2008). Bridging the gap: The effectiveness of teaming a stroke coordinator with patient's personal physician on the outcome of stroke. *Age and Ageing, 37,* 32–38. http://dx.doi.org/10.1093/ageing/afm133

McClellan, R., & Ada, L. (2004). A six-week, resource-efficient mobility program after discharge from rehabilitation improves standing in people affected by stroke: Placebo-controlled, randomised trial. *Australian Journal of Physiotherapy, 50,* 163–167. http://dx.doi.org/10.1016/S0004-9514(14)60154-9

McManus, J. A., Craig, A., McAlpine, C., Langhor ne, P., & Ellis, G. (2009). Does behaviour modification affect post-stroke risk factor control? Three-year follow-up of a randomized controlled trial. *Clinical Rehabilitation, 23,* 99–105. http://dx.doi.org/10.1177/0269215508095874

Mead, G. E., Greig, C. A., Cunningham, I., Lewis, S. J., Dinan, S., Saunders, D. H., ... Young, A. (2007). Stroke: A randomized trial of exercise or relaxation. *Journal of the American Geriatrics Society, 55,* 892–899. http://dx.doi.org/10.1111/j.1532-5415.2007.01185.x

Medicare Prescription Drug, Improvement, and Modernization Act of 2003, Pub. L. 108-173, 117 Stat. 2066 (codified in scattered sections of 42 U. S. C. and 26 U. S. C.).

Mehrholz, J., Platz, T., Kugler, J., & Pohl, M. (2009). Electromechanical and robot-assisted arm training for improving arm function and activities of daily living after stroke. *Cochrane Database of Systematic Reviews, 2009,* CD006876. http://dx.doi.org/10.1002/14651858.CD006876.pub2

Meilink, A., Hemmen, B., Seelen, H. A. M., & Kwakkel, G. (2008). Impact of EMG-triggered neuromuscular stimulation of the wrist and finger extensors of the paretic hand after stroke: A systematic review of the literature. *Clinical Rehabilitation, 22,* 291–305. http://dx.doi.org/10.1177/0269215507083368

Mew, M. (2010). Normal movement and functional approaches to rehabilitate lower limb dressing following stroke: A pilot randomised controlled trial. *British Journal of Occupational Therapy, 73,* 64–70. http://dx.doi.org/10.4276/030802210X12658062793807

Meythaler, J. M., Vogtle, L., & Br unner, R. C. (2009). A preliminary assessment of the benefits of the addition of botulinum toxin A to a conventional therapy program on the function of people with longstanding stroke. *Archives of Physical Medicine and Rehabilitation, 90,* 1453–1461. http://dx.doi.org/10.1016/j.apmr.2009.02.026

Michaelsen, S. M., Dannenbaum, R., & Levin, M. F. (2006). Task-specific training with trunk restraint on arm recovery in stroke: Randomized control trial. *Stroke, 37,* 186–192. http://dx.doi.org/10.1161/01.STR.0000196940.20446.c9

Mitchell, P. H., Veith, R. C., Becker, K. J., Buzaitis, A., Cain, K. C., Fr uin, M., ... Teri, L. (2009). Brief psychosocial-behavioral intervention with antidepressant reduces poststroke depression significantly more than usual care with antidepressant: Living well with stroke: Randomized, controlled trial. *Stroke, 40,* 3073–3078. http://dx.doi.org/10.1161/STROKEAHA.109.549808

Mizuno, K., Tsuji, T., Takebayashi, T., Fujiwara, T., Hase, K., & Liu, M. (2011). Prism adaptation therapy enhances rehabilitation of stroke patients with unilateral spatial neglect: A randomized, controlled trial. *Neurorehabilitation and Neural Repair, 25,* 711–720. http://dx.doi.org/10.1177/1545968311407516

Mödden, C., Behrens, M., Damke, I., Eilers, N., Kastrup, A., & Hildebrandt, H. (2012). A randomized controlled trial comparing 2 interventions for visual field loss with standard occupational therapy during inpatient stroke rehabilitation. *Neurorehabilitation and Neural Repair, 26,* 463–469. http://dx.doi.org/10.1177/1545968311425927

Morris, J. H., van Wijck, F., Joice, S., Ogston, S. A., Cole, I., & MacWalter, R. S. (2008). A comparison of bilateral and unilateral upper-limb task training in early poststroke rehabilitation: A randomized controlled trial. *Archives of Physical Medicine and Rehabilitation, 89,* 1237–1245. http://dx.doi.org/10.1016/j.apmr.2007.11.039

Mouawad, M. R., Doust, C. G., Max, M. D., & McNulty, P. A. (2011). Wii-based movement therapy to promote improved upper extremity function post-stroke: A pilot study. *Journal of Rehabilitation Medicine, 43,* 527–533. http://dx.doi.org/10.2340/16501977-0816

Mount, J., Pierce, S. R., Parker, J., DiEgidio, R., Woessner, R., & Spiegel, L. (2007). Trial and error versus errorless lear ning of functional skills in patients with acute stroke. *NeuroRehabilitation, 22,* 123–132.

Mountain, A. D., Kirby, R. L., Eskes, G. A., Smith, C., Duncan, H., MacLeod, D. A., & Thompson, K. (2010). Ability of people with stroke to learn powered wheelchair skills: A pilot study. *Archives of Physical Medicine and Rehabilitation, 91,* 596–601. http://dx.doi.org/10.1016/j.apmr.2009.12.011

Nilsen, D. M., Gillen, G., DiRusso, T., & Gordon, A. M. (2012). Effect of imagery perspective on occupational performance after stroke: A randomized controlled trial. *American Journal of Occupational Therapy, 66,* 320–329. http://dx.doi.org/10.5014/ajot.2012.003475

Nilsen, D. M., Gillen, G., Geller, D., Hreha, K., Osei, E., & Saleem, G. (2014). *What is the evidence for the effectiveness of interventions to improve occupational performance for those with motor deficits after stroke?* (Critically Appraised Topic). Bethesda, MD: American Occupational Therapy Association. Retrieved from http://www.aota.org/-/media/corporate/files/secure/practice/ccl/stroke/stroke-cat-3-motor.pdf

Nilsen, D. M., Gillen, G., Geller, D., Hreha, K., Osei, E., & Saleem, G. T. (2015). Effectiveness of interventions to improve occupational performance of people with motor impairments after stroke: An evidence-based review. *American Journal of Occupational Therapy, 69,* 6901180030. http://dx.doi.org/10.5014/ajot.2015.011965

Nilsen, D. M., Gillen, G., & Gordon, A. M. (2010). Use of mental practice to improve upper-limb recovery after stroke: A systematic review. *American Journal of Occupational Therapy, 64,* 695–708. http://dx.doi.org/10.5014/ajot.2010.09034

Norbeck, J. S., Lindsey, A. M., & Carrieri, V. L. (1981). The development of an instrument to measure social support. *Nursing Research, 30,* 264–269.

Nouri, F. M., & Lincoln, N. B. (1987). An extended activities of daily living scale for stroke patients. *Clinical Rehabilitation, 1,* 301–305. http://dx.doi.org/10.1177/026921558700100409

Nys, G. M., de Haan, E. H. F., Kunneman, A., de Kort, P. L. M., & Dijkerman, H. C. (2008). Acute neglect rehabilitation using repetitive prism adaptation: A randomized placebo-controlled trial. *Restorative Neurology and Neuroscience, 26,* 1–12.

Oakley, F., Kielhofner, G., Barris, R., & Reichler, R. K. (1986). The Role Checklist: Development and empirical assessment of reliability. *OTJR: Occupation, Participation and Health, 6,* 157–169. http://dx.doi.org/10.1177/153944928600600303

Olney, S. J., Nymark, J., Brouwer, B., Culham, E., Day, A., Heard, J., … Parvataneni, K. (2006). A randomized controlled trial of supervised versus unsupervised exercise programs for ambulatory stroke survivors. *Stroke, 37,* 476–481. http://dx.doi.org/10.1161/01.STR.0000199061.85897.b7

Osawa, A., & Maeshima, S. (2010). Family participation can improve unilateral spatial neglect in patients with acute right hemispheric stroke. *European Neurology, 63,* 170–175. http://dx.doi.org/10.1159/000286517

Ouellette, M. M., LeBrasseur, N. K., Bean, J. F., Phillips, E., Stein, J., Frontera, W. R., & Fielding, R. A. (2004). High-intensity resistance training improves muscle strength, self-reported function, and disability in long-term stroke survivors. *Stroke, 35,* 1404–1409. http://dx.doi.org/10.1161/01.STR.0000127785.73065.34

Page, S. J., Dunning, K., Hermann, V., Leonard, A., & Levine, P. (2011). Longer versus shorter mental practice sessions for affected upper extremity movement after stroke: A randomized controlled trial. *Clinical Rehabilitation, 25,* 627–637. http://dx.doi.org/10.1177/0269215510395793

Pak, S., & Patten, C. (2008). Strengthening to promote functional recovery poststroke: An evidence-based review. *Topics in Stroke Rehabilitation, 15,* 177–199. http://dx.doi.org/10.1310/tsr1503-177

Pang, M. Y., Harris, J. E., & Eng, J. J. (2006). A community-based upper-extremity group exercise program improves motor function and performance of functional activities in chronic stroke: A randomized controlled trial. *Archives of Physical Medicine and Rehabilitation, 87,* 1–9. http://dx.doi.org/10.1016/j.apmr.2005.08.113

Péter, O., Fazekas, G., Zsiga, K., & Dénes, Z. (2011). Robot-mediated upper limb physiotherapy: Review and recommendations for future clinical trials. *International Journal of Rehabilitation Research, 34,* 196–202. http://dx.doi.org/10.1097/MRR.0b013e328346e8ad

Pettersson, I., Törnquist, K., & Ahlström, G. (2006). The effect of an outdoor powered wheelchair on activity and participation in users with stroke. *Disability and Rehabilitation: Assistive Technology, 1,* 235–243. http://dx.doi.org/10.1080/17483100600757841

Peurala, S. H., Kantanen, M. P., Sjögren, T., Paltamaa, J., Karhula, M., & Heinonen, A. (2012). Effectiveness of constraintinduced movement therapy on activity and participation after stroke: A systematic review and meta-analysis of randomized controlled trials. *Clinical Rehabilitation, 26,* 209–223. http://dx.doi.org/10.1177/0269215511420306

Pizzamiglio, L., Fasotti, L., Jehkonen, M., Antonucci, G., Magnotti, L., Boelen, D., & Asa, S. (2004). The use of optokinetic stimulation in rehabilitation of the hemineglect disorder. *Cortex, 40,* 441–450. http://dx.doi.org/10.1016/S0010-9452(08)70138-2

Platz, T., van Kaick, S., Mehrholz, J., Leidner, O., Eickhof, C., & Pohl, M. (2009). Best conventional therapy versus modular impairment-oriented training for arm paresis after stroke: A single-blind, multicenter randomized controlled trial. *Neurorehabilitation and Neural Repair, 23,* 706–716. http://dx.doi.org/10.1177/1545968309335974

Polanowska, K., Seniów, J., Paprot, E., Leśniak, M., & Członkowska, A. (2009). Left-hand somatosensory stimulation combined with visual scanning training in rehabilitation for post-stroke hemineglect: A randomised, double-blind study. *Neuropsychological Rehabilitation, 19,* 364–382. http://dx.doi.org/10.1080/09602010802268856

Polatajko, H. J., McEwen, S. E., Ryan, J. D., & Baum, C. M. (2012). Pilot randomized controlled trial investigating cognitive strategy use to improve goal performance after stroke. *American Journal of Occupational Therapy, 66,* 104–109. http://dx.doi.org/10.5014/ajot.2012.001784

Pollock, A., Hazelton, C., Henderson, C. A., Angilley, J., Dhillon, B., Langhorne, P., … Shahani, U. (2011). Interventions for visual field defects in patients with stroke. *Cochrane Database of Systematic Reviews, 2011,* CD008388. http://dx.doi.org/10.1002/14651858.CD008388.pub2

Popovic, D. B., Popovic, M. B., Sinkjaer, T., Stefanovic, A., & Schwirtlich, L. (2004). Therapy of paretic arm in hemiplegic subjects augmented with a neural prosthesis: A cross-over study. *Canadian Journal of Physiology and*

Pharmacology, 82, 749–756. http://dx.doi.org/10.1139/y04-057

Popovic, M. B., Popovic, D. B., Sinkjaer, T., Stefanovic, A., & Schwirtlich, L. (2003). Clinical evaluation of functional electrical therapy in acute hemiplegic subjects. *Journal of Rehabilitation Research and Development, 40,* 443–453. http://dx.doi.org/10.1682/JRRD.2003.09.0443

Prange, G. B., Jannink, M. J. A., Groothuis-Oudshoorn, C. G. M., Hermens, H. J., & IJzerman, M. J. (2006). Systematic review of the effect of robot-aided therapy on recovery of the hemiparetic arm after stroke. *Journal of Rehabilitation Research and Development, 43,* 171–184. http://dx.doi.org/10.1682/JRRD.2005.04.0076

Price, C. I. M., & Pandyan, A. D. (2000). Electrical stimulation for preventing and treating post-stroke shoulder pain. *Cochrane Database of Systematic Reviews, 2000,* CD001698. http://dx.doi.org/10.1002/14651858.CD001698

Punt, T. D., Kitadono, K., Hulleman, J., Humphreys, G. W., & Riddoch, M. J. (2011). Modulating wheelchair navigation in patients with spatial neglect. *Neuropsychological Rehabilitation, 21,* 367–382. http://dx.doi.org/10.1080/09602011.2011.559132

Pyun, S. B., Yang, H., Lee, S., Yook, J., Kwon, J., & Byun, E. M. (2009). A home programme for patients with cognitive dysfunction: A pilot study. *Brain Injury, 23,* 686–692. http://dx.doi.org/10.1080/02699050902997862

Ramachandran, V. S., & Altschuler, E. L. (2009). The use of visual feedback, in particular mirror visual feedback, in restoring brain function. *Brain, 132,* 1693–1710. http://dx.doi.org/10.1093/brain/awp135

Rand, D., Eng, J. J., Liu-Ambrose, T., & Tawashy, A. E. (2010). Feasibility of a 6-month exercise and recreation program to improve executive functioning and memory in individuals with chronic stroke. *Neurorehabilitation and Neural Repair, 24,* 722–729. http://dx.doi.org/10.1177/1545968310368684

Rand, D., Weiss, P. L., & Katz, N. (2009). Training multitasking in a virtual supermarket: A novel intervention after stroke. *American Journal of Occupational Therapy, 63,* 535–542. http://dx.doi.org/10.5014/ajot.63.5.535

Ring, H., & Rosenthal, N. (2005). Controlled study of neuroprosthetic functional electrical stimulation in subacute poststroke rehabilitation. *Journal of Rehabilitation Medicine, 37,* 32–36. http://dx.doi.org/10.1080/16501970410035387

Roberts, P., & Evenson, M. E. (2014). Continuum of care. In B. A. Boyt Schell, G. Gillen, & M. E. Scaffa (Eds.), *Willard and Spackman's occupational therapy* (12th ed., pp. 896–910). Philadelphia: Lippincott Williams & Wilkins.

Robinson, R. G., Jorge, R. E., Moser, D. J., Acion, L., Solodkin, A., Small, S. L., … Arndt, S. (2008). Escitalopram and problem-solving therapy for prevention of poststroke depression: A randomized controlled trial. *JAMA, 299,* 2391–2400. http://dx.doi.org/10.1001/jama.299.20.2391

Rohling, M. L., Faust, M. E., Beverly, B., & Demakis, G. (2009). Effectiveness of cognitive rehabilitation following acquired brain injury: A meta-analytic re-examination of Cicerone et al.'s (2000, 2005) systematic reviews. *Neuropsychology, 23,* 20–39. http://dx.doi.org/10.1037/a0013659

Rosewilliam, S., Malhotra, S., Roffe, C., Jones, P., & Pandyan, A. D. (2012). Can surface neuromuscular electrical stimulation of the wrist and hand combined with routine therapy facilitate recovery of arm function in patients with stroke? *Archives of Physical Medicine and Rehabilitation, 93,* 1715–1721, e1. http://dx.doi.org/10.1016/j.apmr.2012.05.017

Roth, T., Sokolov, A. N., Messias, A., Roth, P., Weller, M., & Trauzettel-Klosinski, S. (2009). Comparing explorative saccade and flicker training in hemianopia: A randomized controlled study. *Neurology, 72,* 324–331. http://dx.doi.org/10.1212/01.wnl.0000341276.65721.f2

Rousseaux, M., Bernati, T., Saj, A., & Kozlowski, O. (2006). Ineffectiveness of prism adaptation on spatial neglect signs. *Stroke, 37,* 542–543. http://dx.doi.org/10.1161/01.STR.0000198877.09270.e8

Ryan, T., Enderby, P., & Rigby, A. S. (2006). A randomized controlled trial to evaluate intensity of community-based rehabilitation provision following stroke or hip fracture in old age. *Clinical Rehabilitation, 20,* 123–131. http://dx.doi.org/10.1191/0269215506cr933oa

Sabari, J. (2008). *Occupational therapy practice guidelines for adults with stroke.* Bethesda, MD: AOTA Press.

Sabari, J. S., Woodbury, M., & Velozo, C. A. (2014). Rasch analysis of a new hierarchical scoring system for evaluating hand function on the Motor Assessment Scale for stroke. *Stroke Research and Treatment, 2014,* 730298. http://dx.doi.org/10.1155/2014/730298

Sackett, D. L., Rosenberg, W. M., Muir Gray, J. A., Haynes, R. B., & Richardson, W. S. (1996). Evidence based medicine: What it is and what it isn't. *BMJ, 312,* 71–72. http://dx.doi.org/10.1136/bmj.312.7023.71

Sahebalzamani, M., Aliloo, L., & Shakibi, A. (2009). The efficacy of self-care education on rehabilitation of stroke patients. *Saudi Medical Journal, 30,* 550–554.

Saposnik, G., & Levin, M.; Stroke Outcome Research Canada (SORCan) Working Group. (2011). Virtual reality in stroke rehabilitation: A meta-analysis and implications for clinicians. *Stroke, 42,* 1380–1386. http://dx.doi.org/10.1161/STROKEAHA.110.605451

Saposnik, G., Teasell, R., Mamdani, M., Hall, J., McIlroy, W., Cheung, D., … Bayley, M.; Stroke Outcome Research Canada (SORCan) Working Group. (2010). Effectiveness of virtual reality using Wii gaming technology in stroke rehabilitation: A pilot randomized clinical trial and proof of principle. *Stroke, 41,* 1477–1484. http://dx.doi.org/10.1161/STROKEAHA.110.584979

Schmid, A. A., Van Puymbroeck, M., Altenburger, P. A., Schalk, N. L., Dierks, T. A., Miller, K. K., ... Williams, L. S. (2012). Poststroke balance improves with yoga: A pilot study. *Stroke, 43,* 2402–2407. http://dx.doi.org/10.1161/STROKEAHA.112.658211

Schneider, S., Münte, T., Rodriguez-Fornells, A., Sailer, M., & Altenmüller, E. (2010). Music-suppor ted training is more efficient than functional motor training for recovery of fine motor skills in stroke patients. *Music Perception, 27,* 271–280. http://dx.doi.org/10.1525/mp.2010.27.4.271

Schneider, S., Schönle, P. W., Altenmüller, E., & Münte, T. F. (2007). Using musical instruments to improve motor skill recovery following a stroke. *Journal of Neurology, 254,* 1339–1346. http://dx.doi.org/10.1007/s00415-006-0523-2

Serino, A., Angeli, V., Frassinetti, F., & Làdavas, E. (2006). Mechanisms underlying neglect recovery after prism adaptation. *Neuropsychologia, 44,* 1068–1078. http://dx.doi.org/10.1016/j.neuropsychologia.2005.10.024

Shallice, T., & Burgess, P. W. (1991). Deficits in strategy application following frontal lobe damage in man. *Brain, 114,* 727–741. http://dx.doi.org/10.1093/brain/114.2.727

Shaw, L. C., Price, C. I., van Wijck, F. M., Shackley, P., Steen, N., Bar nes, M. P., ... Rodgers, H.; BoTULS Investigators. (2011). Botulinum Toxin for the Upper Limb after Stroke (BoTULS) Trial: Effect on impairment, activity limitation, and pain. *Stroke, 42,* 1371–1379. http://dx.doi.org/10.1161/STROKEAHA.110.582197

Shaw, L., Rodgers, H., Price, C., van Wijck, F., Shackley, P., Steen, N., ... Graham, L.; BoTULS Investigators. (2010). BoTULS: A multicentre randomised controlled trial to evaluate the clinical effectiveness and cost-effectiveness of treating upper limb spasticity due to stroke with botulinum toxin type A. *Health Technology Assessment, 14,* 1–113, iii–iv. http://dx.doi.org/10.3310/hta14260

Shi, Y. X., Tian, J. H., Yang, K. H., & Zhao, Y. (2011). Modified constraint-induced movement therapy versus traditional rehabilitation in patients with upperextremity dysfunction after stroke: A systematic review and meta-analysis. *Archives of Physical Medicine and Rehabilitation, 92,* 972–982. http://dx.doi.org/10.1016/j.apmr.2010.12.036

Shiraishi, H., Muraki, T., Ayaka Itou, Y. S., & Hirayama, K. (2010). Prism intervention helped sustainability of effects and ADL performances in chronic hemispatial neglect: A follow-up study. *NeuroRehabilitation, 27,* 165–172. http://dx.doi.org/10.3233/NRE-2010-0593

Shotwell, M. P. (2014). Evaluating clients. In B. A. Boyt Schell, G. Gillen, & M. E. Scaffa (Eds.), *Willard and Spackman's occupational therapy* (12th ed., pp. 281–301). Philadelphia: Lippincott Williams & Wilkins.

Sims, J., Galea, M., Taylor, N., Dodd, K., Jespersen, S., Joubert, L., & Joubert, J. (2009). Regenerate: Assessing the feasibility of a strength-training program to enhance the physical and mental health of chronic post stroke patients with depression. *International Journal of Geriatric Psychiatry, 24,* 76–83. http://dx.doi.org/10.1002/gps.2082

Sirtori, V., Corbetta, D., Moja, L., & Gatti, R. (2009). Constraint-induced movement therapy for upper extremities in stroke patients. *Cochrane Database of Systematic Reviews, 2009,* CD004433. http://dx.doi.org/10.1002/14651858.CD004433.pub2

Smania, N., Aglioti, S. M., Girardi, F., Tinazzi, M., Fiaschi, A., Cosentino, A., & Corato, E. (2006). Rehabilitation of limb apraxia improves daily life activities in patients with stroke. *Neurology, 67,* 2050–2052. http://dx.doi.org/10.1212/01.wnl.0000247279.63483.1f

Smith, J., Forster, A., & Young, J. (2004). A randomized trial to evaluate an education programme for patients and carers after stroke. *Clinical Rehabilitation, 18,* 726–736. http://dx.doi.org/10.1191/0269215504cr790oa

Smith, P. S., & Thompson, M. (2008). Treadmill training post stroke: Are there any secondary benefits? A pilot study. *Clinical Rehabilitation, 22,* 997–1002. http://dx.doi.org/10.1177/0269215508088988

Söderström, S. T., Pettersson, R. P., & Leppert, J. (2006). Prediction of driving ability after stroke and the effect of behindthe-wheel training. *Scandinavian Journal of Psychology, 47,* 419–429. http://dx.doi.org/10.1111/j.1467-9450.2006.00550.x

Song, H., Oh, H., Kim, H., & Seo, W. (2011). Effects of a sexual rehabilitation intervention program on stroke patients and their spouses. *NeuroRehabilitation, 28,* 143–150. http://dx.doi.org/10.3233/NRE-2011-0642

Sonoda, S., Saitoh, E., Nagai, S., Kawakita, M., & Kanada, Y. (2004). Full-time integrated treatment program, a new system for stroke rehabilitation in Japan: Comparison with conventional rehabilitation. *American Journal of Physical Medicine and Rehabilitation, 83,* 88–93. http://dx.doi.org/10.1097/01.PHM.0000107481.69424.E1

Stein, J., Bishop, L., Gillen, G., & Helbok, R. (2011). Robot-assisted exercise for hand weakness after stroke: A pilot study. *American Journal of Physical Medicine and Rehabilitation, 90,* 887–894. http://dx.doi.org/10.1097/PHM.0b013e3182328623

Stewart, K. C., Cauraugh, J. H., & Summers, J. J. (2006). Bilateral movement training and stroke rehabilitation: A systematic review and meta-analysis. *Journal of the Neurological Sciences, 244,* 89–95. http://dx.doi.org/10.1016/j.jns.2006.01.005

Stringer, A. Y., & Small, S. K. (2011). Ecologically-oriented neurorehabilitation of memory: Robustness of outcome across diagnosis and severity. *Brain Injury, 25,* 169–178. http://dx.doi.org/10.3109/02699052.2010.541894

Stuart, M., Benvenuti, F., Macko, R., Taviani, A., Segenni, L., Mayer, F., ... Weinrich, M. (2009). Community-based adaptive physical activity program for chronic stroke: Feasibility, safety, and efficacy of the Empoli model. *Neurorehabilitation and Neural Repair, 23,* 726–734. http://dx.doi.org/10.1177/1545968309332734

Suat, E., Engin, S. I., Nilgün, B., Yavuz, Y., & Fatma, U. (2011). Shortand long-term effects of an inhibitor hand splint in poststroke patients: A randomized controlled trial. *Topics in Stroke Rehabilitation, 18,* 231–237. http://dx.doi.org/10.1310/tsr1803-231

Sun, S. F., Hsu, C. W., Sun, H. P., Hwang, C. W., Yang, C. L., & Wang, J. L. (2010). Combined botulinum toxin type A with modified constraint-induced movement therapy for chronic stroke patients with upper extremity spasticity: A randomized controlled study. *Neurorehabilitation and Neural Repair, 24,* 34–41. http://dx.doi.org/10.1177/1545968309341060

Takahashi, C. D., Der-Yeghiaian, L., Le, V., Motiwala, R. R., & Cramer, S. C. (2008). Robot-based hand motor therapy after stroke. *Brain, 131,* 425–437. http://dx.doi.org/10.1093/brain/awm311

Taub, E., Miller, N. E., Novack, T. A., Cook, E. W., 3rd, Fleming, W. C., Nepomuceno, C. S., ... Crago, J. E. (1993). Technique to improve chronic motor deficit after stroke. *Archives of Physical Medicine and Rehabilitation, 74,* 347–354.

Taub, E., Uswatte, G., King, D. K., Morris, D., Crago, J. E., & Chatterjee, A. (2006). A placebo-controlled trial of constraint-induced movement therapy for upper extremity after stroke. *Stroke, 37,* 1045–1049. http://dx.doi.org/10.1161/01.STR.0000206463.66461.97

Taylor, L., Poland, F., Harrison, P., & Stephenson, R. (2011). A quasi-experimental feasibility study to determine the effect of a systematic treatment programme on the scores of the Nottingham Adjustment Scale of individuals with visual field deficits following stroke. *Clinical Rehabilitation, 25,* 43–50. http://dx.doi.org/10.1177/0269215510375918

Taylor-Piliae, R. E., & Coull, B. M. (2012). Community-based Yang-style Tai Chi is safe and feasible in chronic stroke: A pilot study. *Clinical Rehabilitation, 26,* 121–131. http://dx.doi.org/10.1177/0269215511419381

Teasell, R. W., Foley, N. C., Bhogal, S. K., Chakravertty, R., & Bluvol, A. (2005). A rehabilitation program for patients recovering from severe stroke. *Canadian Journal of Neurological Sciences, 32,* 512–517. http://dx.doi.org/10.1017/S0317167100004534

Thielman, G. (2010). Rehabilitation of reaching poststroke: A randomized pilot investigation of tactile versus auditory feedback for trunk control. *Journal of Neurologic Physical Therapy, 34,* 138–144. http://dx.doi.org/10.1097/NPT.0b013e3181efa1e8

Thielman, G. T., Dean, C. M., & Gentile, A. M. (2004). Rehabilitation of reaching after stroke: Task-related training versus progressive resistive exercise. *Archives of Physical Medicine and Rehabilitation, 85,* 1613–1618. http://dx.doi.org/10.1016/j.apmr.2004.01.028

Thielman, G., Kaminski, T., & Gentile, A. M. (2008). Rehabilitation of reaching after stroke: Comparing 2 training protocols utilizing trunk restraint. *Neurorehabilitation and Neural Repair, 22,* 697–705. http://dx.doi.org/10.1177/1545968308315998

Thieme, H., Bayn, M., Wurg, M., Zange, C., Pohl, M., & Behrens, J. (2013). Mirror therapy for patients with severe arm paresis after stroke—A randomized controlled trial. *Clinical Rehabilitation, 27,* 314–324. http://dx.doi.org/10.1177/0269215512455651

Thieme, H., Mehrholz, J., Pohl, M., Behrens, J., & Dohle, C. (2012). Mirror therapy for improving motor function after stroke. *Cochrane Database of Systematic Reviews, 2012,* CD008449. http://dx.doi.org/10.1002/14651858.CD008449.pub2

Thrasher, T. A., Zivanovic, V., McIlroy, W., & Popovic, M. R. (2008). Rehabilitation of reaching and grasping function in severe hemiplegic patients using functional electrical stimulation therapy. *Neurorehabilitation and Neural Repair, 22,* 706–714. http://dx.doi.org/10.1177/1545968308317436

Tiffin, J., & Asher, E. J. (1948). The Purdue Pegboard: Norms and studies of reliability and validity. *Journal of Applied Psychology, 32,* 234–247. http://dx.doi.org/10.1037/h0061266

Tilling, K., Coshall, C., McKevitt, C., Daneski, K., & Wolfe, C. (2005). A family support organiser for stroke patients and their carers: A randomised controlled trial. *Cerebrovascular Diseases, 20,* 85–91. http://dx.doi.org/10.1159/000086511

Tinetti, M. E. (1986). Performance-oriented assessment of mobility problems in elderly patients. *Journal of the American Geriatrics Society, 34,* 119–126.

Toglia, J. P. (1993). *Contextual Memory Test (CMT).* Tucson, AZ: Therapy Skill Builders.

Trombly, C. A. (1995). Occupation: Purposefulness and meaningfulness as therapeutic mechanisms (Eleanor Clarke Slagle Lecture). *American Journal of Occupational Therapy, 49,* 960–972. http://dx.doi.org/10.5014/ajot.49.10.960

Tsang, M. H., Sze, K. H., & Fong, K. N. (2009). Occupational therapy treatment with right half-field eye-patching for patients with subacute stroke and unilateral neglect: A randomised controlled trial. *Disability and Rehabilitation, 31,* 630–637. http://dx.doi.org/10.1080/09638280802240621

Tseng, C. N., Chen, C. C., Wu, S. C., & Lin, L. C. (2007). Effects of a range-of-motion exercise programme. *Journal of Advanced Nursing, 57,* 181–191. http://dx.doi.org/10.1111/j.1365-2648.2006.04078.x

Tung, F. L., Yang, Y. R., Lee, C. C., & Wang, R. Y. (2010). Balance outcomes after additional sit-to-stand training in subjects with stroke: A randomized controlled trial. *Clinical Rehabilitation, 24,* 533–542. http://dx.doi.org/10.1177/0269215509360751

Turton, A. J., O'Leary, K., Gabb, J., Woodward, R., & Gilchrist, I. D. (2010). A single blinded randomised controlled pilot trial of prism adaptation for improving self-care in stroke patients with neglect. *Neuropsycholog-

ical Rehabilitation, 20, 180–196. http://dx.doi.org/10.1080/09602010903040683

Tyson, S. F., & Kent, R. M. (2011). The effect of upper limb orthotics after stroke: A systematic review. *NeuroRehabilitation, 28,* 29–36. http://dx.doi.org/10.3233/NRE-2011-0629

Uniform Data System for Medical Rehabilitation. (1997). *Guide for the Uniform Data Set for Medical Rehabilitation (including the FIM™ instrument), Version 5.1.* Buffalo: State University of New York at Buffalo.

U.S. Preventive Services Task Force. (2012). *Grade definitions.* Rockville, MD: Agency for Healthcare Research and Quality. Retrieved from http://www.uspreventiveservices taskforce.org/uspstf/grades.htm

Uswatte, G., Taub, E., Mor ris, D., Barman, J., & Crago, J. (2006). Contribution of the shaping and restraint components of constraint-induced movement therapy to treatment outcome. *NeuroRehabilitation, 21,* 147–156.

Uswatte, G., Taub, E., Morris, D., Vignolo, M., & McCulloch, K. (2005). Reliability and validity of the upper-extremity Motor Activity Log–14 for measuring real-world ar m use. *Stroke, 36,* 2493–2496. http://dx.doi.org/10.1161/01.STR.0000185928.90848.2e

Van Peppen, R. P., Kortsmit, M., Lindeman, E., & Kwakkel, G. (2006). Effects of visual feedback therapy on postural control in bilateral standing after stroke: A systematic review. *Journal of Rehabilitation Medicine, 38,* 3–9. http://dx.doi.org/10.1080/16501970500344902

Walker, M. F., Leonardi-Bee, J., Bath, P., Langhorne, P., Dewey, M., Corr, S., ... Parker, C. (2004). Individual patient data meta-analysis of randomized controlled trials of community occupational therapy for stroke patients. *Stroke, 35,* 2226–2232. http://dx.doi.org/10.1161/01.STR.0000137766.17092.fb

Wang, Q., Zhao, J. L., Zhu, Q. X., Li, J., & Meng, P. P. (2011). Comparison of conventional therapy, intensive therapy and modified constraint-induced movement therapy to improve upper extremity function after stroke. *Journal of Rehabilitation Medicine, 43,* 619–625. http://dx.doi.org/10.2340/16501977-0819

Ware, J. E., Jr., & Sherbourne, C. D. (1992). The MOS 36-item Short-Form Health Survey (SF-36): I. Conceptual framework and item selection. *Medical Care, 30,* 473–483. http://dx.doi.org/10.1097/00005650-199206000-00002

Watanabe, S., & Amimoto, K. (2010). Generalization of prism adaptation for wheelchair driving task in patients with unilateral spatial neglect. *Archives of Physical Medicine and Rehabilitation, 91,* 443–447. http://dx.doi.org/10.1016/j.apmr.2009.09.027

Watkins, C. L., Auton, M. F., Deans, C. F., Dickinson, H. A., Jack, C. I., Lightbody, C. E., ... Leathley, M. J. (2007). Motivational interviewing early after acute stroke: A randomized, controlled trial. *Stroke, 38,* 1004–1009. http://dx.doi.org/10.1161/01.STR.0000258114.28006.d7

Weber, D. J., Skidmore, E. R., Niyonkuru, C., Chang, C. L., Huber, L. M., & Munin, M. C. (2010). Cyclic functional electrical stimulation does not enhance gains in hand grasp function when used as an adjunct to onabotulinumtoxin A and task practice therapy: A single-blind, randomized controlled pilot study. *Archives of Physical Medicine and Rehabilitation, 91,* 679–686. http://dx.doi.org/10.1016/j.apmr.2010.01.010

West, C., Bowen, A., Hesketh, A., & Vail, A. (2008). Interventions for motor apraxia following stroke. *Cochrane Database of Systematic Reviews, 2008,* CD004132. http://dx.doi. org/10.1002/14651858.CD004132.pub2

Westerberg, H., Jacobaeus, H., Hirvikoski, T., Clevberger, P., Ostensson, M. L., Bartfai, A., & Klingberg, T. (2007). Computerized working memory training after stroke—A pilot study. *Brain Injury, 21,* 21–29. http://dx.doi.org/10.1080/02699050601148726

Whitall, J., Waller, S. M., Sorkin, J. D., Forrester, L. W., Macko, R. F., Hanley, D. F., ... Luft, A. (2011). Bilateral and unilateral arm training improve motor function through differing neuroplastic mechanisms: A single-blinded randomized controlled trial. *Neurorehabilitation and Neural Repair, 25,* 118–129. http://dx.doi.org/10.1177/1545968310380685

Wilkins, S., Jung, B., Wishart, L., Edwards, M., & Norton, S. G. (2003). The effectiveness of community-based occupational therapy education and functional training programs for older adults: A critical literature review. *Canadian Journal of Occupational Therapy/Revue Canadienne d'Ergothérapie, 70,* 214–225. http://dx.doi.org/10.1177/000841740307000405

Williams, L. S., Weinberger, M., Har ris, L. E., Clark, D. O., & Biller, J. (1999). Development of a stroke-specific quality of life scale. *Stroke, 30,* 1362–1369. http://dx.doi.org/10.1161/01.STR.30.7.1362

Wilson, B. A., Clare, L., Baddeley, A., Watson, P., & Tate, R. (1998). *The Rivermead Behavioral Memory Test–Extended Version (RBMT–E).* Bury St. Edmunds, England: Thames Valley Test Co.

Wilson, B., Cockbur n, J., & Halligan, P. (1987). Development of a behavioral test of visuospatial neglect. *Archives of Physical Medicine and Rehabilitation, 68,* 98–102.

Winkens, I., Van Heugten, C. M., Wade, D. T., Habets, E. J., & Fasotti, L. (2009). Efficacy of time pressure management in stroke patients with slowed information processing: A randomized controlled trial. *Archives of Physical Medicine and Rehabilitation, 90,* 1672–1679. http://dx.doi.org/10.1016/j.apmr.2009.04.016

Winter, J., Hunter, S., Sim, J., & Crome, P. (2011). Hands-on therapy inter ventions for upper limb motor dysfunction following stroke. *Cochrane Database of Systematic Reviews, 2011,* CD006609. http://dx.doi. org/10.1002/14651858.CD006609.pub2

Wolf, S. L., Lecraw, D. E., Barton, L. A., & Jann, B. B. (1989). Forced use of hemiplegic upper extremities to reverse the effect of lear ned nonuse among chronic stroke and headinjured patients. *Experimental Neurology, 104,* 125–132. http://dx.doi.org/10.1016/S0014-4886(89)80005-6

Wolf, S. L., Thompson, P. A., Morris, D. M., Rose, D. K., Winstein, C. J., Taub, E., ... Pearson, S. L. (2005). The EXCITE trial: Attributes of the Wolf Motor Function Test in patients with subacute stroke. *Neurorehabilitation and Neural Repair, 19,* 194–205. http://dx.doi.org/10.1177/1545968305276663

Wolf, S. L., Thompson, P. A., Winstein, C. J., Miller, J. P., Blanton, S. R., Nichols-Larsen, D. S., ... Sawaki, L. (2010). The EXCITE stroke trial: Comparing early and delayed constraint-induced movement therapy. *Stroke, 41,* 2309–2315. http://dx.doi.org/10.1161/STROKEAHA.110.588723

Wolf, T. J. (Ed.). (2014). *Stroke: Interventions to support occupational performance.* Bethesda, MD: AOTA Press.

Wolf, T. J., & Baum, C. M. (in press). Improving participation and quality of life through occupation. In G. Gillen (Ed.), *Stroke rehabilitation: A function-based approach* (4th ed.). St. Louis, MO: Mosby/Elsevier.

Wolf, T. J., Chuh, A., Floyd, T., McInnis, K., & Williams, E. (2015). Effectiveness of occupation-based interventions to improve areas of occupation and social participation after stroke: An evidence-based review. *American Journal of Occupational Therapy, 69,* 6901180060. http://dx.doi.org/10.5014/ajot.2015.012195

Wolf, T. J., Chuh, A., McInnis, K., & Williams, E. (2014). *What is the evidence for the effectiveness of activity-/occupationinterventions to improve areas of occupation and social participation after stroke?* (Critically Appraised Topic). Bethesda, MD: American Occupational Therapy Association. Retrieved from http://www.aota.org/-/media/corporate/files/secure/practice/ccl/stroke/stroke-cat-1-areas-of-occupation.pdf

Woodbury, M. L., Howland, D. R., McGuirk, T. E., Davis, S. B., Senesac, C. R., Kautz, S., & Richards, L. G. (2009). Effects of trunk restraint combined with intensive task practice on poststroke upper extremity reach and function: A pilot study. *Neurorehabilitation and Neural Repair, 23,* 78–91. http://dx.doi.org/10.1177/1545968308318836

Wood-Dauphinee, S. L., Opzoomer, M. A., Williams, J. I., Marchand, B., & Spitzer, W. O. (1988). Assessment of global function: The Reintegration to Normal Living index. *Archives of Physical Medicine and Rehabilitation, 69,* 583–590.

World Health Organization. (2001). *International classification of functioning, disability and health.* Geneva: Author.

Wu, C. Y., Chuang, L. L., Lin, K. C., Chen, H. C., & Tsay, P. K. (2011). Randomized trial of distributed constraint-induced therapy versus bilateral arm training for the rehabilitation of upper-limb motor control and function after stroke. *Neurorehabilitation and Neural Repair, 25,* 130–139. http://dx.doi.org/10.1177/1545968310380686

Wu, C., Huang, P., Chen, Y., Lin, K., & Yang, H. (2013). Effects of mirror therapy on motor and sensory recovery in chronic stroke: A randomized controlled trial. *Archives of Physical Medicine and Rehabilitation, 94,* 1023–1030. http://dx.doi.org/10.1016/j.apmr.2013.02.007

Yelnik, A. P., Le Breton, F., Colle, F. M., Bonan, I. V., Hugeron, C., Egal, V., ... Vicaut, E. (2008). Rehabilitation of balance after stroke with multisensorial training: A single-blind randomized controlled study. *Neurorehabilitation and Neural Repair, 22,* 468–476. http://dx.doi.org/10.1177/1545968308315996

Yen, J. G., Wang, R. Y., Chen, H. H., & Hong, C. T. (2005). Effectiveness of modified constraint-induced movement therapy on upper limb function in stroke subjects. *Acta Neurologica Taiwanica, 14,* 16–20.

Yip, B. C. B., & Man, D. W. K. (2009). Virtual reality (VR)-based community living skills training for people with acquired brain injury: A pilot study. *Brain Injury, 23,* 1017–1026. http://dx.doi.org/10.3109/02699050903379412

Yozbatiran, N., Donmez, B., Kayak, N., & Bozan, O. (2006). Electrical stimulation of wrist and fingers for sensory and functional recovery in acute hemiplegia. *Clinical Rehabilitation, 20,* 4–11. http://dx.doi.org/10.1191/0269215506cr928oa

Sachwortregister

A
Abschluss 36
Accessibility Checkliste 31
ACS 29, 32, 34
ACS Recovery Version 34
Activity Card Sort 30
Activity Log Function 54
Adipositas 17
ADL-Interventionen
– Gemeindesettings 69
–, Setting, ambulantes 68
– Setting, häusliches 69
– Setting, stationäres 68
ADL-Performanz 21
ADLs 15, 17, 19, 22, 30, 32, 39, 41, 43, 48, 52, 54
Aktivierung, EMG-getriggerte neuromuskuläre 20
Aktivitäten des täglichen Lebens
– siehe ADL
Aktivitätsanforderungen 16, 32, 33
Akutphase 17, 27
– Fallbeispiel 37
Alkoholmissbrauch 17
Alltagsaktivitäten 16
AM-PAC 30
AMPS 30, 34, 36
Angst 65, 66, 67
Anpassung 35
Antidepressiva 66
AOTA 13, 14, 71
Apraxie 19, 52
ARAT 30, 34, 42, 47, 54
Arbeit 15, 30
Arm Motor Ability Test 30
Armroboter 60
Armschlinge 63
Arnadottir OT-ADL 34, 41
AROM 44
Arterienverschluss 17
Arteriosklerose 17, 25
Aspiration 18
Assessments 18, 29, 44, 45, 47, 49

– Augenbewegungen 31
– Instrumente 30
– Überlegungen 34
Aufmerksamkeitsdefizite 19, 53
Aufrechterhaltung/Erhalt 35
Augenklappen 19

B
BADLs 15
BADS 49
Barthel-Index 30
BATRAC 20, 56
BBS 63
BDI–II 30
Beck Depression Inventory 66
Behandlung, neurophysiologische 57
Beratung, familiäre 66
Berg Balance Scale 30, 55
Berufsgruppen, interessierte 13
Best Practice 51
Betätigung 14, 15, 18
Betätigungsanforderungen 33
Betätigungsbedürfnisse 16
Betätigungsbereiche 17
– Evaluation 32
Betätigungsperformanz 18, 19, 25, 36
– Assessments 30
– Evaluation 29
– Interventionen, empfohlene 75
Betätigungsperformanz/Evaluation 16
Betätigungsprofil 16, 17
– Assessment 29
– Evaluation 29
– Fallbeispiel 48
Betreuungskoordination 21, 22, 66
Bewegung 20, 22, 60
Bewegungsmangel 17, 25
Bewegungsprogramm 52
Bewegungstraining 56
BI 55

Bildung 15, 30
Bluthochdruck 17, 25
Botulinumtoxin-A 21, 63
Box and Block Test 54
BT 56

C
CAHAI 30
CDSMP 71
Chedoke Arm and Hand Activity Inventory 54
CIMT 20, 22, 55, 63, 73
Community Outpatient 28
Confrontation testing 31
CO-OP 22, 49, 68, 71
COPM 29, 30, 32, 34, 36, 41, 55
Cueing 19
Cues, räumliche 54
Cues, rhythmische auditive 56

D
Dehnen 62
Dehnungsvorrichtungen 20
Depression 22, 65, 66, 67
Diabetes 17, 25
Distress im Nottingham Health Profile 67
Dokumentation 18, 36
Driver assessment 30
Drogenmissbrauch 17, 25
Dynamometer oder pinch meter 31
Dynavision 53
Dysfunktionen, exekutive 19, 52
Dysfunktionen, kognitive und Wahrnehmung 19
Dysfunktionen, visuelle 19

E
Edukation 21, 65, 66
Edukationsprogramm 61
EFPT 30
Einführung 13
Elektro-Rollstuhl 70

Empfehlungen 22
– Fazit/Schlussfolgerungen 22
Entlassungsplanung 36
Entspannung 61
EON-MEM 19, 52
Ergebnis/Ergebniskontrolle 36
Ergometrie 64
Ergotherapeuten 14
– Qualifikationen 79
Ergotherapie 13
Ergotherapie-Assistenten 14
– Qualifikationen 79
Ergotherapie bei Schlaganfall 17
Ergotherapieverband, amerikanischer
– siehe AOTA
Erholung und Schlaf 22, 30, 71
Erinnerungsprogramme, computergestützte 19
ES-Therapie
– siehe Stimulation, elektrische
EuroQol 67
Evaluation 14, 16, 18, 29
– Fallbeispiel 37, 41, 48
Evaluation of Social Interaction 30
Evidenz 17, 18, 19, 20, 21, 85
– Levels 85
– Übersicht 90
– Zusammenfassung 51
Explorationstraining, visuelles 22, 54
Explorationstrainining, computerbasiertes 68
Extremität 20

F

Fachkompetenz 14
Fahrfähigkeit 53
Fahrsimulation 21, 23, 70
Fallbeispiel 37, 40
Familie 18, 19, 54
Feedback, visuelles 20, 59
Fertigkeiten, motorische 30, 32
FIM 36, 44, 55
FIM™ 30
Fitnesstraining 61
FMA 42, 45, 61
Förderung 35
Freizeit 15, 22, 30, 70
Freizeitaktivitäten/-programm 19, 22, 52, 69
Frenchay Arm Test 54
Fugl-Meyer Assessment 31, 42
Functional Reach Test 63
Function Performance Test 49

G

Gangtraining 58
Gedächtnis-Trainingsprogramme, computergestützte 52
Gedächtnisverlust 19, 52
Gegenstandsbereich, ergotherapeutischer 13, 14, 15
– Aspekte 15
Gehgeschwindigkeit 61
Gehirnblutung 17, 25
Gehirnstimulation 21
Gelenkmobilisation 63
Gemeindeprogramm, klientenzentriertes betätigungsbasiertes 67
General Health Questionnaire 66
Geriatrische Depressionskala/GDS 64
Gesichtsfeldabdeckung 54
Gesichtsfeldausfall 19, 53
Gestentraining 19, 22, 52
Gesundheit 14, 27
Gewichtstraining 21
Gewohnheiten 15, 32
Glauben 33
Gleichgewicht 20, 22, 54, 55, 58, 60, 63
Gleichgewichtstraining 21, 22, 61, 65
Goldmann-Perimeter 53
Goniometer 31
Greifkraft 61

H

HADS 65, 66, 67
Handlungsbeobachtung 20, 22, 59
Handschiene, reflexhemmende 63
Hands-on-Interventionen 62
Hausbesuch 67
HDRS 65
Hirnstimulation 63
HRQOL 57, 62
Hyperlipidämie 17, 25

I

IADL-Interventionen
– Settings, ambulante 70
– Settings, stationäre 69
– Setting, wohnortnahes 70
IADL-Performanz 21
IADLs 15, 17, 22, 30, 32, 39, 41, 43, 48
Infarkt 17, 25
Instrumentelle Aktivitäten des täglichen Lebens
– siehe IADL
Interaktionsfertigkeiten, soziale 15

Interaktion, soziale 32
Intervention 13, 14, 16
Interventionen 18, 35
– ADL-/IADL-Beeinträchtigungen 21
– AFDL-/IADL-Beeinträchtigungen 67
– Beeinträchtigungen, kognitive 51
– Beeinträchtigungen, psychische 64
– Beeinträchtigungen, psychosoziale 21
–, begleitende 20, 62
–, betätigungsbasierte 22
– Evaluation 36
– Fallbeispiel 39, 42, 49
–, gemeindebasierte 22
– Kognition, allgemeine und Wahrnehmung 52
– nach Schädigungsgebiet 19
– Schädigungen, motorische 20, 54
Interventionen/Empfehlungen 75
– ADLs u. IADLs 22
– ADLs und IADLs 76
– Beeinträchtigungen, psychosoziale u. emotionale 22
– Beeinträchtigungen, psychpsoziale u. emotionale 76
– Schädigungen, kognitive 22, 75
– Schädigungen, motorische 22, 75
Interventionsansätze 35
Interventionsimplementierung 35
Interventionsplan 35
Interview, strukturiertes 30, 32
Irritability, Depression, and Anxiety Scale 64
Ischämie 17, 25

J

Jebsen Handfunktionstest 30, 34, 54

K

Kettle Test 30
Klientenfaktoren 15, 16, 18, 25, 27
– Assessments 31
– Evaluation 33
Klientenzufriedenheit 18
Kompensationstraining 53
Konditionsprogramm, supervidiertes 61
Kontext und Umwelt 15, 16
– Assessments 31

– Evaluation 33
–, kulturell 15
–, personenbezogen 15
–, physisch 15
–, sozial 15
–, virtuell 15
–, zeitlich 15
Kontrakturprophylaxe 62
Körperfunktionen 15, 33
 – Schädigungen, häufige 33
Körperfunktionen, geschädigte 26
Körperstrukturen 15, 33
Kräftigung 20, 22, 54, 60
Krafttraining 22, 60, 65

L

Laufband-Training 65
Lebensgeschichte 18, 29
Lebensqualität 23, 36, 57, 62, 70
Lebensrückblick-Therapie 66
Leitlinien 13
Leitlinienanwendung 13
Leseaufgaben 54

M

Magnetstimulation, transkranielle repetitive 63
Manual Ability Measure 30
Manual assessment 31
Manual assessment of tactile localization 31
Manuelle Muskeltestung 31
mCIMT 20, 22, 55, 73
Medical Outcomes Study 30
Mobilisation 62, 63
Mobilität 20, 22, 54, 55, 58, 60
Mobilitätshilfen 70
Mobilitätsprogramme 23
Mobilitätsschulung, allgemeine 70
Modified barium swallow 31
Modifizierte Ashworth Skala 31
Motivational Interviewing/MI 66
Motor Activity Log 30, 63
Motor Assessment Scale 30, 38
Multiple Errands Test 30
Multitasking 19, 52
Muskelkontraktionssteigerung 63
Muskelvibration 20, 60

N

Nachsorge 36
Nackenmuskelvibration 19, 54
Neglect, unilaterales 19, 53
Nervenstimulation, periphere 20
Nervenstimulation, transkutane elektrische 59

Nervensystem, zentrales 25
Niedergeschlagenheit 67
Nottingham Extended Activities of Daily Living Scale 30
NSSQ 31
Nutzen und Schaden 71

O

Observational assessment of skin integrity 31
Occupational Performance History Interview-II 29
Occupational Therapy Practice Framework/OTPF 13
OPHI-II 30
Orthesen 20, 62, 63
OT-APST 31
Outcome 14, 18

P

PADLs 15
Partizipation 14, 15
– siehe Teilhabe, soziale
PASS 30, 42
Performanzaspekte, objektive/subjektive 14
Performanzfertigkeiten 15, 16, 18, 27
– Assessments 30
– Evaluation 32
– Interaktion, soziale 15
– motorische/prozessbezogene 15
Performanzmuster 15, 16, 27
– Assessments 30
– Evaluation 32
Perspektive, evidenzbasierte 13
Pflegeschulung 67
Pflegeunterstützung 21, 22, 66
Phase, ambulante 17, 27, 28
– Fallbeispiel 48
Phasen 27
POMA 30
Positionierung 62, 63
Positionierungsmaterial 20
Prävention 18, 35
Praxis, evidenzbasierte 85
Praxisleitlinien 18
– siehe Leitlinien
Prismenadaptation 19, 53
Problemlösetechniken 66
PROM 40, 44, 64
Prozess, ergotherapeutischer 13, 14, 16, 27
Prozessfertigkeiten 32
Purdue Pegboard Test 31

Q

QOL 36, 62, 68

R

Rauchen 17, 25
RBMT-E 31
Realität, virtuelle 20, 21, 22, 58, 68, 69
Rehabilitation, kognitive 19, 22
Rehabilitationsphase 17, 27
– Fallbeispiel 40
Rehabilitationsprogramme 22, 70
Rehabilitation, wohnortnahe 21, 67
Reha-Gruppen 22
Restitutionsprogramm, visuelles psychologisch-basiertes 53
Restitutionstraining, visuelles 53
Reviews, systematische/Suchbegriffe 87
Reviews, systemische 51
Risikofaktoren 17, 25
Rituale 15, 32
Rivermead Mobility Index 30
RNLI 30
Robotik 20, 60
Rollen 15, 18, 32
Rollenchecliste 29, 32
Rollen-Checkliste 30
Rollstuhlmobilität 19, 54
Rollstuhltraining 70
ROM-Übungen 58
Routinen 15, 32
Ruhe und Schlaf 15

S

Schlaganfall 17
– Schädigungen, häufige 26
– Überblick 25
Schlaganfall-Edukation 65, 66
Schlaganfall, hämorrhagischer 17
Schlussfolgerung 73
– für die Ausbildung 74
– für die Forschung 75
– für die Praxis 73
Schulterunterstützung 62, 63
Screening der Mundmotorik 31
Sehstörungen 19, 53
Selbstmanagement-Programme 70, 71
Selbstversorgungstraining 68
Selected CPT™ Codes for Occupational Therapy 81
Sensory (tactile and visual) extinction tests 31
Settings 27
Sexualität 21, 22

SF-36   30, 65
Shaping   55
Snellen chart   31
Spiegeltherapie   19, 20, 22, 54, 58
Spiel   15
Spiritualität   15, 33
Sportmöglichkeiten, wohnortnahe   22
SS-QOL   30
Statische Zwei-Punkt-Diskrimination   31
Stimulation, elektrische   20, 22, 59
Stimulation, elektrische funktionelle   59
Stimulation, EMG-getriggerte neuromuskuläre   59
Stimulation, sensorische   59
Stimulation, taktile   63
Stimulation, transkranielle direkte   63
Strategien, kognitive   20, 22, 57
Strategietraining, kognitives   19, 49, 52
Stroke Impact Scale   30, 55
Studien   51
Sturzprävention   18
Sturzrisiko   61
Supermarkt, virtueller   19, 52

T
Tages-Rehaprogramm   71
Tai-Chi   20, 22, 45, 60, 61, 65, 71
Taping   63
Techniken, mentale   20
Technologien, assistive   69
Teilhabe   14, 15
Teilhabe, soziale   18, 22, 23, 27, 30, 70, 71
Telerehabilitation   21, 22, 54, 64
Therapie, Bobath-basierte   57
Therapie, neurophysiologische   20
Timed Up & Go   30
Time Pressure Management   52
Time Pressure Management/TPM   19
Training, aufgabenorientiertes   20, 54, 55, 57
Training, aufgabenorientiertes erweitertes   54, 57
Training, aufgabenspezifisches repetitives/RTP   55
Training, bilaterales   20, 22, 56
Training, kardiorespiratorisches   61
Training, mentales   22, 57
Training mit Hilfsmitteln   20, 54, 59
Training, neurophysiologisches   22
Training, restoratives   53
Training, visuell räumliches   19, 22
Trainining, aufgabenorientiertes erweitertes   20

U
Üben   22
Üben, mentales   57
Üben, repetitives   22
Übergewicht   25
Überweisung   28
Überzeugungen   15

Übungen   20, 21, 54, 60
Übungsprogramme, einteilig   64
Übungsprogramme, mehrteilig   65
Übungsprogramm, gemeindebasiertes   61
Übungsprogramm, wohnortnahes   61
Umwelt
– *siehe* Kontext

V
Verhaltenstherapie   21, 22, 65, 66
Visual and manual assessment   31
Visuellen Scann   19
VMall   19, 52
Volumeter   31
Vorhofflimmern   17, 25
VR-Intervention   70
VR-Reha-Training   70

W
Wahrnehmung   19, 52
Wahrnehmungstraining, visuelles   53
Wakefield Self Assessment Depression Inventory   66
Walking   61
Weichteilmobilisation   63
Werte   15, 33
WHO   14
Widerstandtraining   61
Wiederherstellung   35
Wii sports/Wii cooking   69
Wii™   21
WMFT   30, 34, 36, 54, 61, 63
Wohlbefinden   27, 36, 65
Wohnraumanpassung   13
Wolf Motor Function Test   34

Y
Yale Depression Screen   66
Yoga   60, 61, 68

Z
Zusammenfassung   17
– Hauptergebnisse   19
– Hintergrund   17

Glossar[13]

Adaptation (adaptation): Ergotherapeuten ermöglichen Teilhabe, indem sie Aufgaben, Methoden zur Aufgabenbewältigung und die Umwelt verändern, um das Beteiligen an Betätigung zu fördern (James, 2008).

Aktivitäten (activities): Aktionen, entworfen und ausgewählt zur Unterstützung der Entwicklung von Performanzfertigkeiten und Performanzmustern, um das Beteiligen an Betätigung zu fördern.

Aktivitäten des täglichen Lebens (ADLs) (activities of daily living): Aktivitäten, die darauf gerichtet sind, den eigenen Körper zu versorgen (nach Rogers & Holm, 1994). ADLs werden auch als *Basis-Aktivitäten des täglichen Lebens (BADLs)* und *persönliche Aktivitäten des täglichen Lebens (PADLs)* bezeichnet. Diese Aktivitäten sind „grundlegend für das Leben in einer sozialen Welt; sie ermöglichen elementares Überleben und Wohlbefinden" (Christiansen & Hammecker, 2001, S. 156)

Aktivitätsanalyse (activity analysis). Analyse der „typischen Anforderungen einer Aktivität, der für die Performanz benötigten Fertigkeiten und der verschiedenen kulturellen Bedeutungen, die ihnen beigemessen werden" (Crepeau, 2003, S. 192).

Aktivitätsanforderungen (activity demands). Aspekte einer Aktivität oder Betätigung, die für die Ausführung benötigt werden, einschließlich Relevanz und Wichtigkeit für den Klienten, der verwendeten Gegenstände und deren Eigenschaften, der räumlichen Anforderungen, sozialen Anforderungen, von Sequenzieren und Timing, benötigter Aktionen und Performanzfertigkeiten und benötigter zugrundeliegender Körperfunktionen und -strukturen.

Arbeit (work): „Körperliche Arbeit oder Anstrengung; Gegenstände machen, konstruieren, herstellen, bilden, gestalten, formen; Dienstleistungen oder Lebens- oder Leitungsprozesse planen, strukturieren oder evaluieren; engagierte Betätigungen, die mit oder ohne Vergütung ausgeführt werden" (Christiansen & Townsend, 2010, S. 423).

Assessments (assessments): „Spezielle Werkzeuge oder Instrumente, die im Evaluationsprozess eingesetzt werden" (American Occupational Therapy Association [AOTA], 2010, S. 107)

Aufgabe (task): Was Menschen tun oder getan haben (z. B. Autofahren, einen Kuchen backen, sich anziehen, das Bett machen; A. Fisher[14]).

Betätigung (occupation): Alltägliche Aktivitäten, an denen sich Menschen beteiligen. Betätigung geschieht im Kontext und wird vom Zusammenspiel zwischen den Klientenfaktoren, Performanzfertigkeiten und Betätigungsmustern beeinflusst. Betätigungen geschehen im Lauf der Zeit; sie haben einen Zweck, Bedeutung und empfundenen Nutzen für den Klienten, und sie können von anderen beobachtet werden (z. B. Mahlzeitzubereitung) oder nur der Person selbst bekannt sein (z. B. Lernen durch Lesen eines Lehrbuchs). Betätigungen können die abschließende Ausführung mehrerer Aktivitäten beinhalten und zu verschiedenen Ergebnissen führen. Das *Framework* nennt eine Anzahl von Betätigungen, eingeteilt in Aktivitäten des täglichen Lebens, instrumentelle Aktivitäten des täglichen Lebens, Ruhe, Schlaf, Bildung, Arbeit, Spiel, Freizeit und soziale Teilhabe.

---

13 Dieses Glossar ist erstellt und erarbeitet von Barbara Dehnhardt, auf der Grundlage ihrer Übersetzung des OTPF (2014).

14 persönliche Mitteilung an die Übersetzerin Barbara Dehnhardt am 16.12.2013

Betätigungsanalyse (occupational analysis): *Siehe Aktivitätsanalyse.*

Betätigungsanforderungen (occupational demands): *Siehe Aktivitätsanforderungen.*

Betätigungsidentität (occupational identity): „Zusammenfassung des Gefühls davon, wer man von der eigenen Betätigungsvorgeschichte her als sich betätigendes Wesen ist und wer man werden möchte" (Boyt Schell et al., 2014a, S. 1238).

Betätigungsgerechtigkeit (occupational justice): „Eine Gerechtigkeit, die Betätigungsrecht für alle Personen in der Gesellschaft anerkennt, unabhängig von Alter, Fähigkeit, Geschlecht, sozialer Klasse oder sonstigen Unterschieden" (Nilsson & Townsend, 2010, S. 58). Zugang zu und Teilhabe an der vollen Bandbreite von bedeutungsvollen und bereichernden Betätigungen für andere, einschließlich Gelegenheit zu sozialer Inklusion und von Ressourcen zur Befriedigung von persönlichen, Gesundheits- und gesellschaftlichen Bedürfnissen (nach Townsend & Wilcock, 2004).

Betätigungsperformanz (occupational performance): Der Akt des Tuns und Ausführens einer ausgewählten Aktion (Performanzfertigkeit), Aktivität oder Betätigung (Fisher, 2009; Fisher & Griswold, 2014, Kielhofner, 2008), der aus der dynamischen Transaktion zwischen Klient, Kontext und Aktivität resultiert. Betätigungsfertigkeiten und -muster zu verbessern oder dazu zu befähigen, führt dazu, sich an Betätigungen oder Aktivitäten zu beteiligen (nach Law et al., 1996, S. 16).

Betätigungsprofil (occupational profile): Zusammenfassung der Betätigungsvorgeschichte, der Erfahrungen, Alltagsmuster, Interessen, Werte und Bedürfnisse eines Klienten.

Beteiligung an Betätigung (engagement in occuption): Ausführung von Betätigungen als Ergebnis von Auswahl, Motivation, und Bedeutung innerhalb von unterstützendem Kontext und unterstützender Umwelt.

Bildung (education)
- *Als Betätigung*: Aktivitäten für Lernen und Teilhaben in der Bildungsumwelt (siehe Tabelle 1).
- *Als Intervention*: Aktivitäten, die Kenntnisse und Informationen zu Betätigung, Gesundheit, Wohlbefinden und Teilhabe umfassen und deren Aneignung durch den Klienten in hilfreichem Verhalten, Gewohnheiten und Alltagsroutinen resultieren, die zur Zeit der Intervention möglicherweise gebraucht werden.

Dienstleistungsmodell (service delivery model): Set von Methoden zum Bereitstellen von Dienstleistungen für oder im Namen von Klienten.

Ergotherapie (occupational therapy): Der therapeutische Einsatz von alltäglichen Aktivitäten (Betätigungen) mit Einzelpersonen oder Gruppen zum Zwecke der Förderung oder Ermöglichung von Teilhabe an Rollen, Gewohnheiten und Routinen zuhause, in der Schule, am Arbeitsplatz, in der Gemeinde oder in anderem Setting. Ergotherapeuten wenden ihre Kenntnisse über die wechselseitigen Beziehungen zwischen der Person, ihrer Beteiligung an wertvollen Betätigungen und dem Kontext an, um betätigungsbasierte Interventionspläne zu erstellen. Diese bahnen Veränderungen oder Entwicklung der Klientenfaktoren (Körperfunktionen, Körperstrukturen, Werte, Überzeugungen und Spiritualität) und Fertigkeiten (motorische, prozessbezogene und soziale Interaktion) an, die für erfolgreiche Teilhabe erforderlich sind. Ergotherapeuten geht es um Partizipation als Endergebnis, sie ermöglichen deshalb Beteiligung durch Adaptation und Modifikation der Umwelt oder von Gegenständen bzw. Objekten innerhalb der Umwelt wenn notwendig. Ergotherapeutische Dienstleistungen werden zu Gesundheitsaufbau und -erhalt (habilitation), Rehabilitation und Förderung von Gesundheit und Wohlbefinden für Klienten mit behinderungsbedingten und nicht-behinderungsbedingtem Bedarf angeboten. Zu diesen Dienstleistungen gehören die Aneignung und der Erhalt der Betätigungsidentität für Menschen, die Krankheit, Verletzung, Störung, Schädigung, Behinderung, Aktivitätseinschränkung oder Eingrenzung der Teilhabe erfahren haben oder die davon bedroht sind (nach AOTA, 2011).

Evaluation (Evaluation): „Prozess des Sammelns und Interpretierens von Daten, die für die Intervention notwendig sind. Dazu gehört das Planen und Dokumentieren des Evaluationsprozesses und der Outcomes" (AOTA, 2011, S. 107).

Freizeit (leisure): „Nicht verpflichtende Aktivität, die intrinsisch motiviert ist und an der man sich in frei verfügbarer Zeit beteiligt, also in der Zeit, die keinen obligatorischen Betätigungen wie Arbeit, Selbstversorgung oder Schlaf dient" (Parham & Fazio, 1997, S. 250).

Fürsprache (advocacy): Bemühungen, Betätigungsgerechtigkeit und Empowerment von Klienten zu fördern, Ressourcen zu suchen und zu finden, damit Klienten ganz an ihren täglichen Betätigungen teilhaben. Anstrengungen des Ergotherapeuten werden als Fürsprache bezeichnet, und diejenigen des Klienten als Vertreten der eigenen Interessen; diese können auch durch den Ergotherapeuten gefördert und unterstützt werden.

Gegenstandsbereich (Domain): Geltungs- und Gegenstandsbereich des Berufes, in dem seine Mitglieder ein gesammeltes Wissen und Erfahrung haben.

Gemeinsame Vorgehensweise (collaborative approach): Ausrichtung, in der die Ergotherapeutin und der Klient im Geiste von Gleichheit und beiderseitiger Teilhabe arbeiten. Gemeinsames Vorgehen beinhaltet, die Klienten zu ermutigen, ihre therapeutischen Anliegen zu beschreiben, ihre eigenen Ziele zu benennen und zu Entscheidungen zu ihrer therapeutischen Intervention beizutragen (Boyt Schell et al., 2014a).

Gesundheit (health): „Zustand kompletten körperlichen, mentalen und sozialen Wohlbefindens und nicht nur die Abwesenheit von Krankheit oder Gebrechen" (WHO, 2006, S. 1).

Gesundheitsaufbau und -erhalt (habilitation): Gesundheitsdienstleistungen, die Menschen helfen, Fertigkeiten, Funktionen oder Performanz zur Partizipation an Betätigungen und alltäglichen Aktivitäten (ganz oder teilweise) aufrecht zu erhalten, zu erwerben, zu verbessern, deren Abbau möglichst klein zu halten oder eine Schädigung zu kompensieren (AOTA policy staff[15]).

Gesundheitsförderung (health promotion)

„Prozess, Menschen zu befähigen, ihre Gesundheit stärker selbst zu steuern und zu verbessern. Um einen Zustand kompletten körperlichen, mentalen und sozialen Wohlbefindens zu erreichen, muss eine Einzelperson oder eine Gruppe fähig sein, das eigene Streben zu erkennen und zu erfassen, Bedürfnisse zu befriedigen und die Umwelt zu verändern oder mit ihr zurecht zu kommen" (WHO, 1986).

Gewohnheiten (habits): „Erworbene Tendenz, in vertrauter Umwelt oder Situation zu reagieren und auf gleichbleibende Weise zu handeln; spezifisches automatisches Verhalten, das wiederholt, relativ automatisch und mit wenig Variation gezeigt wird" (Boyt Schell et al., 2014a, S. 1234). Gewohnheiten können nützlich, dominierend oder verkümmert sein und Performanz in Betätigungsbereichen entweder unterstützen oder behindern (Dunn, 2000).

Gruppe (group): Ansammlung von Einzelpersonen (z. B. Familienmitglieder, Arbeiter, Studenten, Bürger einer Gemeinde).

Gruppenintervention (group intervention): Praktische Kenntnisse und Einsatz von Führungstechniken in unterschiedlichem Setting, um Lernen und Erwerb von Fertigkeiten zur Partizipation durch Klienten über das gesamte Leben anzubahnen, einschließlich grundlegender sozialer Interaktionsfertigkeiten, Instrumenten zur Selbstregulierung, Zielsetzung und positivem Auswählen durch die Dynamik der Gruppe und durch soziale Interaktion. Gruppen können als Methode der Dienstleistung verwendet werden.

Hoffnung (hope): „Empfundene Fähigkeit, Wege zu finden, um erwünschte Ziele zu erreichen und sich selbst zu motivieren, diese Wege zu gehen" (Rand & Cheavens, 2009, S. 323).

Instrumentelle Aktivitäten des täglichen Lebens (IADLs) (instrumental ADLs): Aktivitäten, die das tägliche Leben zuhause und in der Öffentlichkeit unterstützen und die oft komplexere Interaktionen erfordern als ADLs.

Interessen (interests): „Was man gerne und zufriedenstellend macht" (Kielhofner, 2008, S. 42)

Intervention (intervention)
„Gemeinsamer Prozess und praktische Aktionen von Ergotherapeuten und Klienten, um das Beteiligen an Betätigung in Bezug auf die Gesundheit und Partizipation anzubahnen. Eingeschlossen darin sind der Plan, dessen Umsetzung und Überprüfung" (AOTA, 2010, S. 107).

Interventionsansätze (intervention approaches): Spezifische Strategien zur Lenkung des Interven-

---

15 persönliche Mitteilung an die Übersetzerin Barbara Dehnhardt, 17.12. 2013

tionsprozesses auf der Basis der vom Klienten erwünschten Outcomes, Evaluationsdaten und Evidenz.

Klient (client): Person oder Personen (einschließlich derjenigen, die den Klienten versorgen), Gruppe (Ansammlung von Einzelpersonen, z. B. Familien, Arbeitnehmer, Studenten oder Gemeindemitglieder) oder Populationen (Ansammlung von Gruppen oder Einzelpersonen, die in einer ähnlichen Gegend wohnen, z. B. Stadt, Land oder Staat, oder die die gleichen oder ähnliche Anliegen haben).

Klientenzentrierte Versorgung / Praxis (client-centered care/practice): Dienstleistungsansatz, der Respekt für die Klienten und Partnerschaft mit ihnen als aktive Teilnehmer am Therapieprozess umfasst. Dieser Ansatz betont das Wissen und die Erfahrung, Stärken, Auswahlvermögen und allgemeine Autonomie der Klienten (Boyt Schell et al., 2014a, S. 1230).

Klientenfaktoren (client factors): Spezielle Fähigkeiten, Merkmale oder Überzeugungen, die der Person innewohnen und Betätigungsperformanz beeinflussen. Zu Klientenfaktoren gehören Werte, Überzeugungen und Spiritualität, Körperfunktionen und Körperstrukturen.

Klinisches Reasoning (Clinical Reasoning): „Prozess, den Ergotherapeuten zum Planen, Ausrichten, Durchführen und Reflektieren über die Klientenversorgung nutzen" (Boyt Schell et al., 2014a, S. 1231). Der Begriff *professionelles Reasoning* wird gelegentlich genutzt und wird als allgemeinerer Begriff angesehen.

Körperfunktionen (body functions): „Physiologische Funktionen von Körpersystemen (einschließlich psychischer Funktionen)" (World Health Organization [WHO], 2010, S. 107).

Körperstrukturen (body structures): „Anatomische Teile des Körpers wie Organe, Gliedmaßen und ihre Komponenten", die Körperfunktionen unterstützen (WHO, 2001, S. 10).

Ko-Betätigung (co-occupation): Betätigung, die zwei oder mehr Personen umfasst (Boyt Schell et al., 2014a, S. 1232).

Kontext (Kontext): Eine Reihe von miteinander verbundenen Gegebenheiten innerhalb des und um den Klienten herum, die Performanz beeinflussen, auch den kulturellen, personenbezogenen, zeitlichen und virtuellen Kontext.

Kultureller Kontext (cultural context): Von der Gesellschaft, deren Teil der Klient ist, akzeptierte Sitten, Überzeugungen, Aktivitätsmuster, Verhaltensstandards und Erwartungen. Der kulturelle Kontext beeinflusst Identität und Aktivitätsauswahl des Klienten.

Lebensqualität (quality of life): Dynamische Bewertung der Lebenszufriedenheit (Wahrnehmung von Fortschritt in Richtung der herausgefundenen Ziele), des Selbstkonzepts (Überzeugungen und Empfinden über sich selbst), von Gesundheit und Funktionsfähigkeit (z. B. Gesundheitsstatus, Selbstversorgungsfähigkeiten) und von sozioökonomischen Faktoren (z. B. Beruf, Bildung, Einkommen; nach Radomski, 1995).

Motorische Fertigkeiten (motor skills): „Fertigkeiten der Betätigungsperformanz, beobachtet wenn die Person sich selbst und Gegenstände der Aufgabe innerhalb der Aufgabenumwelt bewegt oder mit ihnen interagiert" (z. B. motorische ADL-Fertigkeiten, motorische Schulfertigkeiten; Boyt Schell et al., 2014a, S. 1237).

Organisation (organization): Eine Gesamtheit von Einzelpersonen mit einem gemeinsamen Zweck oder Vorhaben wie eine Gesellschaft, Industrie oder Agentur.

Outcome/Ergebnis (outcome): Endergebnis des ergotherapeutischen Prozesses; was Klienten durch ergotherapeutische Intervention erreichen können.

Partizipation (participation): „Eingebunden-sein in eine Lebenssituation" (WHO, 2001, S. 10).

Performanzanalyse (analysis of occupational performance): Der Schritt der Evaluation, in dem die positiven Aspekte des Klienten und seine Probleme bzw. seine potentiellen Probleme genauer untersucht werden, und zwar mit Hilfe von Assessment-Instrumenten, die beobachten, messen und nach den Faktoren fragen, die Betätigungsperformanz unterstützen oder behindern und mit denen anvisierte Outcomes herausgefunden werden.

Performanzfertigkeiten (performanceskills): Zielgerichtete Aktionen, die als kleine Einheiten der Ausführung von Beteiligung an alltäglichen Betätigungen beobachtbar sind. Sie werden im Laufe der Zeit erlernt und entwickelt und gehören in bestimmte Kontexte oder Umwelten (Fisher & Griswold, 2014).

Performanzmuster (performance patterns): Gewohnheiten, Routineabläufe, Rollen und Rituale bei Betätigungen oder Aktivitäten; diese Muster können Betätigungsperformanz unterstützen oder behindern.

Person (person): Ein Mensch, auch Familienmitglied, Versorger, Lehrer, Angestellter oder wichtige Bezugsperson.

Personenbezogener Kontext (personal context): „Merkmale eines Menschen, die nicht Teil seines Gesundheitszustandes oder -status sind" (WHO, 2001, S. 17). Zum personenbezogenen Kontext gehören Alter, Geschlecht, sozioökonomischer und Bildungsstatus, er kann auch Gruppenmitgliedschaft (z. B. Ehrenamtlicher, Angestellter) oder einer Populationsmitgliedschaft einschließen (z. B. Gesellschaftsmitglied).

Physische Umwelt (physical environment): Natürliche oder hergestellte Umgebung und die Gegenstände darin. Zur natürlichen Umwelt gehören sowohl geografisches Land, Pflanzen und Tiere als auch sensorische Qualitäten der natürlichen Umgebung. Zur hergestellten Umwelt gehören Gebäude, Möbel, Werkzeuge und Geräte.

Population (population): Ansammlung von Gruppen von Einzelpersonen, die an einem ähnlichen Schauplatz leben (z. B. Stadt, Staat, Land) oder die die gleichen oder ähnliche Merkmale oder Anliegen haben.

Prävention (prevention). Bemühungen zur Schulung über oder Förderung von Gesundheit, die das Entstehen oder Auftreten von ungesunden Bedingungen, Risikofaktoren, Krankheiten oder Verletzungen erkennen, reduzieren oder verhüten sollen (AOTA, 2013b).

Prozess (process): Art und Weise, wie Ergotherapeuten ihr Fachwissen für Klienten als Dienstleistung operationalisieren. Zum ergotherapeutischen Prozess gehören Evaluation, Intervention und anvisierten Outcomes; er geschieht auf dem Gebiet des ergotherapeutischen Gegenstandsbereiches und stützt sich auf die Zusammenarbeit zwischen Ergotherapeutin, Ergotherapie-Assistenten und Klient.

Prozessbezogene Fertigkeiten (process skills): „Fertigkeiten der Betätigungsperformanz (z. B. prozessbezogene ADL-Fertigkeiten, Schul-Prozessfertigkeiten), beobachtet, wenn eine Person 1. Werkzeuge der Aufgabe auswählt, mit ihnen interagiert und sie verwendet; 2. einzelne Aktionen und Schritte ausführt; und 3. die Ausführung modifiziert, wenn sich Probleme ergeben" (Boyt Schell et al., 2014a, S. 1239).

Re-Evaluation (re-evaluation): Erneute Bewertung der Performanz und der Ziele eines Klienten, um die Art und das Ausmaß von stattgefundenen Veränderungen festzustellen.

Rehabilitation (rehabilitation): Rehabilitation wird für Klienten bereitgestellt, die Defizite in Schlüsselbereichen von physischen und anderen Funktionen oder Einschränkungen bei Partizipation an alltäglichen Aktivitäten haben. Interventionen werden erstellt, um zum Erreichen und zum Erhalt einer optimalen physischen, sensorischen, intellektuellen, psychischen und sozialen Funktionsebene zu befähigen. Rehabilitation bietet Instrumente und Techniken, die nötig sind, um die erwünschte Ebene von Selbstständigkeit und Selbstbestimmung zu erreichen.

Rituale (rituals): Gruppen von symbolischen Aktionen mit spiritueller, kultureller und sozialer Bedeutung, die zur Identität des Klienten beitragen und seine Werte und Überzeugungen stärken. Rituale haben eine starke affektive Komponente (Fiese, 2007; Fiese et al., 2002, Segal, 2004; siehe Tabelle 4).

Rollen (roles): Sets von Verhalten, die von der Gesellschaft erwartet und von Kultur und Kontext geformt werden; sie können durch den Klienten erweitert und definiert werden.

Routinen (routines). Verhaltensmuster, die beobachtbar und regelmäßig sind, sich wiederholen und den Alltag strukturieren. Sie können befriedigen, fördern oder schädigen. Alltagsabläufe erfordern [nur] kurzen Zeiteinsatz und sind in kulturellen und ökologischen Kontext eingebettet (Fiese, 2007; Segal, 2004).

Soziale Interaktionsfertigkeiten (social interaction skills): „Fertigkeiten der Betätigungsperformanz, beobachtet während des fortlaufenden Stroms von sozialem Austausch" (Boyt Schell et al., 2014a S. 1241).

Soziale Umwelt (social environment). Anwesenheit von, Beziehungen zu und Erwartungen von Personen, Gruppen oder Populationen, mit denen Klienten im Kontakt stehen (z. B. Verfügbarkeit und Erwartungen von wichtigen Menschen wie Ehepartner, Freunde und Betreuer).

Soziale Partizipation/ Teilhabe (social participation) : „Das Verflechten von Betätigungen, um erwünschte Beteiligung an Gemeinde- und Familienaktivitäten sowie an solchen mit Freunden und Bekannten zu unterstützen" (Gillen & Boyt Schell, 2014, 607); eine Untergruppe von Aktivitäten, die soziale Situationen mit anderen beinhalten (Bedell, 2012) und die soziale Wechselbeziehung unterstützen (Magasi & Hammel, 2004). Soziale Teilhabe kann persönlich oder durch Techniken auf die Entfernung wie Telefonanruf, Computerinteraktion oder Videokonferenz stattfinden.

Spiel (play): „Jegliche spontane oder organisierte Aktivität, die Spaß, Unterhaltung, Vergnügen oder Ablenkung bietet" (Parham & Fazio, 1997, S. 525).

Spiritualität (spirituality): „Der Aspekt von Humanität, der sich darauf bezieht, wie Menschen Bedeutung und Zweck suchen und ausdrücken und auf die Art und Weise, wie sie ihre Verbundenheit mit der Gegenwart, mit sich selbst, mit der Natur und mit dem Wesentlichen oder Heiligen erfahren" (Puchalski et al. 2009, S. 887).

Transaktion (transaction): Prozess zwischen zwei oder mehr Personen oder Elementen, die sich fortlaufend und wechselseitig durch die fortdauernde Beziehung beeinflussen (Dickie, Cutchin & Humphry, 2006).

Umwelt (environment): Externe physische und soziale Gegebenheiten um den Klienten herum, in denen sich der Alltag des Klienten abspielt.

Unabhängigkeit/Selbstständigkeit (independence). „Selbstgesteuerter Zustand, gekennzeichnet durch die Fähigkeit eines Menschen, an notwendigen und bevorzugten Betätigungen auf befriedigende Weise teilzuhaben, unabhängig von der Menge oder Art externer erwünschter oder notwendiger Hilfe" (AOTA, 2002a, S. 660).

Vorbereitende Methoden und Aufgaben (preparatory methods and tasks). Methoden und Aufgaben, die den Klienten auf Betätigung vorbereiten, eingesetzt entweder als Teil der Behandlung zur Vorbereitung oder gleichzeitig mit Betätigungen und Aktivitäten oder als häusliche Aktivität zur Unterstützung der täglichen Betätigungsperformanz. Oft sind vorbereitende Methoden Interventionen, die an Klienten vorgenommen werden, ohne dass diese aktiv beteiligt sind; dabei werden Modalitäten, Geräte oder Techniken eingesetzt.

Vertreten eigener Interessen (self-advocacy): Die eigenen Interessen vertreten, einschließlich Entscheidungen über das eigene Leben treffen; lernen, Informationen zu besorgen, um Dinge von persönlichem Interesse oder Wichtigkeit zu verstehen; ein unterstützendes Netzwerk aufbauen; eigene Rechte und Pflichten kennen, anderen bei Bedarf Hilfe anbieten und etwas lernen über Selbstbestimmung.

Virtueller Kontext (virtual context). Umwelt, in der die Kommunikation durch Wellen oder Computer stattfindet, in Abwesenheit von physischem Kontakt. Der virtuelle Kontext schließt simulierte, Echtzeit-, oder zeitnahe Umwelten ein wie Chat-Räume, E-Mail, Videokonferenzen oder Radioübertragungen; Fernüberwachung durch drahtlose Sensoren und computergestützte Datenerhebung.

Wechselbeziehung/Interdependenz (interdependence): „Der Verlass der Menschen untereinander als natürliche Folge des Lebens in Gruppen" (Christiansen & Townsend, 2010, S. 419). „Interdependenz erzeugt ein Gefühl von sozialer Inklusion, gegenseitiger Hilfe und moralischem Einstandspflicht und Verantwortung, Unterschiede anzuerkennen und zu unterstützen" (Christiansen & Townsend, 2010, S. 187).

Wellness (wellness). „Wahrnehmung von und Verantwortlichkeit für psychisches und physisches Wohlbefinden, weil dies zur allgemeinen Zufriedenheit mit der eigenen Lebenssituation beiträgt" (Boyt Schell et al., 2014a, S. 1243).

Werte (values): Erworbene, aus der Kultur abgeleitete Überzeugungen und Selbstverpflichtungen, was gut, richtig und wichtig zu tun ist (Kielhofner, 2008); Prinzipien, Standards oder Qualität, die als lohnend oder wünschenswert von dem Klienten angesehen werden, der sie vertritt (Moyers & Dale, 2007).

Wohlbefinden (well-being): Allgemeiner Begriff für den gesamten menschlichen Lebensbereich mit physischen, mentalen und sozialen Aspekten (WHO, 2006, S. 211).

Zeitlicher Kontext (temporal context). Das Zeiterleben, wie es durch Beteiligung an Betätigungen geformt wird. Die zeitlichen Aspekte von Betätigung, die „zum Muster täglicher Betätigungen beitragen", schließen „Rhythmus … Tempo … Synchronisation … Dauer … und Sequenz" ein (Larson & Zemke, 2003, S. 82; Zemke, 2004, S. 610). Zum zeitlichen Kontext gehören Lebensstadium, Tages- oder Jahreszeit, Dauer und Rhythmus von Aktivität und die Vorgeschichte.

Ziel (goal): Messbares und bedeutungsvolles, betätigungsbasiertes lang- oder kurzfristiges Ziel, unmittelbar bezogen auf die Fähigkeiten und Bedürfnisse des Klienten, sich an erwünschten Betätigungen zu beteiligen (AOTA, 2013a, S. 35).

Literaturhinweise zum Glossar

American Occupational Therapy Association. (2002a). Broadening the construct of independence [Position Paper]. *American Journal of Occupational Therapy, 56,* 660. http:// dx.doi.org/10.5014/ajot.56.6.660

American Occupational Therapy Association. (2010). Standards of practice for occupational therapy. *American Journal of Occupational Therapy, 64*(Suppl.), S106–S111. http://dx.doi.org/10.5014/ajot.2010.64S106

American Occupational Therapy Association. (2011). *Definition of occupational therapy practice for the AOTA Model Practice Act*. Retrieved from http://www.aota.org/~/media/Corporate/Files/ Advocacy/State/Resources /PracticeAct/Model%20 Definition%20of%20OT%20Practice%20 %20Adopted%20 41411.ashx

American Occupational Therapy Association. (2013b). Occupational therapy in the promotion of health and well-being. *American Journal of Occupational Therapy, 67*(Suppl.), S47–S59. http://dx.doi.org/10.5014/ajot.2013.67S47

Bedell, G. M. (2012). Measurement of social participation. In V. Anderson & M. H. Beauchamp (Eds.), *Developmental social neuroscience and childhood brain insult: Theory and practice* (pp. 184–206). New York: Guilford Press.

Boyt Schell, B. A., Gillen, G., & Scaffa, M. (2014a). Glossary. In B. A. Boyt Schell, G. Gillen, & M. Scaffa (Eds.), *Willard and Spackman's occupational therapy* (12th ed., pp. 1229–1243). Philadelphia: Lippincott Williams & Wilkins.

Christiansen, C. H., & Hammecker, C. L. (2001). Self care. In B. R. Bonder & M. B. Wagner (Eds.), *Functional performance in older adults* (pp. 155–175). Philadelphia: F. A. Davis.

Christiansen, C. H., & Townsend, E. A. (2010). *Introduction to occupation: The art and science of living* (2nd ed.). Cranbury, NJ: Pearson Education.

Crepeau, E. (2003). Analyzing occupation and activity: A way of thinking about occupational performance. In E. Crepeau, E. Cohn, & B. A. Boyt Schell (Eds.), *Willard and Spackman's occupational therapy* (10th ed., pp. 189–198). Philadelphia: Lippincott Williams & Wilkins.

Dickie, V., Cutchin, M., & Humphry, R. (2006). Occupation as transactional experience: A critique of individualism in occupational science. *Journal of Occupational Science, 13,* 83–93. http://dx.doi.org/10.1080/14427591.2006.9686573

Dunn, W. (2000). Habit: What's the brain got to do with it? *OTJR: Occupation, Participation and Health, 20*(Suppl. 1), 6S–20S.

Fiese, B. H. (2007). Routines and rituals: Opportunities for participation in family health. *OTJR: Occupation, Participation and Health, 27,* 41S–49S.

Fiese, B. H., Tomcho, T. J., Douglas, M., Josephs, K., Poltrock, S., & Baker, T. (2002). A review of 50 years of research on naturally occurring family routines and rituals: Cause for celebration. *Journal of Family Psychology, 16,* 381–390. http://dx.doi.org/10.1037/0893-3200.16.4.381

Fisher, A. G., & Griswold, L. A. (2014). Performance skills: Implementing performance analyses to evaluate quality of occupational performance. In B. A. Boyt Schell, G. Gillen, & M. Scaffa (Eds.), *Willard and Spackman's occupational therapy* (12th ed., pp. 249–264). Philadelphia: Lippincott Williams & Wilkins.

Gillen, G., & Boyt Schell, B. (2014). Introduction to evaluation, intervention, and outcomes for occupations. In B. A. Boyt Schell, G. Gillen, & M. Scaffa (Eds.), *Willard and Spackman's occupational therapy* (12th ed., pp. 606–609). Philadelphia: Lippincott Williams & Wilkins.

James, A. B. (2008). Restoring the role of independent person. In M. V. Radomski & C. A. Trombly Latham (Eds.), *Occupational therapy for physical dysfunction* (pp. 774–816). Philadelphia: Lippincott Williams & Wilkins.

Kielhofner, G. (2008). *The model of human occupation: Theory and application* (4th ed.). Philadelphia: Lippincott Williams & Wilkins.

Larson, E., & Zemke, R. (2003). Shaping the temporal patterns of our lives: The social coordination of occupation. *Journal of Occupational Science, 10,* 80–89. http://dx.doi.org/10.1080/14427591.2003.9686514

Law, M., Cooper, B., Strong, S., Stewart, D., Rigby, P., & Letts, L. (1996). Person–Environment–Occupation Model: A transactive approach to occupational performance. *Canadian Journal of Occupational Therapy, 63,* 9–23. http://dx.doi.org/10.1177/000841749606300103

Magasi, S., & Hammel, J. (2004). Social support and social network mobilization in African American woman who have experienced strokes. *Disability Studies Quarterly, 24*(4). Retrieved from http://dsq-sds.org/article/view/878/1053

Moyers, P. A., & Dale, L. M. (2007). *The guide to occupational therapy practice* (2nd ed.). Bethesda, MD: AOTA Press.

Parham, L. D., & Fazio, L. S. (Eds.). (1997). *Play in occupational therapy for children*. St. Louis, MO: Mosby.

Puchalski, C., Ferrell, B., Virani, R., Otis-Green, S., Baird, P., Bull, J.,... Sulmasy, D. (2009). Improving the quality of spiritual care as a dimension of palliative care: The report of the Consensus Conference. *Journal of Palliative Medicine, 12,* 885-904. http://dx.doi.org/10.1089/jpm.2009.0142

Radomski, M. V. (1995). There is more to life than putting on your pants. *American Journal of Occupational Therapy, 49,* 487-490. http://dx.doi.org/10.5014/ajot.49.6.487

Segal, R. (2004). Family routines and rituals: A context for occupational therapy interventions. *American Journal of Occupational Therapy, 58,* 499-508. http://dx.doi.org/10.5014/ajot.58.5.499

Townsend, E., & Wilcock, A. A. (2004). Occupational justice and client-centred practice: A dialogue in progress. *Canadian Journal of Occupational Therapy, 71,* 75-87. http://dx.doi.org/10.1177/000841740407100203

World Health Organization. (1986, November 21). *The Ottawa Charter for Health Promotion (First International Conference on Health Promotion, Ottawa)*. Retrieved from http://www.who.int/healthpromotion/conferences/previous/ottawa/en/print.html

World Health Organization. (2001). *International classification of functioning, disability and health*. Geneva: Author.

World Health Organization. (2006). *Constitution of the World Health Organization* (45th ed.). Retrieved from http://www.afro.who.int/index.php?option=com_docman&task=doc_download&gid=19&Itemid=2111WHO 2006

Zemke, R. (2004). Time, space, and the kaleidoscopes of occupation (Eleanor Clarke Slagle Lecture). *American Journal of Occupational Therapy, 58,* 608-620. http://dx.doi.org/10.5014/ajot.58.6.608

Personenindex

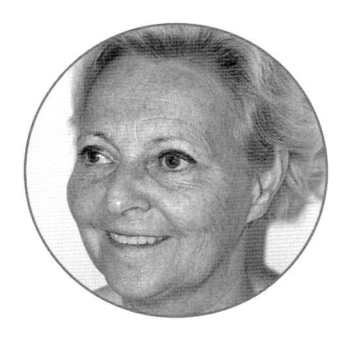

Die internationale Stimme der Ergotherapie – Mieke le Granse ist Herausgeberin der *Leitlinien der Ergotherapie*

Mieke le Granse hat einen Master in Didaktik und den European Master of Science in Occupational Therapy. Nach ihrer beruflichen Tätigkeit als Ergotherapeutin in der Psychiatrie kam sie als Dozentin an die Zuyd Hochschule in Heerlen. Dort war sie von 1999 bis 2017 Koordinatorin der deutschsprachigen Bachelor Studiengänge für deutsche Ergotherapeuten. Im Laufe der Zeit hat sie viel publiziert, national und international. Sie ist Mitherausgeberin und Autorin des niederländischen Buches „Grundlagen der Ergotherapie" und Mitherausgeberin der wissenschaftliche Zeitschrift „ergoscience", des Weiteren ist sie Reviewer bei verschiedenen internationalen Zeitschriften der Ergotherapie. Wegen ihres herausragenden Engagements für die Ergotherapie ist sie Ehrenmitglied des deutschen wie auch des niederländischen Verbands der Ergotherapeutinnen. Für die Niederlande ist sie seit 2010 Delegierte des *World Federation of Occupational Therapists (WFOT)* und damit die internationale Stimme der Ergotherapie.

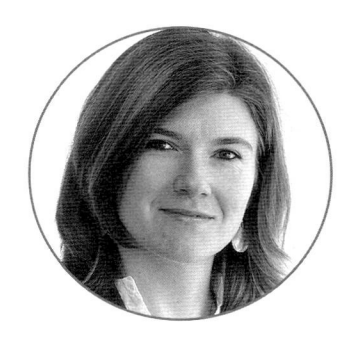

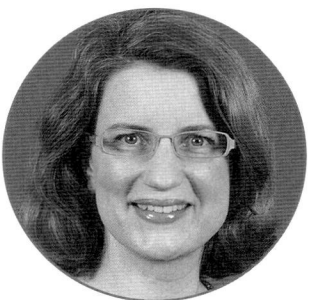

Claudia Meiling M.A. (links),

Claudia Meiling ist die Übersetzerin der Leitlinie „Menschen mit Schlaganfall", gemeinsam mit Helga Ney-Wildenhahn. Sie ist Ergotherapeutin seit 1998; Studium der Kulturwissenschaften, Soziologie und Politikwissenschaften in Berlin und Bologna; seit 2011 Referentin für Standards und Qualität beim Deutschen Verband der Ergotherapeuten (DVE), wo sie in erster Linie die Leitlinienarbeit des DVE koordiniert und begleitet und sich für die evidenzbasierte Praxis (EBP) in der Ergotherapie einsetzt

Helga Ney-Wildenhahn B.Sc (rechts),

Helga Ney-Wildenhahn ist die Übersetzerin der Leitlinie „Menschen mit Schlaganfall", gemeinsam mit Claudia Meiling. Sie ist Ergotherapeutin seit 2000, Studium an der Zuyd Hogeschool in Heerlen (NL) mit dem Abschluss Bachelor of Health 2004. Seit 2010 Redakteurin der Zeitschrift „Ergotherapie und Rehabilitation", seit 2011 Mitarbeiterin im Referat Standards und Qualität beim Deutschen Verband der Ergotherapeuten (DVE)